Der Beratungsprozess in der Pränatalen Diagnostik

Interdisziplinärer Dialog – Ethik im Gesundheitswesen

Herausgegeben von

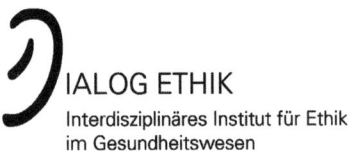
Interdisziplinäres Institut für Ethik im Gesundheitswesen

Band 8

PETER LANG
Bern · Berlin · Bruxelles · Frankfurt am Main · New York · Oxford · Wien

Denise C. Hürlimann, Ruth Baumann-Hölzle
& Hansjakob Müller (Hrsg.)

Der Beratungsprozess in der Pränatalen Diagnostik

PETER LANG
Bern · Berlin · Bruxelles · Frankfurt am Main · New York · Oxford · Wien

Bibliografische Information Der Deutschen Bibliothek
Die Deutsche Bibliothek verzeichnet diese Publikation in der Deutschen Nationalbibliografie; detaillierte bibliografische Daten sind im Internet über ‹http://dnb.ddb.de› abrufbar.

Mit freundlicher finanzieller Unterstützung der Fondation Telethon Suisse (FTAS), des Schweizerischen Zentralvereins für das Blindenwesen und des Schweizerischen Blinden- und Sehbehindertenverbandes.

ISBN 978-3-03911-699-7
ISSN 1424-6449

© Peter Lang AG, Internationaler Verlag der Wissenschaften, 2008

Alle Rechte vorbehalten.
Das Werk einschliesslich aller seiner Teile ist urheberrechtlich geschützt. Jede Verwertung ausserhalb der engen Grenzen des Urheberrechtsgesetzes ist ohne Zustimmung des Verlages unzulässig und strafbar. Das gilt insbesondere für Vervielfältigungen, Übersetzungen, Mikroverfilmungen und die Einspeicherung und Verarbeitung in elektronischen Systemen.

Printed in Germany

Inhaltsverzeichnis

Vorwort
Hansjakob Müller 9

*Teil 1: Möglichkeiten und Grenzen der Pränatalen Diagnostik –
eine kritische Übersicht*

Pränatale Diagnostik, eine Technik im Wandel.
Bedeutung der Beratung im Spiegel der Entwicklung
Suzanne Braga 13

Methoden der Pränatalen Diagnostik
Roland Zimmermann 25

Ethische Dimensionen in der Pränatalen Diagnostik
Hille Haker 43

Gründe für eine Strukturierung des Beratungsprozesses
in der Pränatalen Diagnostik
Ruth Baumann-Hölzle 57

Rechtliche Grundlagen der Pränatalen Diagnostik:
Die Regelung im Gesetz über genetische Untersuchungen
beim Menschen
Peter Forster, Peter Périnat 69

Psychologische Aspekte des Entscheidfindungsprozesses
in der Pränatalen Diagnostik
Denise C. Hürlimann 87

Disclosure dilemmas bei der genetischen Beratung
Hansjakob Müller 99

*Teil 2: Verbesserung des Beratungsprozesses –
praktische Massnahmen*

Pränatale Diagnostik – Berichte aus der Praxis
Denise C. Hürlimann 113

Kommunikative Fertigkeiten bei der pränatalen Beratung
schwangerer Frauen
Johannes Bitzer, Sibil Tschudin, Wolfgang Holzgreve,
Sevgi Tercanli 121

Die Qualitätssicherung des Schwangerschafts-Ultraschalls
und des Ersttrimester-Testes in der Schweiz
Wolfgang Holzgreve, Sevgi Tercanli, Kurt Biedermann 141

Schwangerschaftsabbruch bei zu erwartender Lebensfähigkeit
des Kindes: Ethische Grundlagen der Entscheidungsfindung
Georg Marckmann, Matthias Meyer-Wittkopf 153

Pränatale Diagnostik im Spitalalltag
Judit Pók Lundquist 165

Der Beratungsprozess und seine Herausforderungen
aus Sicht einer frei praktizierenden Gynäkologin
Barbara Bass 173

Teil 3: Grundsätzliche Überlegungen zur Pränatalen Diagnostik

Der Beratungsprozess in der Pränatalen Diagnostik –
eine Evaluation
Denise C. Hürlimann 187

Wie können Ärztinnen und Ärzte Risiko kommunizieren?
Risikowahrnehmung in der Beratung zur Pränatalen Diagnostik
Carmen Keller, Michael Siegrist 205

Kinder, die es nicht geben darf – Ein ethischer Grundlagentext
zur Pränatalen Diagnostik
Jürg Spielmann 215

Autorinnen und Autoren 271

Danksagung 275

„Tue nichts ohne Beratung."
(Jesus Sirach 23, 19)

Vorwort

Die meisten der durch Chromosomenstörungen sowie zahlreiche durch Genmutationen ausgelöste Krankheiten und Behinderungen können heute vorgeburtlich zuverlässig diagnostiziert werden. Diese Pränatale Diagnostik hat einen beachtlichen Einfluss auf die heutige Familienplanung. Für die betroffenen Paare beinhaltet die Pränatale Diagnostik zweifelsohne ein willkommenes medizinisches Angebot, um ihrem Schicksal zu begegnen. Sie ist häufig jedoch auch eine beachtliche Bürde. Es sind ja nicht immer einfache Entscheidungen zu fällen, und dies erst noch im Verlauf einer Schwangerschaft. Der Entscheidungsprozess wird durch den unweigerlichen Zeitdruck, aber auch durch die Ungewissheit, was eine bestimmte Diagnose für das ungeborene Kind eigentlich bedeutet, belastet. Dazu kommt die Unsicherheit, ob man überhaupt in der Lage ist, für sich die richtigen Konsequenzen aus dem Untersuchungsergebnis ableiten zu können.

Somit ist eine einfühlsame, wissenschaftlich korrekte und umfassende Beratung gefragt. Der stetige medizinisch-wissenschaftliche Fortschritt und die heute geforderte Entscheidungsautonomie der schwangeren Frau und ihres Partners verlangen nach neuen Konzepten für eine Beratungsstrategie. Im Rahmen des Nationalen Forschungsprogramms NFP 51 „Social Integration and Social Inclusion" hat Denise Hürlimann unter Supervision von Frau Dr. theol. Ruth Baumann-Hölzle und mir einen Gesprächsleitfaden als Entscheidunterstützungssystems für die pränatale Diagnostik bei Ärztinnen und Ärzten eingeführt und evaluiert. Da dieses Instrument entscheidend zur Verbesserung des Entscheidungsprozesses beiträgt, wurde es als fester Bestandteil eines Leitfadens aufgenommen, den die Schweizerische Gesellschaft für Gynäkologie und Geburtshilfe (SGGG) für ihre Mitglieder herausgibt.

Das vorliegende Buch geht über diesen Leitfaden hinaus und eröffnet den Betreuerinnen und Betreuern von Schwangeren einen vertieften Einblick in die vielschichtigen Facetten der Beratung im Rahmen der Pränatalen Diagnostik. Dank der Initiative von Dr. phil. Denise Hürlimann und Dr. theol. Ruth Baumann-Hölzle ist es gelungen, Expertinnen und

Experten aus den verschiedenen involvierten Disziplinen – darunter Geburtshilfe, Medizinische Genetik, Recht, Ethik, Soziologie und Psychologie – als Autoren für anregende Beiträge über die damit verbundenen Probleme zu gewinnen. Die Texte liefern wissenschaftliche Reflexionen zu einzelnen Themen, wie auch konkrete Informationen zu praktischen Fragen. Fast alle Autoren wirken in der Schweiz; dies gibt diesem Buch sein eigenes Gepräge.

Ein solches Sammelwerk kann nicht ohne vielseitige Unterstützung und wirksame Hilfen realisiert werden. Ganz besonders möchten wir Herrn Dr. sc. ETH Markus Christen vom Institut Dialog Ethik in Zürich für die engagierte und tatkräftige Mitarbeit danken. Er hat, mit Unterstützung des Co-Lektors Rudolf Altrichter, die Herausgabe des Bandes von der Konzeption bis zum Druck begleitet und in vielseitiger Hinsicht entscheidend zu seinem Erscheinen beigetragen. Unser herzlicher Dank gilt aber auch allen Autorinnen und Autoren für ihre informativen Beiträge sowie für ihr Verständnis für die redaktionellen Wünsche und ganz besonders auch allen Helferinnen und Helfern, die wir nicht persönlich kennen, für ihre wertvolle Mitarbeit in Sekretariaten, im Verlag oder in der Druckerei. Den Herausgebern ist es auch ein Anliegen, der Peter Lang Verlagsgruppe für die grosszügige Unterstützung zu danken. Ein ganz herzliches Dankeschön geht schliesslich an die Fondation Telethon Action Suisse (FTAS) sowie an den Schweizerischen Zentralverein für das Blindenwesen und den Schweizerischen Blinden- und Sehbehindertenverband. Dank der finanziellen Hilfe dieser Institutionen konnte unser Buch letztendlich gedruckt werden.

Dieses Buch möchte allen, die in die Beratung von Schwangeren involviert sind, eine Informationsquelle und Hilfe bei der konkreten Auseinandersetzung mit medizinischen, ethischen, rechtlichen und psychosozialen Fragen im Zusammenhang mit der pränatalen Diagnostik sein. Es interessiert uns daher sehr, wie es von Ihnen aufgenommen wird. Bitte lassen Sie uns Ihre diesbezüglichen Bemerkungen, Kritik, Hinweise auf Unzulänglichkeiten, aber auch Anregungen für Verbesserungen und Ergänzungen wissen.

Hansjakob Müller
Basel, im Dezember 2007

Teil 1:

Möglichkeiten und Grenzen der Pränatalen Diagnostik – eine kritische Übersicht

Pränatale Diagnostik, eine Technik im Wandel. Bedeutung der Beratung im Spiegel der Entwicklung

Suzanne Braga

In den letzten Jahrzehnten sind immer präzisere technische Verfahren im Bereich der Pränatalen Diagnostik entwickelt worden. Dies mit dem Ziel, Chromosomenstörungen und Fehlbildungen beim ungeborenen Kind zu erkennen, um zukünftigen Eltern die Ängste vor Krankheitsrisiken beim Kind zu nehmen. Sie haben jedoch auch zu Veränderungen der Wahrnehmung der Schwangerschaft, zu Verunsicherung und falschen Hoffnungen seitens der Betroffenen geführt. In der Beratung sehen sich Ärztinnen und Ärzte damit konfrontiert, dass die Ultraschalluntersuchung, die das wirkungsvollste Instrument der Pränatalen Diagnostik darstellt, selten hinterfragt wird. Problematisch wirkt sich insbesondere aus, dass der Druck auf Ärzteschaft und Eltern steigt, ausschliesslich gesunde Kinder zur Welt zu bringen.

1. Einst gute Hoffnung, heute Risiko

Es sind knapp 40 Jahre her, dass meine Grossmutter ihren Freundinnen erzählte, sie werde bald Urgrossmutter, ihre Enkelin sei „in guter Hoffnung". In ihrer Generation waren die Risiken von Schwangerschaft und Geburt für Mutter und Kind noch erheblich. Man konnte damals nur hoffen, dass alles gut gehen würde. Frauen, die im Alter von über 35 Jahren zum ersten Mal schwanger wurden, bezeichnete man noch in den 1960er Jahren als alte Erstgebärende. Pränatale Diagnostik (PND), die damals entwickelt wurde, war mir 1967 während meiner ersten Schwangerschaft, unmittelbar vor dem medizinischen Staatsexamen, unbekannt. Hingegen wusste man schon seit 1932 aufgrund einer Studie von P.J. Waardenburg (1932), dass Frauen, die mit 40 Jahren und älter noch ein Kind bekamen, ein erhöhtes Risiko eingingen, dass dieses ein Down Syndrom (Down 1866) hatte. Auch kannte ich zwei Freundinnen meiner Mutter, die beide mit über 40 Jahren einen „Nachzügler" mit Down Syndrom bekommen hatten.

Der Ausdruck „in guter Hoffnung sein" ist bei der jungen Generation in Vergessenheit geraten. Aus Sicht der Geburtshilfe sind die Risiken von Schwangerschaft und Geburt für die Frauen heute minimal. Andererseits sehen sich zukünftige Eltern im Rahmen der PND vor Entscheidungen gestellt, die sie zwingen, sich mit Untersuchungen auseinanderzusetzen, mit deren Hilfe mögliche Risiken von Chromosomenstörungen und Fehlbildungen beim erwarteten Kind abgeschätzt und erfasst werden können. Dies führt bei Schwangeren und ihren Partnern oft zu Unsicherheiten und Ängsten, aber auch zu der falschen Hoffnung, damit eine Garantie für ein gesundes Kind zu erhalten.

Eine Kollegin berichtete mir von einer Patientin, die ihr Folgendes erzählt hatte:

Während meiner ersten Schwangerschaft sah ich überall schwangere Frauen. Ich hatte den Eindruck, in meinem ganzen Leben noch nie so viele Schwangere gesehen zu haben. Ich war mir sicher, die rückläufige Geburtsratenstatistik widerlegen zu können. Der Anblick der runden Bäuche berührte mich sehr und ich fühlte mich allen werdenden Müttern emotional verbunden. Die Tatsache, viele andere in der gleichen Situation zu wissen, stärkte meinen Glauben, dass alles gut gehen würde und machte mir Mut. Natürlich hatte ich auch meine Sorgen und Ängste, aber die Vorfreude überwog bei weitem. Kürzlich traf ich eine Bekannte. Sie erzählte mir, dass sie schwanger sei. Darauf schilderte sie mir ausführlich und kummervoll ihren Zustand. Obwohl sie sich sehr auf das wachsende Kind in ihrem Bauch freut, gilt ihre Aufmerksamkeit hauptsächlich allen Risiken und Gefahren, welche während der Schwangerschaft und unter der Geburt auftreten könnten. Im Internet sucht sie akribisch nach Krankheitsgeschichten, in den Zeitschriften sieht sie nur diejenigen Artikel, welche von behinderten Kindern berichten, und im Gespräch mit Leuten hört sie nur das Schlimme, das passieren kann.

Meine Kollegin kommentierte dazu: „Beide Frauen wollen von uns Ärztinnen beraten werden. Wie stellen wir es an, dass die zuversichtliche Frau nicht verunsichert wird und wie verhelfen wir der verunsicherten Frau zu mehr Zuversicht?"

Ein Kollege wiederum schilderte mir seine eigene Wahrnehmung und Erfahrung aus seiner Frauenarztpraxis:

> Früher konnte ich einer Frau, die zur Beratung und Begleitung einer erwünschten Schwangerschaft in meine Praxis kam, gratulieren und mich mit ihr über das erwartete Kind freuen. Jetzt muss ich sie schon bei der ersten Begegnung über mögliche Risiken und die vorgeburtlichen Untersuchungen informieren. Dabei gibt es Frauen, die eigentlich lieber gar nichts wissen möchten. Aber ich muss doch mit ihnen darüber reden, denn wenn ein Kind mit einer Behinderung auf die Welt kommt, dann hänge ich in einer Haftpflichtangelegenheit. Ich erlebe aber auch, dass Paare mir schon unter der Türe sagen, dass sie alle möglichen Tests machen wollen, weil sie eine Garantie für ein gesundes Kind fordern. Eine solche Garantie gibt es ja gar nicht! Solche Paare schicke ich in die Uniklinik, das ist mir zu heiss.

Diese Beispiele zeigen zum einen beeindruckend den grossen Unterschied in der Wahrnehmung der Schwangerschaft, zum andern die Ambivalenz und Verunsicherung, die sowohl Schwangere als auch Ärzte den vorgeburtlichen Tests gegenüber empfinden. Viele Kollegen fühlen sich täglich einem Spannungsfeld zwischen Aufklärungspflicht und Anspruchshaltung ausgesetzt, zukünftige Eltern wiederum dem Dilemma einer Entscheidung für oder gegen vorgeburtliche Untersuchungen. Die Anforderung an Beratung und Begleitung ist entsprechend hoch. Die Ausbildung und das Können der Ärztinnen und Ärzte sind sehr unterschiedlich und diesen Ansprüchen nicht immer gewachsen.

2. Technische Entwicklungen und deren Bedeutung für die Wahrnehmung

Vor 40 Jahren lieferten Ultraschallgeräte noch sehr unscharfe und starre Momentaufnahmen. Nur wenige Fachleute verstanden es, sie zu entziffern. Zu Beginn waren Amniozentesen deshalb relativ risikoreich und wurden nur in Universitätskliniken praktiziert. Das Anzüchten von Fruchtwasserzellen war heikel, die zytogenetischen Untersuchungen aufwendig. So waren nur spezialisierte Labors an Universitäten in der Lage, in beschränktem Masse Chromosomenuntersuchungen durchzuführen. Dies hatte zur Folge, dass meist nur Schwangeren mit über 38 Jahren eine Amniozentese angeboten werden konnte. Damals war eine Beratung der werdenden Eltern vor einer Fruchtwasserentnahme an Humangenetischen Instituten und Abteilungen für medizinische Genetik die Regel. Die Schwangeren wurden gemeinhin zusammen mit ihren Partnern in einer ausführlichen genetischen Beratung informiert. Das Ziel war, sie zu ermutigen, die Schwangerschaften mit „Nachzüglern" ohne Chromosomenstörung auszutragen. Die Schulung zur Beratung war inhaltlich grösstenteils einheitlich. Das Gespräch über die psychologischen und ethischen Aspekte jedoch, hing schon damals von der Persönlichkeit der Beratenden ab.

Seither wurden die Technik und Labormethoden kontinuierlich weiterentwickelt. Der Ultraschall erlaubte immer präzisere Untersuchungen, die zytogenetischen Analysen erforderten weniger Zeit und lieferten immer genauere Resultate. Hinzu kamen in den 1980er Jahren molekulargenetische Untersuchungen. Parallel wurde intensiv nach Möglichkeiten für nicht-invasive Tests für die Erfassung von Chromosomenstörungen geforscht. Erst wurde der AFPplus Test entwickelt, eine Untersuchung zur Berechnung der Wahrscheinlichkeit einer Chromosomenaberration beim erwarteten Kind, der Ende des 20. Jahrhunderts durch den Erst-Trimester Test (1TT) abgelöst wurde.[1] Er ermöglicht, nahezu 90 % der Schwangerschaften mit einem Kind mit einer Chromosomenstörung zu entdecken.

Geübte Fachleute können sich heute mit Hilfe der modernen Ultraschallapparate ein recht präzises Bild des erwarteten Kindes machen. Auch Laien sind in der Lage, die meisten Strukturen zu erkennen und jede Bewegung des Kindes mitzuverfolgen. Längst sind Ultraschalluntersuchungen in der Schwangerschaft zur Selbstverständlichkeit, ja zur Routine geworden. Ausgedruckte Ultraschallbilder werden ins Familienalbum geklebt. Oft nehmen Eltern die Geschwister des erwarteten Kindes zum „Baby TV" zur Untersuchung mit, ohne sich dabei Gedanken darüber zu machen, dass eine Fehlbildung beim Ungeborenen entdeckt werden könnte.

Die Tatsache, dass diese Technik zum wirkungsvollsten Instrument der PND geworden ist, wird kaum wahrgenommen und nur selten hinterfragt. Betrachtet man die Entwicklung der Ultraschalldiagnostik

---

1 Siehe www.sgumgg.ch.

in der Schwangerschaft aus der Perspektive von „Public Health", stellt man fest, dass eine Art „Screening" entstanden ist, also eine Reihenuntersuchung der Schwangeren. Während Reihenuntersuchungen, die von „Public Health" befürwortet werden (z. B. Neugeborenen-Screening auf Stoffwechselstörungen), präzisen gesundheitspolitischen Vorgaben folgen und klar definierte präventive und/oder therapeutische Ziele haben müssen, erfüllen die pränataldiagnostischen Techniken die erforderlichen Kriterien nicht (Wilson & Jungner 1968). Gemessen an den Richtlinien einer guten medizinischen Praxis *(good medical practice)* besteht ganz klar ein Konflikt zwischen deren Anforderungen und der heute gängigen Praxis. Zwar verlangt das Bundesgesetz zur genetischen Untersuchung beim Menschen (GUMG) eine Bewilligung für Reihenuntersuchungen (Art. 12). Eine solche braucht es aber für Untersuchungen, deren Anwendungskonzept bereits vor Inkrafttreten des GUMG (1.4.2007) vorlag, nicht (Art. 43).

Auch die invasiven Methoden Amniozentese (AZ) und Chorionzottenbiopsie (CVS) sind wesentlich risikoärmer geworden, was dazu führte, dass vor allem die AZ in vielen geburtshilflichen Praxen durchgeführt wird. Diese Entwicklungen haben die Beratungspraxis und Zielsetzung der PND fast unbemerkt aber grundsätzlich verändert. Dies zeigt sich unter anderem darin, dass sich im Laufe der Zeit die Wahrnehmung für die Problematik der Pränataldiagnostik auch in der Gesellschaft verändert hat. 1985 war es der Zeitschrift der Beobachter gelungen, die Bevölkerung zu mobilisieren und in kürzester Zeit die für die Verfassungsinitiative „manipulierte Gene und künstliche Kinder: Rohstoff für die Wissenschaft?" notwendigen Unterschriften zu sammeln.[2] In der Folge gab es Dutzende von öffentlichen Anlässen, in denen verschiede Themen diskutiert wurden, so auch das Thema vorgeburtliche Untersuchungen. Es kam zu einer starken Polarisierung zwischen BefürworterInnen und GegnerInnen der PND. Ungefähr 1990 wurden Stimmen laut, die darauf aufmerksam machten, dass man mit Hilfe der PND möglichst alle Feten mit Chromosomenstörungen so früh wie möglich zu erfassen versuchte, mit dem Ziel, eine Geburt zu verhindern. Die Empörung über die sogenannten „therapeutischen Schwangerschaftsabbrüche" schlug hohe Wellen. In der Öffentlichkeit und an Konferen-

---

[2] Siehe: Der Beobachter 20: Manipulierte Gene und künstliche Kinder: Rohstoff für die Wissenschaft. 31. Oktober 1985.

zen (Thomsen et al. 1991) zeigte sich die Ambivalenz deutlich und schlug sich auch in zahlreichen Publikationen nieder (u. a. Katz-Rothmann 1989; C. Kind et al. 1993). Davon ist heute kaum noch etwas zu spüren. Im Gegenteil, in den Medien wird im Falle einer vorgeburtlich nicht erfassten Behinderung die Kritik laut, dass die Eltern keine Wahl gehabt hätten, die Schwangerschaft abzubrechen. Psychologische und ethische Fragen im Zusammenhang mit einer solch tief greifenden Entscheidung werden nur selten diskutiert und sind heute im öffentlichen Diskurs kaum noch ein Thema.

Während ich im Unterricht zur Ausbildung von Hebammen und Heilpädagoginnen bis vor wenigen Jahren oft heftige Debatten für und wider pränatale Untersuchungen erlebte, so fragten mich die Studierenden einer Fachschule für Heilpädagogik im Jahr 2006, weshalb eine Diskussion zur Pränataldiagnostik im Lehrplan obligatorisch sei. Was die Pränataldiagnostik für sie selbst als junge Menschen, die grösstenteils noch vor der Familiengründung stehen, bedeutet, wurde nicht wahrgenommen. In einer Schule für Pflegeberufe meinte ein Teilnehmer: „Ich finde die PND genial". Ich erwartete auf diese, wie mir schien, Provokation eine heftige Debatte, doch weit gefehlt. In aller Ruhe wurde von den jungen Leuten das Pro und Kontra diskutiert und die meisten waren der Meinung, sie hätten ein Recht auf PND. Für mich sind dies eindrückliche, ja erschreckende Beispiele für die normative Kraft des Faktischen. Dadurch, dass PND zu einer Selbstverständlichkeit geworden ist, hat sie offenbar an ethischer Brisanz verloren, eine neue Bedeutung und Bewertung erhalten, nämlich, dass mittels PND die Geburt von Kindern mit einer Behinderung verhindert werden kann, also eine „präventive" Massnahme ist. An einem Symposium zum Thema „Human Enhancement" der Schweizerischen Akademie für medizinische Wissenschaften (21. Nov. 07) wurde aus epidemiologischer Sicht als Beispiel erwähnt, dass mit PND die Trisomie 21 verhindert werden könne. Dabei wurde völlig ausgeblendet, dass nicht die Chromosomenstörung, sondern die Geburt von Menschen mit einem Downsyndrom verhindert wird.

Es besteht die Gefahr, dass der Druck sowohl auf zukünftige Eltern als auch auf die betreuenden ärztlichen Fachleute steigt, PND als Pflicht in die Verantwortung zu nehmen, um ausschliesslich „normale, gesunde" Kinder in die Welt zu setzen. Die Gesetzgeber erachteten es aus diesem Grund als notwendig, im GUMG festzulegen, dass jede

Schwangere das Recht dazu hat, auf PND zu verzichten. Das Recht auf Nichtwissen ist in Art. 6 explizit verankert. Diesen gesetzlichen Bestimmungen zur PND ist im GUMG ein eigenes Kapitel gewidmet (Kapitel 2). Für die Leserschaft mag es dabei von Interesse sein zu erfahren, dass es von der Initiative, die zu einem neuen Verfassungsartikel (Art. 119) geführt hatte, bis zur Inkraftsetzung des dazugehörigen Gesetzes 22 Jahre gedauert hat (1985–2007). Der Prozess der Gesetzgebung wurde mehrmals unterbrochen. Themen, die als dringender beurteilt wurden, sind vorgezogen worden, so z.B. die gesetzlichen Bestimmungen zur Stammzellenforschung, die Revision des Gesetzes zum Schutze von geistigem Eigentum und anderes mehr.

Die Studiengruppe Forschung am Menschen hatte 1996/97 den Auftrag, sich im Vorfeld der Gesetzgebung interdisziplinär mit ethischen und soziokulturellen Fragen der Gendiagnostik und -therapie zu befassen. Sie hat dies zum Anlass genommen, ihre Reflexionen in den Kontext der gesamten Medizin und deren zukünftigen Entwicklung zu setzen. Damit haben ihre Mitglieder mit ihren Gedanken, die in den Bericht an das EDI eingeflossen sind, nicht nur für die Belange der PND, sondern auch für die Zukunft der Medizin ganz allgemein wertvolle Vorarbeit geleistet (Braga 1996). Viele der Empfehlungen wurden in der Gesetzgebung verankert, einige wurden vom Projekt „Zukunft Medizin Schweiz" aufgenommen (Stauffacher & Bircher 2002). Qualitätsanforderungen an Aus-, Weiter- und Fortbildung, sowie an „good medical and laboratory practice" sind in Umsetzung begriffen und folgen zu einem guten Teil internationalen Standards. Bedeutende Mängel gibt es nach wie vor bei der Unterstützung von Eltern mit Kindern mit einer angeborenen Behinderung, auch was die IV anbelangt, und bei der Integration in Schulsystem und Gesellschaft. Einen Missstand gibt es weiterhin bei der Vermittlung kommunikativer Fähigkeiten in Aus-, Weiter- und Fortbildung der medizinischen Fachleute.

3. Beratungspraxis

Die Beratungspraxis in der Schweiz wird sehr unterschiedlich gehandhabt. Der grösste Teil der Beratungen im pränatalen Bereich entfällt auf gynäkologisch-geburtshilfliche Praxen und Universitätskliniken. Im Rahmen des Nationalfondsprogrammes 51 ist von 2002 bis 2006 eine Evaluation der Beratung zur Pränataldiagnostik von Denise Hürlimann durchgeführt worden. Dazu kommt eine TA-Studie, die zwischen 1998 und 2001 an der Klinik für Geburtshilfe der Universitätsklinik Zürich durchgeführt worden ist und Mängel in der Beratungspraxis aufzeigte. Dies hat dazu geführt, dass von politischer Seite her Druck auf die Schweizerische Gesellschaft für Gynäkologie und Geburtshilfe (SGGG) ausgeübt wurde, die Beratungspraxis zu verbessern. Trotz der in der Folge davon getroffenen Massnahmen, stelle ich als Ausbildnerin von „Kommunikation und systemisch lösungsorientierter Beratung in der Medizin" fest, dass heute immer noch eine einheitliche gute Schulung der Beratungsfähigkeit in Aus-, Weiter- und Fortbildung der Ärzteschaft fehlt. Immerhin unterstützt die SGGG die Einführung eines – für die ganze Schweiz einheitlichen – Leitfadens für die Beratung in der PND. Die Einführung eines Fähigkeitsausweises für Ultraschall in der Schwangerschaft hat die Qualität der Ultraschalluntersuchung wesentlich verbessert. Hingegen genügen die drei Stunden Übungen zur Kommunikation dem hohen Anspruch an die Beratungstätigkeit in keiner Weise. Immerhin ist dies ein begrüssenswerter Anfang.

Ein kleinerer Teil von Beratungen wird von den Grundversorgern, welche Schwangere begleiten, übernommen. In den Fortbildungsveranstaltungen werden zunehmend Workshops zur Beratung der PND angeboten. Der wahrscheinlich kleinste Teil von Beratungen wird von sogenannten unabhängigen Beratungsstellen durchgeführt. Die beratenden Personen sind meist ausserordentlich engagiert. Die Qualität dieser Beratungen ist meines Wissens aber noch nie evaluiert worden.

Besondere Aufgaben kommen den Instituten für Medizinische Genetik von Universitäten zu. Es sind meistens Paare oder Familien mit bekannten Erbkrankheiten, welche an diese Beratungsstellen überwiesen werden oder diese spontan aufsuchen. Besonders vorteilhaft ist es, wenn die Beratung vor einer Familienplanung stattfinden kann. Der während einer Schwangerschaft bestehende Zeitdruck fällt weg. Dies erlaubt den Paaren eine viel freiere Wahl *(informed choice)*. Bei einer recht grossen Zahl von Beratungen sehen sich die Genetik-Fachleute mit sehr sensiblen und heikeln Situationen konfrontiert. Dies besonders dann, wenn ihnen ein Paar zugewiesen wird, bei dessen erwartetem Kind ein komplexer pathologischer Befund erhoben wurde, für den der behandelnde Arzt die weitere Beratung nicht übernehmen kann. Die Anforderungen an die Beratenden sind hier sehr gross, denn die betroffenen Paare befinden sich in einer Krisensituation. Es gilt, nebst der Beratung für die Entscheidungsfindung des weiteren Vorgehens gleichzeitig eine Krisenintervention einzuleiten. In der Weiterbildung wird im Allgemeinen grosser Wert darauf gelegt, dass der Umgang mit solchen Situationen erlernt wird. Doch auch hier fehlen noch Schulungsprogramme. Die ESHG (European Society of Human Genetics) entwickelte innerhalb des Projektes Eurogentest Richtlinien für genetische Beratungen und bietet Weiter- und Fortbildungskurse an. Mitglieder der SGMG sind in verschiedenen Arbeitsgruppen der ESHG tätig. Ziel ist es, europaweit Qualitätsstandards im ganzen Bereich der Humangenetik zu erarbeiten und einzuführen.

4. Entwicklungen in der Zukunft

Die Möglichkeiten der Molekulargenetik werden sich weiterentwickeln und die Chip-Diagnostik, die eine gleichzeitige Analyse von hunderten von DNA-, RNA- oder Proteinabschnitten erlaubt, wird zunehmend vereinfacht werden. Mit diesen werden in der Zukunft möglicherweise viel präzisere Aussagen über das Kind gemacht werden können, als dies heute der Fall ist. Es ist vorstellbar, dass in Zukunft genetisches Material, das vom werdenden Kind in die Blutbahn der Mutter gelangt, für PND verwendet werden kann. Vielleicht werden invasive Untersuchungen dadurch mit der Zeit obsolet werden, so dass das werdende Kind durch keinen Eingriff mehr gefährdet sein wird. So begrüssenswert dies sein wird: An ethischer Brisanz verliert die Entscheidung, PND ja oder nein, nichts.

An der Schnittstelle zwischen Reproduktionsmedizin und Genetik gibt es weitere diagnostische Möglichkeiten, wie z.B. die Präimplantationsdiagnostik *(PGD preimplantation genetic diagnosis)* oder die sogenannte therapeutische Embryonenauswahl: Sie soll die Geburt eines Kindes ermöglichen, das einem kranken Geschwister als Spender dienen kann. Das ist zwar in der Schweiz noch verboten, doch der Druck auf das Parlament, das Gesetz zu ändern, ist so gross, dass diese Entwicklung wohl früher oder später vollzogen werden wird.

Welche Hoffnungen und Ängste wird dies in zukünftigen Eltern auslösen? Wird der Druck auf zukünftige Eltern und Ärzteschaft, gesunde, möglichst perfekte Kinder auf die Welt zu bringen, trotz des Rechtes auf Nichtwissen (BV Art. 6) zunehmen? Was genau möchten wir über ein werdendes Kind wissen in einer Gesellschaft, in der die Verbesserung der Menschen (human enhancement) bereits Thema ist?

Damit weise ich darauf hin, dass die Diskussion über die PND auf zwei Ebenen geführt werden muss. Zum einen auf der politischen Ebene, wo es darum geht, gesellschaftlich kulturelle Leitplanken zu setzen. Dies ist eine Herausforderung für die öffentliche Diskussion und Meinungsbildung. Auf der andern, der individuellen Ebene, sind Diskussion und Beratung sehr subtil und heikel, denn die Beratenden sind direkt mit dem Schicksal von Paaren und Familien konfrontiert. Die eigene Betroffenheit kann dabei in einen Konflikt mit den eigenen ethischen Vorstellungen und Werten geraten. Dieser ist nicht in jedem Fall deckungsgleich mit dem Entscheidungskonflikt der zukünftigen Eltern, verlangt aber trotzdem nach einer nicht direktiven Beratung. Die Kunst wird darin bestehen, zu einer gemeinsamen Entscheidungsfindung zu gelangen *(shared decision making)*. Die Anforderungen an die Beratung werden auch deshalb steigen, weil Diagnosen aus einer Blutentnahme oder aus einem Embryo, das *in vitro* entstanden ist, kaum als PND wahrgenommen werden.

Diesen Anforderungen genügen zu können, wird eine gute Schulung bezüglich Kommunikationsfähigkeit und Beratung bei Ärztinnen und Ärzten unumgänglich machen. Schon in der Ausbildung sollte das Vermitteln der Werkzeuge für eine systemisch-, lösungsorientierte Beratung zur Selbstverständlichkeit werden. Dies wird nur durch eine kulturelle Änderung möglich sein, die sich für eine Schulung einsetzt anstatt sich ihr, wie das noch häufig der Fall ist, entgegensetzt. Eine Schulung des akademischen Lehrkörpers ist notwendig *(teach the teachers)*. Das Wissen, das von der psychologischen Forschung her schon seit einem halben Jahrhundert erarbeitet worden ist, wird den medizinischen Fachleuten in Aus- und Weiterbildung mit dem Argument der Notwendigkeit primär medizinisch-technisches Wissen vermitteln zu müssen, zum grossen Teil immer noch vorenthalten. Gute Kommunikation und Beratung ist lernbar geworden, kann gelehrt und gelernt werden, ohne dass neue Gesetze notwendig sind.[3] International erarbeitete Empfehlungen und allenfalls Richtlinien werden eine nützliche Stütze sein.

Literatur

Braga S. (1996), Bericht der Studiengruppe „Forschung am Menschen: Gendiagnostik, Gentherapie", Eidgenössisches Departement des Innern 1996–1997.
Down J.L.H. (1866): Observations on an Ethnic Classification of Idiots, London Hospital Reports 3: 259–262.
Katz Rothman B. (1989): Schwangerschaft auf Abruf. Metropolis-Verlag, Marburg.
Kind C. et al. (1993): Behindertes Leben oder verhindertes Leben. Hans Huber Verlag, Bern.
Soini S. et al. (2006): Interface between assisted reproductive technologies and genetics: technical, social, ethical and legal issues. EJHG 14, 588–645.
Stauffacher W., Bircher J. (2002): Zukunft Medizin Schweiz. EMH Schweiz. Ärzteverlag AG, Basel.
TA-Swiss (2001): Psychosoziale Aspekte der Ultraschall-Untersuchung in der Schwangerschaft. Download unter http://www.ta-swiss.ch/d/arch_biot_ultr.html.
Thomsen E.J. et al. (1991): Reproductive Genetic Testing; impact upon women, Fetal Diagnosis and Therapy, 8: S1–S93 (Supplementum).
Waardenburg, P.J. (1932): Das Menschliche Auge und seine Erbanlagen. Martinus, Nijhoff, Den Haag.
Wilson J.M.G., Jungner G. (1968): Principles and Practice of Screening for Disease. WHO Chronicle 22(11): 473.

---

[3] Weiterführende Informationen finden sich auf der Website der Schweizerischen Gesellschaft für Medizinische Genetik: www.sgmg.ch.

Methoden der Pränatalen Diagnostik

Roland Zimmermann

Die Fruchtwasserpunktion, die Chorionzottenbiopsie und die Nabelschnurpunktion erlauben die Gewinnung von fetalen Zellen zwecks vorgeburtlicher Chromosomenanalyse. In erfahrenen Händen sind diese Verfahren relativ sicher, beinhalten jedoch ein – wenn auch kleines – punktionsbedingtes Abortrisiko. Das Abortrisiko wie auch die Analysekosten führten zur Entwicklung von Verfahren zur Bestimmung der Wahrscheinlichkeit, dass das Kind tatsächlich durch eine Chromosomenanomalie betroffen ist. Das mütterliche Alter ergibt einen ersten Hinweis über dieses Risiko. Die Untersuchung des mütterlichen Blutes und insbesondere die Suche und Messung von bestimmten Hinweiszeichen mittels Ultraschall erlauben zusätzliche Hinweise auf das Vorliegen von Behinderungen beim Kind. Heute kommt in erster Linie ein Kombinationsverfahren im 1. Schwangerschaftsdrittel, welches das mütterliche Alter, Blutwerte und Ultraschall mit einschliesst, zur Anwendung. Es erlaubt, rund 90% der betroffenen Kinder zu entdecken. Im Einzelfall liefert es aber nie eine definitive Antwort „betroffen" oder „nicht betroffen", sondern nur eine Wahrscheinlichkeit. Das Verfahren nimmt der Schwangeren deshalb die Entscheidung nicht ab, ob sie eine Punktion durchführen lassen will oder nicht (die Punktionsrate liegt bei etwa 5%). Da chromosomale Störungen nicht heilbar sind, ist die Konsequenz meistens ein Schwangerschaftsabbruch. Obwohl dieser nach schweizerischem Strafrecht straffrei ist, wirft ein solcher grosse ethische Fragen auf und wird auch nicht von allen Frauen akzeptiert. Schliesst eine Schwangere einen Schwangerschaftsabbruch aus, sollte ihr von Wahrscheinlichkeitstests und invasiven Verfahren abgeraten werden, da ein gesundes Kind durch eine Punktion im besten Fall nicht gesünder und im schlimmsten Fall in einer Fehlgeburt endet.

1. Einleitung

Die Reproduktionsphase des Menschen ist gekennzeichnet durch eine relativ hohe Rate von Problemen für Mutter und Kind. Gefahren für das Kind umfassen unter anderem die frühe Fehlgeburt (im ersten Schwangerschaftsdrittel) mit einer Häufigkeit von 10–20%, die Frühgeburt (6–12%) sowie in ca. 4% angeborene Fehlbildungen im weiteren Sinne. Die Letzteren sind ursächlich auf embryonale Entwicklungsstörungen, vaskuläre Störungen, Einzelgendefekte (z.B. Mukoviszidose) und chromosomale Störungen (z.B. Trisomie 21 oder Turnersyndrom) zurückzuführen. Bei den chromosomalen Defekten ist heute rund jedes 200.–300. Kind betroffen – ein Achtel aller Kinder mit angeborenen Störungen. Ähnlich häufig sind monogene Erbkrankheiten. Mit grosser Wahrscheinlichkeit ist eine Vielzahl von bislang nicht klassierten Fehlbildungssyndromen ebenfalls auf Veränderungen im Erbgut zurückzuführen. Zumindest erlauben die Fortschritte in der medizinischen Genetik immer mehr, Krankheitsbilder einer klar definierten genetischen Ursache zuzuordnen.

Zahlenmässig schwingt bei den Chromosomenanomalien die Trisomie 21 weit oben aus. Bei der heutigen Altersstruktur der Gebärenden in westlichen Ländern geht man von einer theoretischen Häufigkeit der Trisomie 21 von rund 1 auf 500 Lebendgeburten aus. 2004 wurden in der Schweiz aber nur 41 Down Syndrom Kinder geboren, was einer Häufigkeit von einem betroffenen Kind auf 1734 Geburten entspricht (Bundesamt für Statistik 2007). Nicht mitgezählt sind dabei jedoch die Schwangerschaften, die aufgrund einer pränatalen Diagnostik abgebrochen wurden.

Trisomie 21 ist die häufigste Ursache der geistigen Behinderung. Diese Häufigkeit sowie der Schweregrad der Behinderung dürfte wahrscheinlich dafür verantwortlich sein, dass seit bald 40 Jahren versucht wird, durch eine rechtzeitige Diagnosestellung und einen anschliessenden Schwangerschaftsabbruch die Lebendgeburt eines solchen Kindes zu verhindern. Historisch gesehen konnte 1966 erstmals gezeigt werden, dass der fetale Karyotyp aus durch Amniozentese gewonnenen und kultivierten Zellen bestimmt werden kann (Steele & Breg 1966). 1968 wurde zum ersten Mal die pränatale Diagnose einer Trisomie 21 gestellt (Valenti et al. 1968). Wenige Jahre später wurde auch die Karyotypisierung aus Chorionzotten in die klinische Routine eingeführt.

Die Hauptprobleme bei einem solchen Vorgehen liegen aber zum einen in der nicht ganz harmlosen Diagnostik solcher Störungen, zum anderen an der Tatsache, dass nicht alle Schwangeren einen Schwangerschaftsabbruch als Lösung ansehen. Da genetische Abklärungen zudem mit einer erheblichen Kostenfolge vergesellschaftet sind, sind in den vergangenen 40 Jahren verschiedene Verfahren beschrieben und angewendet worden, um vor der eigentlichen fetalen Chromosomenanalyse das tatsächliche Risiko für ein Kind mit einer Aneuploidie zunächst näher zu bestimmen und dann nur dort eine Chromosomenanalyse durchzuführen, wo das Risiko eines betroffenen Kindes über dem Risiko einer Komplikation im Rahmen der Diagnostik liegt.

2. Individuelle Risikobestimmung

2.1 Risikoabschätzung mittels dem mütterlichen Alter

Schon seit über 100 Jahren ist bekannt, dass vorwiegend „ältere" Frauen betroffen sind mit Schwangerschaften mit Trisomie 21. In den 70er und 80er Jahren haben mehrere Autoren Inzidenzen für Trisomie 21 in Abhängigkeit des mütterlichen Alters berechnet, die in Tabelle 1 zusammengestellt sind. Werden diese Daten gepoolt und graphisch dargestellt, wird ersichtlich, dass mit zunehmendem mütterlichem Alter das Risiko für eine Trisomie 21 exponentiell ansteigt (Abb. 1).

Mütterl. Alter (Jahre)	Cuckle et al. (1987)	Hook/Chambers (1977)	Huether et al. (1981)	Schwedische Daten reanalysiert	Bereich (‰)
<20					
20	.65	.52	.75	.57	.52–.75
21	.66	.59	.76	.36	0.59–0.76
22	.68	.65	.77	.68	0.65–0.77
23	.69	.71	.79	.73	0.69–0.79
24	.71	.77	.82	.77	0.71–0.82
25	.74	.83	.85	.81	0.74–0.85
26	.78	.859	.9	.86	0.78–0.9
27	.83	.95	.95	.91	0.83–0.95
28	.89	1.01	1.03	.98	0.89–1.03
29	.98	1.07	1.14	1.07	0.98–1.14
30	1.1	1.13	1.28	1.19	1.1–1.28
31	1.26	1.21	1.46	1.35	1.21–1.46
32	1.46	1.38	1.71	1.57	1.38–1.71
33	1.74	1.69	2.04	1.85	1.69–2.04
34	2.11	2.15	2.49	2.24	2.11–2.49
35	2.6	2.74	3.08	2.77	2.6–3.08
36	3.26	3.49	3.86	3.49	3.26–3.86
37	4.13	4.45	4.9	4.49	4.13–4.9
38	5.29	5.66	6.29	5.88	5.29–6.29
39	6.85	7.21	8.13	7.82	6.85–8.13
40	8.93	9.19	8.13	10.5	8.93–10.64
41	11.76	11.71	10.64	14.23	11.71–14.23
42	15.38	14.91	13.89	19.34	14.91–19.34
43	20.41	19	18.18	26.25	19–26.25
44	27.03	24.2	24.39	35.39	24.2–35.39
45	35.71	30.84	32.26	47.07	30.84–47.07

Tab. 1: Inzidenz von Lebendgeburten mit Trisomie 21 in Abhängigkeit des mütterlichen Alters anhand vier verschiedener Studien (Hook 1992).

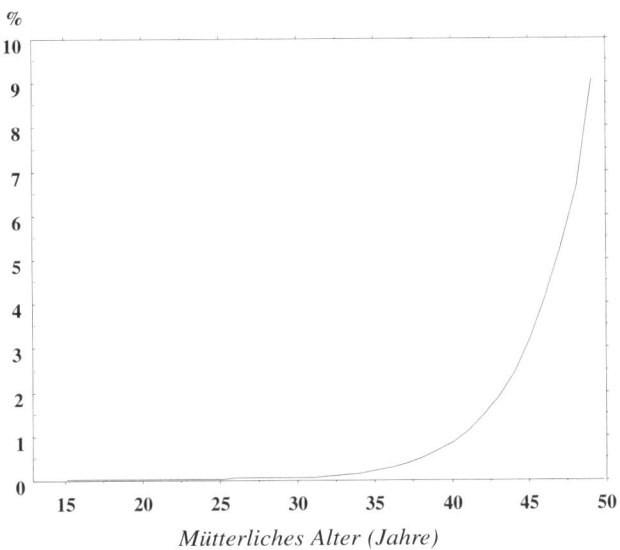

Abb. 1: Exponentielle Zunahme des Risikos einer Lebendgeburt mit Trisomie 21 in Abhängigkeit des mütterlichen Alters (Cuckle et al. 1987)

Optisch wird aus der Graphik klar, dass ab einem Alter von ca. 35 Jahren das Risiko deutlich gegenüber dem Grundrisiko anzusteigen beginnt. In den 1970er und 1980er Jahren konnte eine zunehmende Nachfrage von vorgeburtlichen Abklärungen verzeichnet werden. In der Schweiz hat ein Bundesgerichtsurteil festgehalten, dass die Kassen verpflichtet sind, die Kosten dieser Karyotypisierung zu übernehmen, wenn das Risiko gegenüber der Gesamtpopulation erhöht ist. Als Grenzwert hat es ein Risiko einer 35-jährigen Frau festgelegt. Rechtlich sind heute pränatale Risikoabklärungen und pränatale Chromosomenanalysen im Bundesgesetz über genetische Untersuchungen beim Menschen (GUMG; vgl. Kapitel Peter Forster), die Kostenübernahme im KVG bzw. Krankenpflegeleistungsverordnung (KLV) Art. 13d und der straffreie SS-Abbruch bei Nachweis einer mütterlichen Gesundheitsgefährdung (durch eine schwerwiegende fetale Anomalie) in Art. 119 StGB geregelt. Die KLV übernimmt dabei die durch das Bundesgericht festgelegte Grenze von 35 Jahren, hält aber gleichzeitig fest, dass Karyotypisierungen auch dann übernommen werden müssen, wenn ein anderes Verfahren als das mütterliche Alter zeigt, dass Risiko in einer ähnlichen Grössenordnung liegt.

Über rund 15–20 Jahre war das „erhöhte mütterliche Alter" die wichtigste Indikation für eine vorgeburtliche Karyotypisierung. Dieses Ausleseverfahren war deshalb so beliebt, weil es einfach zu verstehen, überall verfügbar und insbesondere billig ist. Nachteil ist, dass viele Frauen mit einem „erhöhten Risiko" abgestempelt werden, obwohl absolut gesehen ein betroffenes Kind auf 380 Schwangerschaften bei einer 35-jährigen Frau immer noch ein relativ kleines Risiko ist. In der Tat haben die meisten „älteren" Frauen, die eine Karyotypisierung durchführen, ein gesundes Kind – sie haben also ihr Kind unnötigerweise einem Abklärungsrisiko ausgesetzt. Umgekehrt war dieses Ausleseverfahren auch nicht besonderes effizient. Je nach Altersstruktur der Schwangerenpopulation wurden „nur" 30–40% aller betroffenen Kinder entdeckt. Dies liegt schlicht daran, dass es viel mehr jüngere wie ältere Schwangere gibt, eine grosse Zahl von jungen Schwangeren mit einem kleineren Risiko auf eine Trisomie 21 aber trotzdem eine stattliche Anzahl betroffener Kinder ergibt. In den westlichen Ländern hat aber seit dem „Pillenknick" 1965 das mütterliche Alter kontinuierlich zugenommen. Während das Durchschnittsalter 1965 noch in der Grössenordnung von 24 Jahren lag, hat es bis 2005 auf 31 Jahre und der Anteil an Schwangeren über 35-Jährigen auf bald 25% zugenommen. Mit anderen Worten müssen die Krankenkassen heute bei jeder vierten Schwangeren eine Karyotypsierung übernehmen. Dieser Alters-Shift geht naturgemäss mit einer Zunahme von Schwangerschaften mit Chromosomenanomalien einher. Dieser Anstieg wurde durch die weit verbreitete vorgeburtliche Karyotypisierung jedoch weitgehend neutralisiert.

2.2 Risikoabschätzung mittels biochemischer und sonographischer Marker

Die beiden entscheidenden Nachteile (geringe Entdeckungsrate und viele unnötige Abklärungen) der altersbasierenden Risikoeinschätzung haben seit den 1980er Jahren zur Suche nach weiteren Faktoren gesucht, die Hinweise auf eine Schwangerschaft mit Aneuploidie ergeben. Die zusätzlichen Risikofaktoren können dabei in zwei Hauptgruppen eingeteilt werden, in biochemische und sonografische Marker.

Biochemische Marker: Bei den biochemischen Markern im mütterlichen Serum dominierten in den späten 1980er und frühen 1990er Jahre Marker im frühen 2. Trimenon der Schwangerschaft. Von Nutzen stellte sich insbesondere das Alphafetoprotein (bei Schwangerschaften mit Trisomie 21 um ca. 30% erniedrigt) und das freie beta-HCG (bei Schwangerschaften mit Trisomie 21 um ca. 100% erhöht mit grosser Streubreite) heraus. Einzelne Zentren verwendeten auch noch heute weniger gebräuchliche Marker wie das unkonjugierte Oestriol oder das Inhibin-A. Werden biochemische 2.-Trimester Marker mit dem mütterlichen Alter als Kombinationsrisikoverfahren gemeinsam angewendet, kann die Erkennungsrate bei konstant hoher Karyotypisierungsrate ungefähr verdoppelt werden. Mit Hilfe dieser Blutmarker konnte die Entdeckungsrate auf rund 70% erhöht werden bei tendenziell weniger Abklärungen.

Seit ca. Ende der 1990er Jahre wurden Marker im späten ersten Trimenon eingesetzt, insbesondere das Schwangerschafts-assoziierte Plasma-Protein A (kurz PAPP-A; bei Schwangerschaften mit Trisomie 21 um ca. 40% erniedrigt) und das freie beta-HCG (bei Schwangerschaften mit Trisomie 21 um ca. 110% erhöht mit grosser Streubreite). Die Erkennungsrate mit diesen frühen biochemischen Markern ist vergleichbar mit dem Verfahren im 2. Trimenon und hat zudem den Vorteil, dass es deutlich früher, d.h. bereits bei ca. 11 Wochen, angewendet werden kann. Die Serumkonzentrationen biochemischer Marker sind aber nicht nur bei Trisomie 21 verändert, sondern zeigen auch bei einer Anzahl anderer Aneuploidien typische Abweichungen von der Norm. In welche Richtung sich bei welcher Chromosomenanomalie der Marker verschiebt, ist in Tab. 2 zusammengefasst.

Aneuploidie	AFP	Unkonj. Östriol	Freies beta-HCG	Inhibin A	PAPP-A
Trisomie 21	↓	↓	↑	↑	↓
Trisomie 18	↓	↓↓	↓↓	↔	↓
Trisomie 13	↔	↔	↔	↔	
Turnersyndrom m. Hydrops	↓	↓	↑	↑	
Turnersyndrom o. Hydrops	↓	↓	↓	↓	
Väterliche Triploidie	↔	↓	↑	↑	
Mütterliche Triploidie	↔	↓	↓	↓	

Tab. 2: Veränderungen von Markern im mütterlichen Serum bei einer Reihe von chromosomalen Abberationen des Fetus.

Sonographische Marker: Mittels Ultraschall können einerseits Fehlbildungen, die bei chromosomal abnormen Feten gehäuft sind, direkt nachgewiesen werden (z. B. AV-Kanal, Duodenalatresie, Holoprosenzephalie). Solche Fehlbildungen werden aber häufig erst in der Schwangerschaftsmitte entdeckt. Andererseits hat sich insbesondere die Messung der Dicke des fetalen Flüssigkeitspolsters im Nacken als Hinweiszeichen für das Vorliegen einer Chromosomenanomalie als nützlich erwiesen (zusammengefasst bei Nicolaides 2004). Da im Ultraschall flüssigkeitsreiche Strukturen echoarm oder, mit anderen Worten, „transparent" sind, hat sich im Deutschen Sprachraum in Anlehnung ans Englische das Wort „Nackentransparenz" (NT) eingebürgert. Bei der Messung der Nackentransparenz wird der Fetus bei einer Scheitel-Steiss-Länge von 45–85 mm im Sagittalschnitt dargestellt und die breiteste echoleere Zone im Nacken gemessen. Die NT nimmt zwar mit dem Wachstum des Kindes geringfügig zu, Dicken über 2.5 mm sind aber immer mit einem erhöhten Risiko für eine Chromosomenstörung verbunden.

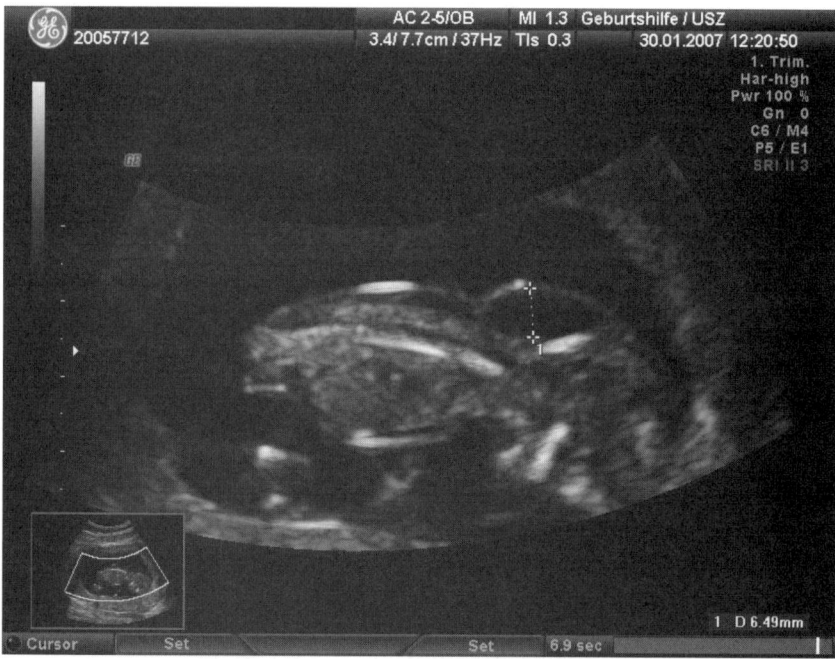

Abb. 2: Die Nackentransparenzmessung bei diesem Fetus liegt mit 6.49 mm deutlich über dem Erwartungswert

Neben der Messung der NT wurden noch eine Vielzahl anderer sonographischer Hinweiszeichen auf Trisomie 21 beschrieben, so z. B. Zysten im Plexus chorioideus, leicht erweiterte Nierenbecken, ein echodichter Darm, ein fehlendes oder hypoplastisches Nasenbein und einige mehr. Wie die NT sind alle diese Marker keine eigentlichen Fehlbildungen, haben also für sich genommen keinen Krankheitswert. Die Qualität der einzelnen Marker ist im Vergleich mit der NT aber deutlich schlechter, so dass die meisten keine weite Verbreitung in der Praxis gefunden haben.

2.3 Risikoabschätzung mittels kombinierter Verfahren

Ab Ende der 1990er Jahre wurden zunächst in Europa, später auch in den USA Kombinations-Risikoanalyseverfahren im grossen Stil getestet, die neben dem mütterlichen Alter sowohl biochemische wie auch sonographische Marker zum Zeitpunkt des ersten Trimenons und z.T. des zweiten Trimenons enthalten. Werden mehrere Marker miteinander kombiniert, müssen aufwendigere statistische Verfahren angewendet werden, um ein optimales Ergebnis zu erhalten. Heute sind mehrere validierte Computerprogramme auf dem Markt, die zuverlässige Ergebnisse liefern. In Tab. 3 sind die Ergebnisse der beiden grössten Studien mit biochemisch-sonographischen Kombinationsverfahren zusammengefasst. Die Suruss Studie untersuchte rund 47'000 Schwangerschaften (Wald et al. 2003 und 2004), die FASTER Studie 38'000 Schwangerschaften (Malone et al. 2001).

Test	Entdeckungsrate bei 1% falsch positiven		Entdeckungsrate bei 5% falsch positiven		Falschpositivrate bei 85% Entd. 95% Entd	
	SURUSS	FASTER	SURUSS	FASTER	SURUSS	FASTER
Tripletest 2.T	56	45	77	70	14	32
Ersttrimester T	64	60	83	80	7.3	22

Tab. 3: Entdeckungsraten und Falschpositivrate für zwei biochemisch-sonographischen Kombinationsverfahren.

In den meisten Ländern Europas ist heute der sogenannte Ersttrimester-Test gebräuchlich, der auf das mütterliche Alter, die NT und Blutmarker PAPP-A und HCG abstützt. Die Entdeckungsrate hängt zwar von der

Altersverteilung der untersuchten Population ab. Generell kann man aber davon ausgehen, dass 80–90% aller betroffenen Kinder entdeckt werden – dies bei einer invasiven Abklärungsrate von ca. 8–10%. Würde man wie vor 15 Jahren nur auf das mütterliche Alter abstützen, müssten heute 25% aller Frauen invasiv abgeklärt werden und man würde nur ca. 40% der betroffenen Kinder entdecken. Mit einer vernünftigen Anwendung des Ersttrimester-Tests kann also sowohl die Entdeckungsrate erhöht wie auch die Abklärungsrate gesenkt werden.

Werden Serummarker des ersten Trimenons *und* des zweiten Trimenons kombiniert, können zwar noch höhere Entdeckungsraten erreicht werden, allerdings kommt es nahezu zu einer Verdoppelung der Kosten bei nur noch geringfügigem Anstieg der Entdeckungsrate.

Das Resultat einer solchen Berechnung wird immer als Wahrscheinlichkeit für die Geburt eines betroffenen Kindes auf eine bestimmt Anzahl Schwangerschaften ausgedrückt (z. B. 1 auf 245). Das Ergebnis liefert somit keine Antwort im Sinne von ja oder nein. Die Entscheidung, ob aufgrund des Ergebnisses eine invasive Karyotypisierung gewünscht wird oder nicht, wird deshalb durch eine solche Risikoabschätzung der Schwangeren nicht abgenommen.

3. Invasive (diagnostische) Verfahren zur Karyotypisierung

3.1 Amniozentese (AC)

Die Fruchtwasserpunktion ist das historisch erste Verfahren, das in der Lage war, noch lebende Zellen des Fetus zu gewinnen, um sie anschliessend einer Chromosomenanalyse zu unterziehen. Bei den gewonnenen Zellen lebt aber nur noch ein ganz kleiner Teil der Zellen. Deshalb müssen die Zellen zunächst kultiviert werden, was je nach Labor etwa sieben bis zehn Tage erfordert. Das Wachstumsverhalten ist vom Zeitpunkt der Fruchtwasserpunktion abhängig. Das Wachstum ist vor 15 Schwangerschaftswochen schlechter und nimmt nach 24 Wochen ebenfalls wieder ab. Das Verfahren könnte zwar bereits ab elf Wochen angewendet werden, neben dem schlechteren Wachstumsverhalten der Zellen wurde es aber hauptsächlich wegen der nachgewiesen höheren Komplikationsrate weitgehend verlassen. Der Grund für die erhöhte Fehlgeburtsrate dürfte an dem in vielen Fällen noch nicht abgeschlossenen Verschmelzen zwischen der inneren (Amnion) und äusseren Eihaut (Chorion) liegen. Dadurch kann nach der Punktion Fruchtwasser in den Spalt zwischen den Eihäuten austreten, was schliesslich zur Fehlgeburt führt. Das typische Zeitfenster für eine Amniozentese liegt zwischen der 15. und 18. Schwangerschaftswoche. Sie kann aber auch problemlos später durchgeführt werden.

Eine Anästhesie ist für diesen Eingriff nicht nötig, ja sogar häufig mit mehr Schmerzen verbunden, da das Lokalanästhetikum brennt und die tieferen Strukturen wie das Bauchfell nicht genügend anästhesiert werden können. Verwendet werden Nadeln in einer Dicke von 0.7 bis 0.8 mm (21 oder 22 Gauge). Je nach Arzt wird unter kontinuierlicher Ultraschallkontrolle eine free-hand Technik oder ein System mit Nadelführung (needle guide) verwendet. Wir selber bevorzugen den needle guide, weil er die Einstichrichtung klar vorgibt und eine sehr schnelle Nadelinsertion erlaubt. Dadurch kann durch Ausnützung der Trägheit fast immer eine Ablösung der Eihäute von der Gebärmutterwand vermieden werden, was sich möglicherweise günstig auf die Fehlgeburtsrate auswirkt. Entnommen werden zwischen 15 und 20 ml Fruchtwasser. Darin sind in fast allen Fällen noch genügend kultivierbare Zellen enthalten, um eine Karyotypisierung zu erlauben. Frühere Arbeiten beschreiben in bis zu 5–10% das Auftreten sogenannt „trockener" Punktionen, bei welchen es also nicht gelingt, Flüssigkeit zu aspirieren. Das liegt daran, dass die Nadel die Fruchtblase von der Unterlage abhebt und vor sich her schiebt. Meist ist aber durch einfaches Drehen der Nadel die Spitze in die Amnionhöhle zu platzieren. Unter Verwendung von Ultraschall und einem needle guide ist bei uns die Rate von trockenen Punktionen weit unter 1%. Da Fruchtwasser weitgehend aus fetalem Urin besteht, ist die Farbe wässerig mit leichtem Gelbstich. Nach vorangehenden vaginalen Blutungen kann das Fruchtwasser vereinzelt auch blutig oder braun sein. In diesen Fällen ist das Spontanabortrisiko erhöht, speziell wenn das Alphafetoprotein ebenfalls erhöht ist. In einem guten Labor dauert es selten länger als 10 Tage, bis das Resultat verfügbar ist. Die möglichen Komplikationen nach Fruchtwasserpunktion umfassen ein breites Spektrum:

- *Infekte* sind bei sterilem Vorgehen (Hautdesinfektion, Ultraschallkopf mit sterilem Überzug, steriler Ultraschallgel, sterile Nadeln und Handschuhe) eine Rarität (weniger als 1/1000). Der Nutzen einer Antibiotikaprophylaxe ist unklar, die meisten verwenden sie nicht.
- *Fruchtwasserlecks* werden rund viermal häufiger beobachtet im Vergleich mit Frauen ohne Punktion (1.7 versus 0.4%). Sie zeigen aber glücklicherweise eine gute Tendenz zu spontanem Verschluss.
- *Direkte Verletzungen des Fetus* sind bei kontinuierlicher Ultraschallkontrolle nahezu ausgeschlossen. Hilfreich ist dabei, wenn die Nadelrichtung vom Kind weg zeigt und die Nadelspitze während der Aspiration bis knapp an die Gebärmutterhinterwand platziert wird, damit das Kind nicht in die Nadel greift.
- Einzelne Studien haben eine fraglich *erhöhte Rate von kongenitalen Klumpfüssen und Hüftluxationen* sowie der hyalinen Membrankrankheit ergeben. Vorstellbar ist, dass solche Probleme dann auftreten, wenn ein Fruchtwasserleck sich nicht wieder spontan verschliesst.
- Theoretisch kann bei der Fruchtwasserpunktion eine *Übertragung von Viren und Parasiten* auftreten (HIV, Hepatitis C, Cytomegalie, Toxoplasmose). Bei HIV scheint das Übertragungsrisiko tatsächlich erhöht zu sein. Deshalb verlangen viele Punkteure vor einer Amniozentese eine HIV-Serologie der Mutter. Wenn vorgängig der Viral-Load gesenkt wird, dürfte das Übertragungsrisiko deutlich geringer sein. Bei den anderen Infektionen ist die Datenlage wesentlich dünner und beruht vorwiegend auf Einzelfallberichten.
- Gut gesichert ist, dass *weder eine erhöhte Frühgeburtsgefahr noch eine erhöhte Totgeburtgefahr* vorhanden ist.
- Das mit Abstand grösste Risiko bei der Fruchtwasserpunktion besteht im *ungewollten Abort*. Ausserhalb von Studien ist die punktionsbedingte Abortrate schwierig abzuschätzen, da Frauen mit Amniozentese abnorme Schwangerschaften eher abbrechen und ungeplante Aborte damit seltener sind. Während die frühsten randomisierten Studien noch von einer punktionsbedingten Abortrate von rund 1% ausgingen, wird sie in neueren Studien (Eddleman et al. 2006) mit 0.15% deutlich kleiner eingeschätzt.

Autor	Abortrate Amniogruppe	%	Abortrate Kontrollgruppe	%	Odds Ratio (95% CI)
NICHD 1976	24/1040	2.3	21/992	2.1	1.1 (0.6–2.1)
UK Hauptstudie 1978	38/1402	2.7	20/1402	1.4	1.9 (1.1–3.5)
UK Zusatzstudie 1978	27/1026	2.6	11/1026	1.4	2.5 (1.2–5.4)
Saint Cassia 1984	6/289	2.1	1/289	0.3	6.1 (0.7–135)
Tabor 1986	38/2242	0.7	17/2270	0.7	2.3 (1.2–4.2)
Tongsong 1998	36/2045	1.8	29/2045	1.3	1.3 (0.7–2.1)
Antsaklis 2000	79/3696	2.1	80/5324	1.5	1.4 (1.1–2.0)
Eddleman 2006	31/3096	1	300/31907	0.94	1.1 (0.7–1.5)

Tab. 4: Abortrate nach Fruchtwasserpunktion in verschiedenen Studien

Unter Berücksichtigung der vorhandenen Literatur (vgl. Tab. 4) dürfte das „wahre" punktionsbedingte Abortrisiko in der Grössenordnung zwischen 0.06 und 1.8 % liegen. Wenn eine Fehlgeburt nach einer Fruchtwasserpunktion auftritt, ist sie am häufigsten innerhalb der ersten 3 Wochen nach Punktion zu erwarten. Untersuchungen bezüglich der *Erfahrung des Punkteurs* haben zudem ergeben, dass die Lernerkurve relativ steil verläuft, d.h. nach kurzer Einarbeitung spielt die Erfahrung keine wesentliche Rolle betr. Abortrate. Bei weniger als 10 Punktionen pro Jahr konnte aber eine höhere Komplikationsrate beobachtet werden (Wiener et al. 1990). Generell ist die Abortrate höher bei hohem mütterlichen Alter, nach vorangegangenen Aborten, Blutung in der Früh-Schwangerschaft und erhöhtem AFP sowie Mehrfachpunktionen. Umstritten ist, ob die transplazentare Punktion ein erhöhtes Risiko darstellt.

3.2 Chorionzottenbiopsie

Die neuere Methode zur Gewinnung von fetalen Zellen ist die Chorionzottenbiopsie, auch Chorionbiopsie oder kurz CVS (englisch chorionic villous sampling). Das Verfahren wurde zunächst mit einem transzervikalen Zugang, d.h. durch die Scheide durch den Gebärmutterhals, entwickelt. Später kam das transabdominale Verfahren dazu. Das transzervikale Verfahren erfordert vorgängig eine vaginale bakteriologische Abklärung zum Ausschluss eines therapiebedürftigen Infektes (z.B.

Gonorrhoe, Chlamydien, Streptokokken der Gruppe B). Die Punktion wird durch einen biegsamen Katheter oder eine Biopsiezange durchgeführt, wobei wahrscheinlich die Biopsiezange erfolgreicher ist. Das transzervikale Verfahren ist erfolgreicher, wenn die Plazenta tief an der Hinterwand liegt bzw. wenn bei retrovertiertem Uterus, der die Bauchwand noch nicht erreicht. Beim transabdominalen Verfahren wird in gleicher Weise wie bei der Amniozentese eine Nadel in das Chorion, die künftige Plazenta, vorgeschoben wird und durch schabende Bewegungen Zotten aspiriert. Wir verwenden für die CVS gerne eine sogenannte Doppel-Nadel-Technik, wobei eine geringfügig dickere (1.3 mm, 18 Gauge) bis in die Gebärmutterwand vorgeschoben wird und durch die dickere Nadel hindurch mit einer dünneren (0.7 mm, 22 Gauge) die Zotten aspiriert werden. Diese Methode hat den Vorteil, dass schmerzfrei und ohne zusätzliches Punktionsrisiko die innere Nadel wiederholt eingeführt werden kann, falls noch zu wenige Zotten gewonnen werden konnten. Die transabdominale Punktionstechnik hat klare Vorteile bei fundal liegender Plazenta, ist aber bei der 10. bis 11. Schwangerschaftswoche manchmal noch nicht möglich, wenn ein retrovertierter Uterus die Bauchwand noch nicht erreicht und deshalb Darm zwischen Gebärmutter und Uterus liegt.

Im Gegensatz zur Amniozentese werden bei der Chorionzottenbiopsie keine Zellen gewonnen, die direkt vom *Fetus* stammen. Chorionzellen und fetale Zellen stammen zwar vom gleichen befruchteten Ei und sollten deshalb genetisch identisch sein. Da sich die Chorionzellen extrem schnell teilen, können aber in einzelnen Fällen in der Chorionzottenbiopsie Chromosomenstörungen auftreten, die nicht unbedingt den Fetus widerspiegeln. Meist findet das zytologische Labor in der CVS dann sogenannte Mosaike, d.h. Gemische von Zellpopulationen mit normalem und abnormem Resultat. Solche Mosaike ziehen oftmals weitere Abklärungen (AC, Nabelschnurpunktion) nach sich.

Der Hauptvorteil der CVS gegenüber der AC liegt in der um 5 Wochen vorverlegten Abklärungsmöglichkeit. Das Im Idealfall liegt das Resultat noch vor 12 Schwangerschaftswochen vor, so dass sogar noch die Fristenlösung eingehalten werden kann. Kurzzeitanalyse mit Direktpräparat und Analyse der Metaphasen sind in einem guten Labor in 2–3 Arbeitstagen verfügbaren, zeigen aber eine höhere Mosaikrate und sollten deshalb immer durch eine Langzeitkultur als Back-up bestätigt werden. Die Zellen, die in der Langzeitkultur wachsen, sind genetisch dem Embryo näher und repräsentieren ihn deshalb besser. Im Gegensatz zur AC weist die CVS jedoch eine deutlich flachere Lernerkurve auf (Silver et al. 1990 und Kuliev et al. 1996).

Kontrovers ist, ob die transabdominale CVS weniger gefährlich ist als die transzervikale. Smidt-Jensen et al. (1992) beschrieben eine signifikant höhere Abortrate bei der transzervikalen CVS. Aus diesem Grund wird in Europa vorwiegend dieser Zugang bevorzugt, wohingegen in den USA die transzervikale CVS immer noch sehr populär ist. Die möglichen Komplikationen nach CVS umfassen ein ähnliches Spektrum wie nach einer Fruchtwasserpunktion. Darüber hinaus wurden einige zusätzliche Risiken beschrieben:

– Kleine Serien von CVS zeigten ein erhöhtes *Risiko für fetale Extremitätenmissbildungen*, speziell wenn die Punktion vor 10 Wochen erfolgte. Im Nebenwirkungsregister der WHO konnten mit sehr grossen Zahlen diese Befürchtungen jedoch nicht bestätigt werden (Kuliev et al. 1996). Trotzdem werden heute kaum mehr CVS vor zehn Wochen durchgeführt.
– Durch das Einbringen einer Nadel in das Chorion kommt es immer zu einer Vermischung von fetalem mit mütterlichem Blut, erkennbar an einem Anstieg des AFPs im mütterlichen Serum. Es besteht deshalb die *Gefahr einer Rhesussensibilisierung*, sofern die Mutter Rhesus D negativ und der Fet Rhesus D positiv ist. Mit der Verabreichung einer Standardeinheit Anti-D kann eine solche aber immer verhindert werden.
– Unklar ist, ob eine *transamniale Punktion einer Hinterwandplazenta* mit einem grösseren Fehlgeburtsrisiko verbunden ist. Weil durch ein solches Vorgehen zusätzlich ein Loch mit einer dickeren Nadel in die Fruchtblase verursacht wird, wird dieser Zugang bei uns nicht durchgeführt.

Was das punktionsbedingte zusätzliche Fehlgeburtsrisiko betrifft, kann keine klare Aussage gemacht werden, da die CVS nie mit einem nichtpunktierten Kontrollkollektiv verglichen wurden. Es existieren ausschliesslich Studien, die die AC mit der CVS verglichen haben. In *Tab. 5* sind die wichtigsten Vergleichsstudien aufgeführt. Werden sie zusammengenommen, resultiert ein leicht höheres Abortrisiko zuungunsten der CVS. Etliche Autoren zweifeln aber an einer solchermassen „gemittelten" Aussage. Zumindest konnte die grösste Studie von Smidt-

Jensen et al. (1992) keine signifikant höhere Abortrate nachweisen (7 vs. 6.3%), wenn die transabdominale CVS mit der AC verglichen wurde. Gemäss unserer Erfahrung sind beide Verfahren etwa ähnlich populär. Die einen Schwangeren bevorzugen die CVS, weil sie bereits sehr früh durchgeführt werden kann. Andere möchten das vielleicht doch geringfügig höhere Risiko einer CVS vermeiden und präferieren die AC.

Studie	CVS (Zahl, %)	AC (Zahl, %)	Unterschied (%)	Oddsratio (CI)
MRC 1991	220/1609 (13.7)	144/1592 (9.0)	4.7	1.6 (1.3–2.0)
Lippman 1992	89/1191 (7.5)	82/1200 (6.8)	0.7	1.1 (0.8–1.5)
Smidt-Jensen 1992	175/2037 (8.6)	67/1042 (6.4)	2.2	2.2 (1.3–1.8)
Total			2.4	*1.3 (1.2–1.5)*

Tab. 5: Vergleich der Chorionzottenbiopsie (VCS) und der Amniozentese (AC) hinsichtlich Abortrisiko.

3.3 Cordozentese (Nabelschnurpunktion)

Die Nabelschnurpunktion ist zwar ebenfalls in der Lage, fetale Zellen zu gewinnen. Durch das deutlich erhöhte Abortrisiko, die späte Verfügbarkeit (erst ab 18–20 Wochen) und die notwendige grosser Erfahrung des Punkteurs hat dieses Verfahren keinen Platz in der Routinediagnostik. Es wird vielmehr in seltenen Fällen angewendet, um unklare Befunde in der AC und der CVS weiter abzuklären. *Tab. 6* fasst nochmals die wichtigsten Punkte zu den drei invasiven Abklärungsverfahren zusammen.

Art	*GA*	*Indikationen*	*Zeitbedarf*	*TARMED (Fr)*	*Analyse (Fr.)*	*Abortrate*	*Mosaike*
AC	ab 15 SSW	Karyotyp, DNA-Diagnostik, AFP, Infekte, Lungenreife u.a.	10 d, Fish 2d	500	800	< 1 %	selten
CVS	ab 10-11 SSW	Karyotyp, DNA-Diagnostik, (Infekte)	3 d, Langzeitkultur 12d	500	800	<1 % (bei Erfahrung)	2–3 %
Cordo	ab 18 SSW	Karyotyp, DNA-Diagnostik, Blutanalysen	4 d, Langzeitkultur 12d	1500	800	1–2 %	selten

Tab. 6: Übersicht über die zentralen Charakteristika der drei wichtigsten invasiven Abklärungsverfahren in der Pränatalen Diagnostik

Literatur

Bundesamt für Statistik (2007): StatSanté: Neugeborene in Schweizer Spitälern 2004. Bundesamt für Statistik, Neuchâtel.

Cuckle H.S., Wald N.J., Thompson S.G. (1987): Estimating a woman's risk of having a pregnancy associated with Down's syndrome using her age and serum alpha-fetoprotein level. Br J Obstet Gynaecol 94: 387–402.

Eddleman K.A., Malone F.D., Sullivan L. (2006): Pregnancy loss rates after midtrimester amniocentesis. Obstet Gynecol 108: 1067–72.

Hook E.B. (1992): Prevalence, risks and recurrence. In: Brock D.J.H., Rodeck C.H., Ferguson-Smith M.A., editors. Prenatal Diagnosis and Screening. Churchill Livingstone, Edinburgh: 351–92.

Kuliev A., Jackson L., Froster U. (1996): Chorionic villus sampling safety. Am J Obstet Gynecol 174: 807–811.

Malone F.D., Canick J.A., Ball R.H. (2005): First-trimester or second-trimester screening, or both, for Down's syndrome. N Engl J Med 353: 2001–2011.

Nicolaides K.H. (2004): Nuchal translucency and other first-trimester sonographic markers of chromosomal abnormalities. Am J Obstet Gynecol 191: 45–67.

Silver R.K., MacGregor S.N., Sholl J.S. (1990): An evaluation of the chorionic villus sampling learning curve. Am J Obstet Gynecol 163: 917.

Smidt-Jensen S., Permin M., Philip J., Lundsteen C., Zachary J., Fowler S. (1992): Randomized comparison of amniocentesis and transabdominal and transcervical chorionic villus sampling. Lancet 340: 1237–44.

Steele M.W., Breg W.R.J. (1966): Chromsome analysis of human amniotic fluid cells. Lancet 288: 383–5.

Valenti C., Schutta E.J., Kehaty T. (1968): Prenatal diagnosis of Down's syndrome. Lancet 292: 220.

Wald N.J., Rodeck C., Hackshaw A.K. (2003): First and second trimester antenatal screening for Down's syndrome: the results of the Serum, Urine and Ultrasound Screening Study (SURUSS). Health Technol Assess 7: 1–77.

Wald N.J., Rodeck C., Hackshaw A.K., Rudnicka A. (2004): SURUSS in perspective. BJOG 111: 521–531.

Wiener J.J., Farrow A., Farrrow S.C. (1990): Audit of amniocentesis from a district general hospital: is it worth it? BMJ 300: 1243–45.

Ethische Dimensionen in der Pränatalen Diagnostik

Hille Haker

Die Selbstverständlichkeit, mit der die Methoden der Pränatalen Diagnostik (PND) Einzug in die medizinische Begleitung einer Schwangerschaft gefunden hat, stellt eine Reihe schwieriger ethischer Probleme. Behandelt werden in diesem Beitrag das Problem der Grenzziehung zwischen den verschiedenen Methoden und ihren Adressatinnen, das Risiko der Fehldiagnosen, sowie der mit der Anwendung der PND möglicherweise einhergehende Schwangerschaftsabbruch auf der individualethischen Ebene bzw. der Selektionseffekt auf der sozialethischen Ebene. Der Beitrag plädiert dafür, dass die ethische Auseinandersetzung über PND nicht unter Hinweis auf die „reproduktive Autonomie" den Paaren allein überlassen werden darf, weil nicht nur sie selbst, sondern eben auch die berufsethischen Standards von Ärzten und Hebammen oder weitergehende gesellschaftliche oder sozialethische Werte betroffen sind. Gefordert ist eine Form gen-ethischer Beratung, welche die verschiedenen ethischen Dimensionen dieser Problematik aufnimmt. Das gen-ethische Beratungsmodell geht davon aus, dass Wertneutralität in Bezug auf die PND aus ethischen Gründen nicht möglich ist und dass daher die jeweiligen Annahmen bzw. auch die professionellen Werte und Normen offen gelegt werden müssen.

1. Einleitende Bemerkungen

Die Pränatale Diagnostik (PND) ist in den letzten zwanzig Jahren in nahezu allen entwickelten Ländern zu einem Standardverfahren der Schwangerschaftsbegleitung geworden. Alle Anstrengungen, die invasiven Verfahren, die mit unterschiedlich grossen Risiken für die Föten einhergehen, als Diagnostik für sogenannten Risikoschwangere anzubieten und zugleich auch einzugrenzen, können als gescheitert betrachtet werden: Im Zuge der Argumentation, dass niemandem die pränatale Diagnostik verweigert werden könne, der sie aufgrund von psychischen Indikationen oder aber schlicht als Bestandteil der reproduktiven Autonomie einfordere, und aufgrund der rechtlichen Implikationen von nicht durchgeführten Diagnostiken, setzte sich der vorgeburtliche Gesundheitscheck für Föten und – nach der technischen Ermöglichung – auch für Embryonen durch.

Die anfänglich aufgestellten Bedingungen, diese Diagnostik nur unter ärztlicher Kontrolle und zusammen mit Beratung anzubieten, wie es etwa von der Deutschen Gesellschaft für Humangenetik wiederholt vorgebracht und von der Bundesärztekammer in den 1980er und 1990er Jahren empfohlen wurde, konnte aufgrund der finanziellen Situation der Gesundheitskosten nicht vollständig realisiert werden. Je mehr das Selbstbestimmungsrecht der schwangeren Frau und des Paares in den Vordergrund rückte, umso mehr Akzeptanz fand die Praxis der Pränataldiagnostik. Was vielleicht niemand so wollte, geschah trotzdem: Die Schwangerschaftsbegleitung entwickelte sich zunehmend zu einer medizinischen Kontrolle der Gesundheit des Kindes sowie der Mutter. Dies um den Preis anderer Dimensionen, die zugunsten dieser Betonung in den Hintergrund traten. Fragen danach, was eigentlich Gesundheit, Behinderung oder Krankheit definiert, was die Diagnose eines auffälligen Befundes für die Entscheidungen der „werdenden Eltern" bedeutet, und wodurch die Kriterien bestimmt sind, die einen zum Teil späten Abbruch einer Schwangerschaft rechtfertigen, werden in einer Atmosphäre der zunehmend selbstverständlicheren Tötung von Föten mit einer pränatal festgestellten, trotzdem nur prognostizierten Behinderung immer stärker in den Hintergrund gerückt.

Die ethische Frage, wann und in welcher Hinsicht nicht nur die akute gesundheitliche Bedrohung der werdenden Mutter ein Rechtfertigungsgrund für den Abbruch der Schwangerschaft bzw. die Einleitung einer Geburt unter Inkaufnahme des Todes eines zumeist gesunden Kindes ist, ist vom Rechtfertigungsgrund der *Vermutung* einer *zukünftigen* gesundheitlichen Beeinträchtigung[1] der Frau zu unterscheiden. Ob in diesem Fall der medizinethische Imperativ der Nichtschädi-

---

1   So lautet die Formulierung im deutschen Gesetz zu Schwangerschaftsabbruch.

gung (hier: eines Föten) ausser Kraft gesetzt werden kann, ist mit der rechtlichen Regelung noch nicht beantwortet. Die Auseinandersetzung darüber kann sicherlich nicht unter Hinweis auf die „reproduktive Autonomie" den Paaren überlassen werden, weil nicht nur sie selbst, sondern eben auch die berufsethischen Standards von Ärzten und Hebammen betroffen sind. In vermittelter Weise ist sogar die ganze Gesellschaft gefragt, Stellung zu beziehen, insofern es sich bei der Frage des Schwangerschaftsabbruchs nach PND um substantielle Fragen des Tötungsverbots handelt.[2] Sicher kann kein ungeborenes Kind gegen den Willen seiner Mutter am Leben erhalten werden; erst durch diese spezifische Situation der Schwangerschaft ergibt sich das Dilemma, ein Kind, das von seiner Mutter nicht angenommen wird, weder von Seiten der Ärzte oder Hebammen, noch von Seiten der Gesellschaft, schützen zu können.[3] Jeder Schwangerschaftsabbruch stellt einen Grenzfall der moralischen Beurteilung dar: ist die Entscheidung von Seiten der Frau gefallen, kann es für den Arzt nur noch um die am wenigsten schädigende Durchführung gehen. In diesem ethischen Grenzbereich des ärztlichen Handelns ist die PND angesiedelt – und in ihren Unterschieden zu anderen Formen des Schwangerschaftsabbruchs präzise zu analysieren.

2   Das Problem der gesellschaftlichen „Einmischung" ist, dass sie im Hinblick auf die Entscheidungssituation von einzelnen geschieht – etwa im Fall des sogenannten „Oldenburger Babys", das seine Abtreibung überlebte, zunächst nicht richtig versorgt wurde und dadurch sehr viel stärkere Behinderungen hat als diejenigen, die pränatal diagnostiziert wurden. Dieser und ähnliche Fälle werden in der Öffentlichkeit stark emotionalisiert diskutiert – wodurch der allgemeine Charakter der Fragestellung verdeckt wird. Zu Fragen der medialen Bioethik vgl. Haker 2007.
3   Damit soll nicht gesagt werden, dass es nicht durchaus ethisch zu rechtfertigende Gründe für einen Schwangerschaftsabbruch gibt – und ebenso gibt es einen rechtlichen Rahmen, der die Praxis regelt. Hier geht es mir nur darum zu zeigen, dass selbst dort, wo dies nicht der Fall ist, man davon ausgehen muss, dass Frauen Wege finden, um die Schwangerschaften zu beenden. Dieser Kontext bildet den Hintergrund für die rechtlichen Regelungen des Schwangerschaftsabbruchs. Er kann, so meine ich, nicht unmittelbar auf die PND übertragen werden, weil eine PND nicht mit dem Ziel eines Schwangerschaftsabbruchs vorgenommen wird, sondern mit dem Ziel, die Gesundheit eines Föten zu analysieren. Viele Frauen bzw. Paare wissen zu diesem Zeitpunkt nicht, ob sie sich im Falle eines auffälligen Befundes gegen die Fortführung der Schwangerschaft entscheiden werden. Damit ist ein sehr anderer Ausgangspunkt der medizinethischen Beurteilung gegeben.

Idealtypisch kann die mehrheitliche Position der Ärzte, die Schwangerschaften begleiten, in Bezug auf die PND sicherlich so zusammengefasst werden:

> Eltern wollen gesunde Kinder, und wir tun das uns Mögliche, um diesen legitimen Wunsch zu erfüllen. Dass damit auch durchaus tragische Situationen entstehen können, sehen wir durchaus, sie können aber nicht den Ärzten angelastet werden; vielmehr sind sie eine Folge medizinischer Befunde und Folge einer gesellschaftlich vermittelten Interpretation, die Paare sich zu eigen machen.[4]

Da heute vor allem Ärzte und nicht Hebammen Frauen in der Schwangerschaft begleiten, kann unabhängig davon, ob diese idealtypische Aussage mehr oder weniger zutreffend ist, gesagt werden, dass in (zu) vielen Fällen *keine* ausreichende Begleitung insbesondere der schwangeren Frauen erfolgt. Sie sind entsprechend auf ihre eigenen Intuitionen und Urteilskompetenzen sowie auf die Überlegung mit Angehörigen und/oder Freunden zurückgeworfen, um die Entscheidung für oder gegen PND bzw. für oder gegen einen potentiellen SA zu treffen. Naturgemäss treten dabei gesellschaftliche oder sozialethische Erwägungen in den Hintergrund, obwohl die Wirkmacht sozialer Normen eine grosse Rolle in der ethischen Reflexion spielen müsste (Haker 2002).

2. Probleme der Pränatalen Diagnostik

Ich will im Folgenden die Probleme benennen, die die PND seit ihrer Einführung begleiten und die die Begleitung und Beratung erschweren. Die spezifischen medizinischen Probleme der Diagnostik blende ich dagegen aus – sie werden in anderen Beiträgen in diesem Band thematisiert.

– *Das Problem der Grenzziehung zwischen den Methoden:* Die pränatale Diagnostik beginnt mit der Sonographie, die – zumindest in Deutschland – dreimal während der Schwangerschaft über die Kran-

---

[4] So ist etwa die Bewertung der Trisomie 21, die pränataldiagnostisch festgestellt wird, weder eine Sache der Mediziner alleine noch auch allein der Paare – vielmehr hat sich eine soziale Akzeptanz des Schwangerschaftsabbruchs bei diesem Befund entwickelt, die von vielen Ärzten mit Unbehagen beobachtet wird.

kenkassen abgerechnet werden kann. Die Sonographie wird durch andere nicht-invasive Verfahren wie Bluttests der Mutter u. a. m. ergänzt. Die invasive PND kommt erst zum Tragen, wenn die anderen Wege zu Auffälligkeiten führen – oder zumindest sollte es so sein. Wenn zusammenfassend von der PND gesprochen wird, sind also sehr verschiedene Verfahren gemeint, die eine unterschiedliche Gewichtung im Hinblick etwa auf die Risiken oder auch die Eingriffstiefe bedeuten. Zudem spielen kulturelle Eigenheiten eine Rolle: So ist bekannt, dass in Deutschland die Sonographie viel häufiger eingesetzt wird als in anderen Ländern; Schwangere sind entsprechend von Beginn an darauf eingestellt, dass zu einer Standard-Begleitung die mehrfache Sonographie gehört. Diese zieht aber unter Umständen die anderen Verfahren nach sich und eine Entscheidung gegen sie ist bekanntlich schwer, wenn bereits Auffälligkeiten kenntlich gemacht sind.

— Aber auch die *Grenzziehung im Hinblick auf die Adressatinnen* macht Probleme: Sollten alle Frauen in Form eines „Schwangeren-Screenings" einbezogen werden oder nur sogenannte Risikopatientinnen, bei denen die Familiengeschichte Hinweise auf eine erblich bedingte Krankheit gibt? Oder Frauen im späteren Gebäralter? Die Festlegung des „Grenznutzens" von Screenings, die normalerweise für präventive Massnahmen eingesetzt werden, ist schwierig, wenn aufgrund der historischen Erfahrungen mit der Eugenik jeder Eindruck einer bevölkerungspolitischen Massnahme vermieden werden soll. Für wen empfiehlt es sich, eine nicht-invasive Diagnostik jenseits der Sonographie bzw. eine invasive Diagnostik durchzuführen? Dies ist einerseits nur im Arztgespräch zu klären, andererseits aber gerade hier nicht zu klären, weil es in der PND um das Konzept der elterlichen Verantwortung geht, für die nicht Mediziner, sondern die Paare selbst bzw. allenfalls Familien-Berater/-innen kompetent sind. Eine Begleitung in der Schwangerschaft muss entsprechend die medizinischen und die ethischen Aspekte zusammenführen.

— Nicht-invasive Tests haben ein hohes *Risiko der Fehldiagnose*, während die invasiven Tests (insbesondere die Amniozentese) nach wie vor ein *Schädigungs- bzw. Fehlgeburtsrisiko* bergen, das allerdings mit zunehmender Technikentwicklung reduziert werden kann (Eddleman et al. 2006). Diese Risiken sind in ein Verhältnis mit dem Diagnosezweck zu setzen und mit ihm abzuwägen. Die Abwägung kann nur im

gemeinsamen Entscheidungsprozess *(shared decision-making)* zwischen Arzt und Paar erfolgen, nicht aber mit der Begründung reproduktiver Autonomie auf die Frauen bzw. Paare verlagert werden.[5]
- Das genuin-ethische Problem des *Schwangerschaftsabbruchs* habe ich bereits benannt. Für die sogenannten Spätabbrüche kommt aber als besonderes Problem der Entwicklungsstand des Föten hinzu, der je nach Zeitpunkt dazu führt, dass eine Geburt eingeleitet werden muss. Wie generell im Konflikt um den Schwangerschaftsabbruch besteht für die Frauen bzw. Paare der Konflikt darin, zwischen dem (berechtigten) Interesse am eigenen Wohlergehen und dem Wohlergehen des Kindes zu entscheiden. Dabei kann das Wohlergehen des Kindes in extremen Fällen sehr wohl darin bestehen, keine übermässigen Anstrengungen zur Lebenserhaltung zu ergreifen und den Tod nicht aufzuhalten – dies ist etwa der Fall bei der Diagnose fehlender Nieren oder einer Anenzephalie. In den meisten Fällen ist die Beurteilung des Kindeswohls aber nicht eindeutig, wie der häufige Befund der Trisomie 21 bzw. Down Syndrom zeigt, wobei dieser nicht selten mit sekundären Befunden wie Herzfehlern einhergeht, die postnatal behandelt werden müssten. Der elterliche Konflikt, der sich aus der PND ergibt, ist ein medizin-ethischer Konflikt, und insofern von den sozialen Konflikten in Bezug auf den Schwangerschaftsabbruch zu unterscheiden.

Für die Ärzte besteht der Konflikt darin, dass zwei ihrer berufsethischen Imperative nicht in Einklang gebracht werden können: Hilfe für die Frau, die ihr gesundheitliches Wohlergehen gefährdet sieht, und das Prinzip des Tötungsverbots, das auch für ein noch nicht geborenes Kind gilt. Der elterliche Konflikt kann und muss Bestandteil der Begleitung und gegebenenfalls auch der Beratung sein. Dagegen hat der ärztliche Konflikt in einem Beratungsgespräch keinen Platz und muss entsprechend andernorts – in Aus- und Weiterbildung – reflektiert werden. Vieles spricht dafür, vor der invasiven Diagnostik eine unabhängige Beratung anzubieten, und vieles spricht

---

5   „Reproduktive Autonomie" meint in ethischer Hinsicht sowieso nur, dass keine Handlungen gegen den Willen der schwangeren Frau bzw. des Paares durchgeführt werden dürfen. Insofern ist auch im Modell des *shared decision-making* selbstverständliche die letzte Entscheidung beim Paar. Gegen diese Form der Autonomie richte ich mich explizit nicht, weil dies einen ethischen Paternalismus bedeuten würde, der nicht zu rechtfertigen ist.

auch für eine verbindliche Beratungsregelung vor einem Schwangerschaftsabbruch. Da die medizinisch indizierten Abbrüche zum Glück selten sind – nach den Daten des Statistischen Bundesamtes werden in Deutschland ca. 2% der Abbrüche nach der 13. Woche vorgenommen – kann die Finanzierung für diese Beratung kein Grund für die Nichteinhaltung sein; anders sieht es bei den Beratungen vor PND aus – diese scheitern in der Tat häufig an der Finanzierung.[6]

– Die Erfahrungen der letzten Jahre zeigen, dass die Akzeptanz der Pränataldiagnostik mit einem Rückgang der Akzeptanz von pränatal feststellbaren Behinderungen einhergeht – dies nenne ich den *selektiven Effekt*. Auch wenn die statistische Anzahl angeborener Behinderungen im Gesamt aller Behinderungen gering ist (1–3% aller Behinderungen), Eltern also immer damit rechnen müssen, dass ihr Kind eine Behinderung „erwerben" kann, ist ein gewisser sozialer Automatismus in der Ablehnung von Föten mit pränatal diagnostizierter (präziser: prognostizierter) Behinderung feststellbar. Nahezu alle Schwangerschaften werden nach einem auffälligen Befund abgebrochen. Der Begriff des selektiven Effekts, der mit der Pränataldiagnostik einhergeht, meint in diesem Zusammenhang einen sozialen Druck, den Paare und schwangere Frauen in Bezug auf die mangelnde Akzeptanz behinderter Kinder spüren und/oder den sie sich in ihrer Entscheidung zu eigen machen. Indem die Gesellschaften die pränatale Tötung behinderter Kinder teils ignorieren und tabuisieren, teils aber auch propagieren, stellt ein auffälliger Befund der PND Paare vor grosse Probleme, die sie unter Zeitdruck lösen müssen. Dass dabei eher normenkonform als normenabweichend gehandelt wird, kann nicht überraschen – eher grenzt es an moralischen Heroismus, wenn Paare sich gegen die medizinischen

---

6   Die gesellschaftliche Diskussion hätte aber genau hier einzusetzen, damit nicht der Eindruck entsteht, dass zwar ein abstraktes Tötungsverbot aufrechterhalten wird, aber dann der Konflikt so sehr individualisiert wird, dass die gesellschaftliche Verantwortung für die Ermöglichung der Geburt eines Kindes mit Behinderung bzw. gesundheitlicher Unterstützung nicht mehr zum Tragen kommt. Die sozialethische Konsequenz aus dem Tötungsverbot ist das Angebot aller notwendigen Hilfen, die das Wohlergehen von Kindern und ihren Familien sicherstellt. Diese Konsequenz wird in den Diskussionen meistens geflissentlich übersehen, weil sie Geld kostet und ein gesellschaftliches Umdenken erfordern würde (vgl. Haker 2002).

und gesellschaftlichen Interpretationen stellen, ihrem Kind sei durch die Tötung ein (zukünftiges) Leiden zu ersparen. Die moralische Verantwortung hat sich im Gefolge der PND geradezu umgekehrt, so dass diejenigen Paare, die dem Tötungs*verbot* folgen, sich für ihr Handeln zum Teil öffentlich, zum Teil semi-öffentlich (in Verwandtschaft, sozialen Beziehungsnetzen) rechtfertigen müssen, während diejenigen, die eine Schwangerschaft wegen drohender Behinderung des Kindes abbrechen, sich einer stillschweigenden gesellschaftlichen Zustimmung sicher sein dürfen. Diese Umkehrung ist ethisch so nicht zu rechtfertigen, und sie ist daher in der ethischen Beratung aufzunehmen.

3. Ethische Dimensionen in der Schwangeren-Begleitung und -Beratung

3.1 Güterabwägung und Beratung

Die ethische Reflexion der Pränataldiagnostik setzt nicht erst bei der Beendigung einer Schwangerschaft ein. Vielmehr bedarf bereits die Diagnostik selbst, insbesondere aber die Durchführung der invasiven Tests einer genauen Güterabwägung, und zwar im Hinblick auf den diagnostischen, therapeutischen und vorsorgenden Nutzen, im Hinblick auf die Herbeiführung eines extremen ethischen Entscheidungskonflikts sowie im Hinblick auf das Risiko einer Fehlgeburt bzw. einer anderen Schädigung des Kindes. Diese Abwägung obliegt nicht den Paaren oder der Frau allein, sondern sie muss ebenfalls Bestandteil des ärztlichen Handelns sein. Das Prinzip der nicht-direktiven Beratung, das insbesondere in der humangenetischen Beratung häufig angeführt wird, kann nicht zu einer vollständigen Verlagerung der Entscheidung zu den Eltern führen, sondern dieses Prinzip bezieht sich auf Fragen der Lebensführung und der Feststellung von Belastungsgrenzen – diese können in der Tat nur von den Betroffenen beantwortet werden.

Worin liegt der Sinn der PND, wenn es *nicht* darum geht, die Geburt von Kindern mit Behinderungen per Schwangerschaftsabbruch zu vermeiden? Nun, die Bestätigung einer Auffälligkeit, die zum Beispiel per Ultraschall auftritt, kann die Wahl des Geburtsorts beeinflussen, im besten Fall zu Vorbereitungen durch das Geburtsteam von Hebamme und Ärzten führen sowie dabei helfen, dass die therapeutischen Massnahmen vorbereitet werden können. Nicht zuletzt ist die psychische Seite der PND relevant: diejenigen Paare, deren Befund unauffällig ist, werden die zweite Hälfte der Schwangerschaft entspannter erleben können. Diejenigen, die sich in ihrer negativen Vermutung bestätigt sehen, können sich auf die gegebenen Umstände einstellen, um nach der Geburt möglichst gut vorbereitet mit der Betreuung ihres Kindes beginnen zu können: es wird womöglich eine besondere Betreuung benötigen; der Kontakt zur Krankenkasse, zu Selbsthilfegruppen u. a. m. kann bereits erfolgen, so dass die Konfrontation mit der Behinderung nicht unmittelbar nach der Geburt erfolgt, sondern in einer Phase, in der der Handlungsspielraum grösser ist.

Der verbreiteten Haltung, die Pränataldiagnostik diene einzig der Identifizierung von behinderten Föten mit dem Zweck, eine Schwangerschaft zu beenden, ist demnach – entsprechend dieser verschiedenen Optionen – mit einer begleitenden genetischen Beratung, die psychosoziale und ethische Dimensionen explizit thematisiert, entgegenzutreten. Die Begleitung der Schwangeren sollte also die ethischen Dimensionen in den Kontext der geteilten Entscheidung über Diagnosemöglichkeiten stellen und verschiedene Funktionen der PND umfassen. Auf diese Weise soll die Engführung der PND-Beratung auf die Entscheidung für oder wider Schwangerschaftsabbruch von vornherein unterlaufen werden.

3.2 Medizinentwicklung

Die Schwangerschaftsbegleitung ist – wie die meisten medizinischen Kontexte – von der Entwicklung der medizinischen Techniken nicht unabhängig. Die Verringerung der Säuglings- und Müttersterblichkeit ging in den vergangenen hundert Jahren mit einer Erhöhung der medizinischen Versorgung einher. Dabei traten wenn nicht notwendig, so doch faktisch, andere Versorgungsinstrumente und -institutionen in den Hintergrund. Da Schwangerschaften aber gerade nicht nur unter dem medizinischen, sondern ebenso sehr unter psychologischen, identitätstheoretischen und familientheoretischen Aspekten relevant sind, ist die einseitige Betonung der medizinischen Versorgung heute zu hinterfragen. Neben der medizinischen Grundversorgung ist eine Schwangerschaft eine Zeit, in der etwas „ohne Zutun" geschieht, und diese Passivität ist bei aller aktiven Gestaltung anzuerkennen, weil sie unüberwindbar ist. Nicht nur müssen (und dürfen) alle Aussenstehenden akzeptieren, dass sie keinerlei Rolle für das Wachstum eine ungeborenen Kindes spielen, auch die Schwangeren selbst sind diesem Geschehen zu einem Gutteil ausgeliefert. Die medizinische Kontrolle ist nur ein kleiner Bereich der häufig für die Frauen überwältigenden Erfahrung, insbesondere dann, wenn Frauen spät und wenige Kinder bekommen. Entsprechend dieser Hintergründe sind die pränataldiagnostischen Methoden in die gesamte Schwangerschaftsbegleitung zu integrieren – und unter Umständen auch zu relativieren.

3.3 Soziale Rahmenbedingungen

Mindestens genauso viel Aufmerksamkeit wie die medizinische Kontrolle verdienen die sozialen Rahmenbedingungen. Eine tragfähige Beziehung, die Elternschaft ermöglicht, angemessener Wohnraum, die finanzielle Absicherung, die Betreuungsmöglichkeit bzw. Möglichkeit der Fortsetzung der Berufstätigkeit, wenn dies gewünscht wird – diese zum Teil sehr konkreten sozialen Bedingungen gehören zum Kontext jeder Schwangerschaft, und sind als Kontext der Schwangerschaftsbegleitung ernst zu nehmen. Unter Umständen steht die Inanspruchnahme der PND für die versteckte Mitteilung, dass ein (weiteres) Kind die Grenzen der elterlichen Belastung überschreitet – und nur dann versorgt werden kann, wenn nicht weitere Komplikationen absehbar sind. Möglicherweise spiegelt die PND aber auch nur eine Entfremdung unserer Gesellschaften von Menschen mit Behinderungen (und dem Umgang mit ihnen) wider, nachdem jahrzehntelang eine Integration von Menschen mit Behinderung zwar propagiert, faktisch aber durch eine Politik der Separierung verhindert wurde. Angst ist ein wesentlicher Faktor der PND, und sie ist nicht vorschnell medizinisch zu deuten, wenn im Hintergrund sozialpsychologische Phobien stehen können.

3.4 Familiengeschichten und individuelle Biographien

Sicher spielt die individuelle Familiengeschichte sowie das Alter der Frauen bzw. Männer eine Rolle bei der Entscheidung zur PND. Je nach Familiengeschichte können die Paare über einen grossen Erfahrungshintergrund verfügen, so dass ihre Entscheidungsgrundlage angemessen ist. In anderen Fällen kann die anvisierte zukünftige Biographie als Eltern als zu eng erscheinen, um mit der Unwägbarkeit vereinbar zu sein, die mit Elternschaft notwendig einhergeht.

Die zumindest partielle Exploration der Familien- bzw. Lebensgeschichte ist für die Begleitung einer Schwangerschaft demnach notwendig – sie ist aus der traditionellen Schwangerschaftsbetreuung zu übernehmen, welche die soziale und individuelle Kontextualisierung durch die gängigen Hausbesuche leichter vornehmen konnte als die medikalisierte Betreuung.

3.5 Reproduktive Autonomie und Beratung als Orientierung

Institutionelle Beratung kann zwar der Form nach verbindlich sein, sie hat aber immer nur eine orientierende Funktion. Entsprechend ist auch die PND-Beratung zu verstehen, die mehr ist als Aufklärung, und weniger als Empfehlung. Wenn ich im Folgenden von der gen-ethischen Beratung spreche, so geschieht dies exakt innerhalb dieser beiden Begrenzungen. Medizinische Aufklärungsgespräche, wie sie in der Gynäkologie und Humangenetik vorherrschen, können durchaus die Grundlage bieten, sie dürfen jedoch nicht bestimmend für die Etablierung eines *Beratungs*gespräches sein. Die nicht-direktive Beratung nach Rogers ist ebenfalls ein Bestandteil der Beratung, doch zielt sie vor allem auf Fragen der Lebensführung ab, die in einer längeren therapeutischen Beziehung Gegenstand der Beratung ist. Dieses *setting* ist nur zu einem Teil auf die PND-Beratung zu übertragen, die in einer bestimmten Lebenssituation, meistens und Zeitdruck erfolgt. Reproduktive Autonomie bezieht sich dagegen auf die letzte Entscheidung über eine medizinische Intervention, die niemand für eine Frau bzw. ein Paar übernehmen kann, aber auch sie kann nicht zum dominanten Merkmal der Beratung gemacht werden.

Ein psychosoziales Beratungsmodell, das humangenetische Aufklärung mit psychosozialer Beratung verbindet, ist ein guter Ausgangspunkt für die gen-ethische Beratung. Ich meine, dass dies Modell, das in verschiedenen Varianten vertreten wird, vor der Inanspruchnahme der PND die ethische Reflexion angemessen integrieren kann. Demgegenüber steht die psychosoziale Beratung *ausserhalb* der Humangenetik immer in der Gefahr, die humangenetischen Informationen nicht angemessen geben zu können, also in der Aufklärung suboptimal zu arbeiten. Eine interdisziplinäre Besetzung bei der humangenetischen Beratung erscheint mir im Fall der invasiven Diagnostik daher unabdingbar.

4. Die Gen-ethische Beratung

Wenn ich im Folgenden einen Beratungstyp vorstelle, der die ethische Dimension der PND stärker in den Blick nimmt als andere Modelle, so soll damit keine Abkehr von den bisher praktizierten Modellen propagiert werden. Wohl aber meine ich, dass im Zuge der Veränderung der Arzt-Patienten-Beziehung in den letzten Jahrzehnten die Entscheidung über medizinische Interventionen während der Schwangerschaft mehr und mehr auf die schwangere Frau bzw. die „werdenden Eltern" verlagert worden ist, damit einhergehend aber die ethische Dimension der PND sehr weitgehend aus dem Arzt-Schwangeren-Gespräch verdrängt worden ist. Die Verantwortung für die PND liegt nach dieser Auffassung dann nicht mehr bei den Ärzten, sondern bei den Frauen bzw. Paaren selbst. Diese sehen sich umgekehrt aber mit einem medizinischen Angebot konfrontiert, das sie keineswegs als neutral wahrnehmen, sondern das eine Antwort auf eine der drängendsten medizinischen Fragen zu bieten scheint, nämlich auf die Frage nach der Gesundheit des Kindes, das in ihrem Körper heranwächst und das überhaupt nur mit medizinisch-technischer Hilfe visualisiert werden kann. Als drittes Moment ist die soziale Kultur zu berücksichtigen: Während zu Beginn der invasiven PND in der Tat wohl nur die Risikopaare aufgeklärt und beraten wurden, gehört die Information über PND heute zur normalen Ausstattung einer Arztpraxis, angefangen von ausgelegten Broschüren bis zum

Arztgespräch. Die soziale Kultur einer Gesellschaft ist deshalb so wichtig, weil sie die jeweiligen Erwartungshaltungen generiert: In Indien oder China werden bekanntlich Geschlechtsselektionen während der Schwangerschaft vorgenommen, und zwar auf der Grundlage der PND. Dies ist rechtlich verboten, kulturell trifft die Praxis jedoch auf eine grosse Akzeptanz, ohne die sie sich nicht halten würde.

Dennoch: Die gen-ethische Beratung vertritt keineswegs eine Rückkehr zu einem „paternalistischen" Beratungsmodell oder gar zur paternalistischen Beziehung zwischen Arzt und Patient im Allgemeinen. Sie will auch nicht unmittelbar normierend in die Entscheidungen eingreifen, die in der Tat die Frauen bzw. Paare treffen müssen. Das gen-ethische Beratungsmodell geht vielmehr davon aus, dass Wertneutralität in Bezug auf die PND aus ethischen Gründen nicht möglich ist und dass daher die jeweiligen Annahmen bzw. auch die professionellen Werte und Normen offen gelegt werden müssen. Im Gespräch müssen, der traditionellen Aufteilung der Ethik als Haltungs- oder Strebensethik auf der einen Seite, und der normativen Ethik auf der anderen Seite folgend, die verschiedenen ethischen Dimensionen einen Ort haben, damit eine reflektierte Entscheidung über den Einsatz der verschiedenen pränataldiagnostischen Methoden zustande kommen kann.

In der Aus-, Fort- und Weiterbildung der Berater/-innen, nicht aber in der Beratungssituation selbst, ist darauf zu reflektieren, wie die derzeitige Praxis der PND so gestaltet (und verändert) werden muss, dass sie ethischen Ansprüchen genügen kann. Dafür sind die hermeneutisch-phänomenologischen, medizinethischen und sozialethischen Dimensionen in einen gemeinsamen Horizont zu stellen.

Ich habe andernorts ausführlich die verschiedenen Schritte einer gen-ethischen Beratung beschrieben, die mit der medizinischen, juristischen und sozialen Information beginnt, dann die Familien- und Lebensgeschichte soweit aufnimmt, wie die Schwangeren bzw. das Paar es wollen (Haker 2002). Für diesen Schritt reicht es nicht aus, die medizinischen und sozialen Umstände kennen zu lernen, vielmehr geht es darum, die ethischen Überzeugungen zu besprechen, in dessen Rahmen die elterliche Verantwortung gestaltet werden kann und soll. In einem weiteren Schritt soll dann die spezifisch-ethische bzw. normative Problematik thematisiert werden, die sich unter Umständen durch die Diagnostik zuspitzen kann. Die Tabuisierung gerade dieser moralischen Dimension in den Beratungsgesprächen, die das Tötungsverbot als kulturelles, rechtliches und ethisches Verbot verschweigt, um den Konflikt nicht zu benennen, ist deshalb nicht hilfreich, weil die Paare selbst durchaus um das Tötungsverbot wissen und mit ihm ringen. Die ethische Beratung will ihnen keine Lösung vorschreiben, sondern sie in dem ethischen Konflikt so begleiten, dass die Paare eine reflektierte Entscheidung treffen können, die sie, begleitet von Beratern, möglichst nicht alleine, sondern gemeinsam mit ihrem Arzt entfaltet haben und zu der sie dann auch stehen können. Diese Form der Begleitung wird inzwischen vielfach angewendet, und trotzdem ist sie nicht standardisiert. Ich meine, dass dafür die Zeit gekommen ist, so dass ein neuer Versuch der Etablierung von Begleitung, freiwilliger, von den Krankenkassen bezahlter Schwangerschaftsbegleitung, die die PND umfasst, sowie einer Pflichtberatung vor einem Schwangerschaftsabbruch unternommen werden sollte.

Literatur

Eddleman, K. et al. (2006): Pregnancy Loss Rates After Midtrimester Amniocentesis, in: Obstetrics & Gynecology 108(5): 1067–1072.
Haker, H. (2007): Narrative Bioethik. In: K. Joisten (Hrsg.): Narrative Ethik: das Gute und das Böse erzählen. Berlin, Akademie Verlag.
Haker, H. (2002): Ethik der genetischen Frühdiagnostik. Sozialethische Reflexionen zur Verantwortung am menschlichen Lebensbeginn. Mentis, Paderborn.

Gründe für eine Strukturierung des Beratungsprozesses in der Pränatalen Diagnostik

Ruth Baumann-Hölzle

Der folgende Aufsatz zeigt die Hintergründe und Motive auf, die zur Entwicklung eines Beratungsmodells für die Pränatale Diagnostik geführt haben. Er macht die zentralen Probleme deutlich, welche zu vielfältigen ethischen Dilemmasituationen führen, die Frauen in unterschiedlichem Masse betreffen können. Herauszuheben sind hier zum einen das Problem der ungenügenden Information der betroffenen Frauen, und zum anderen die Gefahr der Nutzung der Pränatalen Diagnostik im Dienste einer „Screeninglogik", welche nicht dem individuellen Wohl, sondern gesellschaftspolitischen Zielvorstellungen folgt. Danach werden die Rahmenbedingungen für selbstbestimmte Entscheide sowie ein Modell für strukturierte Entscheidfindung kurz vorgestellt. Das Modell wird von der Schweizerischen Gesellschaft für Gynäkologie und Geburtshilfe zusammen mit weiteren namhaften Organisationen schweizweit zur Anwendung empfohlen.

1. Ausgangslage

Für die schwangere Frau ist die Entscheidungssituation im Hinblick auf mögliche vorgeburtliche Untersuchungen komplex. Folgende Faktoren tragen zu dieser Komplexität bei:

- *Entscheidungsimperativ:* Das Angebot der vorgeburtlichen Untersuchungen fordert die schwangere Frau zu einer Stellungnahme heraus. Die Frau kann sich nicht „nicht entscheiden", denn auch eine grundsätzliche Stellungnahme gegen vorgeburtliche Untersuchungen ist

eine Entscheidung. Handlungsmöglichkeiten beinhalten demnach immer einen Entscheidungsimperativ, dem sich niemand entziehen kann.
- *Recht auf Wissen und Nichtwissen:* In der Schweiz entscheidet von Rechts wegen die schwangere, urteilsfähige Frau darüber, ob während ihrer Schwangerschaft vorgeburtliche Untersuchungen durchgeführt werden. Als autonomes Subjekt hat sie damit sowohl ein grundsätzliches Recht auf Wissen, als auch ein Recht auf Nichtwissen – sie darf also alle gesetzlich zugelassenen Möglichkeiten nutzen, muss dies aber nicht. Zudem hat die betroffene Frau ein Abwehrrecht gegenüber Eingriffen in ihren Körper. Dieses Abwehrrecht hat gegenüber den Interessen des werdenden Kindes Vorrang: Auch wenn bestimmte Massnahmen für das Kind vor der Geburt angemessen oder sogar überlebensnotwendig sind, kann die Frau diese verweigern.
- *Schweregrad und Unsicherheit der Entscheidung:* Vorgeburtliche Untersuchungen ermöglichen die Diagnose von Krankheiten und Behinderungen während einer Schwangerschaft. Für viele der möglichen Diagnosen beim Embryo oder Fetus gibt es jedoch kaum Therapiemassnahmen, sodass sich als Handlungsalternativen nur das bewusste Austragen eines unter Umständen schwer kranken oder behinderten Kindes oder ein Schwangerschaftsabbruch anbieten. Schwierig bis unmöglich ist es auch abzuschätzen, welchen Schweregrad eine diagnostizierte Behinderung haben wird. Bei vielen Chromosomenstörungen existieren unterschiedliche Varianten, die die Lebensqualität eines behinderten Kindes verschieden stark prägen. Der Erst-Trimester-Test gibt sogar nur Wahrscheinlichkeiten an und ist keine eigentliche Diagnose, was nicht einfach zu kommunizieren ist. Einzelne pränatale Diagnosemöglichkeiten beinhalten zudem ein Abortrisiko und bergen ganz allgemein die Gefahr von falsch positiven und falsch negativen Aussagen. Die schwangere Frau hat deshalb nicht nur eine Wahl bezüglich vorgeburtlichen Untersuchungen zu treffen, sondern sie muss dabei auch Risikoabwägungen vornehmen.
- *Stellvertreterentscheide:* Beim Entscheid für oder gegen bestimmte vorgeburtliche Untersuchungen entscheidet die schwangere Frau gewissermassen auch stellvertretend für ihr werdendes Kind – zumal dieses beispielsweise von einer diagnostizierten Behinderung, die zu keinem Abbruch geführt hat, betroffen ist. Auch können von ihrem Entscheid weitere Menschen existentiell betroffen sein: Ihr

Lebenspartner, ihre allfälligen weiteren Kinder, sowie Menschen in ihrem Lebensumfeld. Die schwangere Frau befindet sich deshalb in einer komplexen Beziehungssituation, die ihren persönlichen Entscheid beeinflusst.
– *Zeitdruck und Entscheiddruck:* Das Zeitfenster für den Entscheid ist klein, schreitet doch die Schwangerschaft rasch voran. Zudem können gewisse vorgeburtliche Untersuchungen nur zu einem ganz bestimmten Zeitpunkt durchgeführt werden. Der Entscheid über die Inanspruchnahme von pränataler Diagnostik erfolgt deshalb meist unter Zeitdruck. Eine psychologisch wichtige Grenze im Entscheidfindungsprozess liegt ungefähr in der 18. Schwangerschaftswoche. Von diesem Zeitpunkt an sind Kindsbewegungen spürbar, was der Schwangeren einen andern Bezug zum Fötus gibt. Mehrere Untersuchungen zeigen aber, dass nicht primär der Zeitaspekt, sondern der Druck, eine Entscheidung fällen zu müssen, von betroffenen Frauen als belastend angesehen wird (Hürlimann 2006, Al-Jader et al. 2000). Das heisst, weniger die knappe Zeit an und für sich stellte ein Problem dar, sondern die Art und Weise, wie diese Zeit von den Beratenden für den Entscheidungsfindungsprozess genutzt worden war.
– *Einbettung in ein komplexes Entscheidumfeld:* Schwangere Frauen erleben je nach Lebenssituation und Persönlichkeit unterschiedliche und manchmal widersprüchliche Emotionen. Der neue Lebensabschnitt weckt Freude und Ängste. Liebe und Ablehnung dem werdenden Kind gegenüber können fliessend ineinander übergehen. Der Entscheidungsspielraum der schwangeren Frau wird demnach durch die äusseren Rahmenbedingungen, ihre emotionale Verfassung, ihren Lebenskontext und ihren eigenen Lebensentwurf beeinflusst. Die gesellschaftlichen Möglichkeiten für Familien mit behinderten und kranken Kindern spielen dabei genauso eine Rolle wie die persönlichen Ressourcen der Frau. Die schwangere Frau steht bei ihrem persönlichen Entscheidungsfindungsprozess also in vielfältigen Abhängigkeitssituationen, die sie nur beschränkt gestalten kann.

Diese Faktoren führen in unterschiedlichen Konstellationen zu vielfältigen ethischen Dilemmasituationen der Pränatalen Diagnostik. Sie verlangen jedoch einen besonderen Fokus auf die Ausgestaltung des Beratungsprozess, damit die hier angesprochenen Problemaspekte Berücksichtigung finden können.

2. Beratungspraxis

Für einen ethisch vertretbaren Entscheid ist gute Information der betroffenen Frau über die Möglichkeiten und Grenzen vorgeburtlicher Untersuchungen eine wichtige Voraussetzung. Verschiedene Untersuchungen über die Informationspraxis der Ärzteschaft belegen, dass schwangere Frauen ungenügend über die Grenzen und Möglichkeiten hinsichtlich Blutserentests und Ultraschalluntersuchungen informiert werden: So gaben in der Untersuchung von A-Jader et al. (2000) nur gerade sieben von 25 Frauen an, dass sie „gut" oder „sehr gut" verstanden hätten, um was es bei diesem Test überhaupt geht. Was die Unterstützung in diesem Entscheidungsfindungsprozess anbelangt, so befanden 15 von 25 Frauen, dass sie gut unterstützt worden seien, zehn hingegen beanstandeten, dass sie wenig Unterstützung erhalten hätten. Alle fünf Frauen, die den Ersttrimester-Test verweigert hatten, waren gut ausgebildet und gaben an, dass sie sich gut unterstützt gefühlt hätten. Mit den Kommunikationskompetenzen der Beratenden waren die Frauen jedoch generell unzufrieden. Nach der Studie von Gekas et al. (1999) wurden in Frankreich 60 % der befragten Frauen erst nach der Durchführung von Bluttests darüber aufgeklärt, dass die Resultate nur Wahrscheinlichkeiten, nicht aber eine Diagnose darstellen und 67,5 % der Frauen wussten nicht, dass Bluttests auch falsch negativ oder falsch positive Resultate hervorbringen können. Einen ähnlichen Befund erhoben Weinans et al. (2000) in den Niederlanden: Ungefähr ein Viertel der Frauen glaubten, dass der Bluttest eine Diagnose darstelle. Gemäss Muller & Boué (1994) hatten 37 % von in Frankreich befragten Mütter, die ein Kind mit Down Syndrom geboren hatten, ein falsch negatives Resultat und gaben an, nicht über diese Möglichkeit informiert worden zu sein.

Ein ähnliches Bild zeichnen Studien über den Informationsstand der schwangeren Frauen in der Schweiz: Ein Drittel der befragten Frauen in der Studie von Buddeberg et al. (2001) wusste nicht, dass beim Ultraschall auch Fehlbildungen entdeckt werden können. Die Studie von Mulvey & Wallace (2000), in welcher hundert Frauen hinsichtlich Erst- und Zweittrimesteruntersuchungen befragt worden waren, zeigt, dass die Frauen weder Kenntnisse über das Down Syndrom noch über die dafür verwendeten Nachweismethoden besassen. Nach den entsprechenden Informationen begrüssten die Frauen ein frühstmögliches Testverfahren zur Eruierung eines Down Syndroms und zwar unabhängig von der Abortrate in der zehnten bis fünfzehnten Schwangerschaftswoche. Auch in der Studie von Gokhale & Cietak (2002) wollten 78.9 % der 200 interviewten Frauen einen möglichst frühen Test, 76 % der Frauen wussten, um was es dabei grundsätzlich geht. Genaue Kenntnisse über den Test fehlten jedoch auch bei 44 % dieser Gruppe. 35 von 50 Frauen, die keinen invasiven Zweitrimester-Test machen würden, würden hingegen einen Ersttrimester-Test durchführen. Zusammengefasst zeigt sich demnach, dass die Mehrzahl der Frauen zwar durchaus Tests im Rahmen der Pränatalen Diagnostik durchführen will – und zwar so früh wie möglich – der Kenntnisstand hinsichtlich Aussagekraft der Tests – vorab im Bereich der Blutserumstests – aber ungenügend ist.

3. Vorgeburtliche Untersuchungen als Screeningtool der öffentlichen Gesundheitsvorsorge

Werden vorgeburtliche Untersuchungen beim Fehlen einer konkreten Notlage angewendet, besteht die Gefahr, dass sie für gesundheitspolitische Ziele missbraucht werden. Dieses Problem zeigt sich exemplarisch an der Studie von Nikolaides et al. (2005). Die Autoren untersuchten die Fähigkeit der Frauen zu einer informierten Entscheidung angesichts komplexer Information beim Ersttrimester-Test. In ihrer Untersuchung kommen die Autoren zum Schluss, dass die Frauen zu einer „autonomen, wissenschaftlichen und ethisch rationalen" Entscheidung in der Lage seien, wenn ihnen die entsprechende Information vermittelt und sie genügend Zeit, nämlich eine Stunde, hätten. Die Autoren dieses Artikels gehen dabei von einer objektiven „Entscheidungswahrheit" aus, wonach sich Frauen bei einem hohen Risiko für weitere Abklärungen entscheiden sollten, so dass die von der Norm abweichenden Föten herausselektiert und die Schwangerschaften abgebrochen werden können; bei niedrigen Risiken hingegen sollten sich die Frauen gegen weitere vorgeburtliche Untersuchungen entscheiden, so dass Föten ohne Abweichungen nicht dem Abortrisiko ausgesetzt werden. Das Kriterium der ethischen Angemessenheit des Entscheids ist in diesem Artikel also nicht dessen Angemessenheit für die individuelle Lebenswelt und die

Lebensperspektive der Frau, sondern die Angemessenheit an eine „Screeninglogik", welche eine gesellschaftliche und überindividuelle Perspektive einnimmt. Der Ersttrimerster-Test wird in dieser Perspektive nicht mehr zu einer Entscheidungshilfe für die Frau, sondern zu einem Screeningtool für die gesellschaftliche Gesundheitspolitik. Dadurch werden die Frauen zu Objekten gesundheitspolitischer Interessen, die mittels Screening erreicht werden sollen.

Der englische Begriff „screening" bezeichnet eine Reihenuntersuchung mit den Bedeutungsinhalten „Durchsiebung, Rasterung, Selektion und Durchleuchtung". Die Logik des Screenings im Kontext einer genetischen Untersuchung bezeichnet demnach die Zielsetzung, dass von der Norm abweichende Gene eines Kollektivs herausgefiltert und eliminiert werden sollen – ein Kernstück des klassischen eugenischen Programms. In der heutigen, stark individualisierten Gesellschaft sind eugenische Gesetzgebungen, wie sie zu Beginn des 20. Jahrhunderts noch verbreitet waren, kaum mehr denkbar. Trotzdem kommt eugenisches Denken durch die Hintertür wieder herein: Was heute in Form einer staatlichen eugenischen Kontrolle als nicht durchsetzbar gilt, tritt als gesellschaftliche Selbstverständlichkeit auf der Ebene der betroffenen Individuen in Erscheinung, gegen die sich die Freiheit der Einzelentscheidung nur sehr schwer durchsetzen lässt. Geschieht das Angebot von vorgeburtlichen Untersuchungen und anderen Reproduktionsmöglichkeiten aus der Perspektive der „Screening-Logik" im Sinn der öffentlichen Gesundheitsvorsorge, so setzt sich die eugenische Ideologie demnach erneut durch.

Diese neue Variante der „Screeninglogik" in der Schwangerschaftsvorsorge mittels vorgeburtlichen Untersuchungen – wie z. B. dem Ultraschallscreening oder dem Ersttrimester-Test – hat meist keinerlei therapeutische Konsequenzen, sondern zielt grösstenteils auf die Ausmerzung des Krankheitsträgers. Im Screening fehlt eine konkret vorliegende Notsituation, welche als Indikation dient. Die eventuelle Not ist nicht real absehbar, sondern bloss vorgestellt, und das präventivmedizinische Handeln tritt in den Dienst antizipierender Wirklichkeitsgestaltung. Screening-Angebote sind denn auch anfällig für die Vereinnahmung von fremden Interessen, denn das Ziel des Screening erwächst nicht aus dem kommunikativen Zusammenhang des Beratungsgesprächs, sondern ist schon vor Gesprächsbeginn festgelegt und weitgehend von fremden Zwecken und Interessen geleitet (Baumann-Hölzle

& Kind 1998). Diese „Screeninglogik" nimmt also das individuelle, ethische Entscheidungsdilemma einer Frau und ihres Partners nicht auf, sondern beurteilt die Situation von einer unpersönlichen, utilitaristischen Warte aus. Diese führt dazu, dass sich die einzelne Frau gegenüber gesellschaftlichen Selbstverständlichkeiten rechtfertigen muss, wenn sie sich anders entscheidet.

Angesichts stetig steigender Gesundheits- und Sozialkosten in den modernen Staaten ist die Versuchung gross, nicht nur das spezifische Einzelinteresse der schwangeren Frau, sondern ganz allgemein auf die „Reduktion von Behinderungen und Krankheiten" zu fokussieren und dabei die Beratung nicht mehr in den Dienst der einzelnen Frau und ihres werdenden Lebens, sondern in einen gesellschaftlichen Dienst zu stellen. Damit aber wird in der Entscheidungsfindung ein „eugenischer Wechsel" vollzogen, indem die „Screeninglogik" den Einzelentscheid bestimmt. Die Durchführung von vorgeburtlichen Untersuchungen wird vor diesem Hintergrund zu einer moralischen Selbstverständlichkeit und sie werden folglich routinemässig angeboten. Dies führt dazu, dass sich die einzelne Frau gegenüber gesellschaftlichen Selbstverständlichkeiten rechtfertigen muss, wenn sie sich anders entscheidet. Gemäss der Untersuchung von Al-Jader et al. (2000) sehen sich Frauen denn auch nicht in der Lage, eine informierte Entscheidung zu treffen, wenn der Test als Routine präsentiert wird, sondern nur, wenn der Ersttrimester-Test als persönliche Entscheidungshilfe und nicht als Screening-Tool vorgestellt wird. Dennoch bezeichnen die meisten Publikationen, welche sich mit der Anwendung des Ersttrimester-Tests auseinandersetzen, diese als „Screeningmethode" – vorwiegend für Föten mit einem Down-Syndrom. Dies macht deutlich, dass der Wirkkraft der „Screeninglogik" im Beratungsalltag durchaus Beachtung geschenkt werden muss.

4. Rahmenbedingungen für selbstbestimmte Entscheide

Damit ethische Entscheide selbstbestimmt erfolgen können, bedürfen sie solidarischer Rahmenbedingungen einerseits und einer Patintinnen-orientierten Beratung andererseits. Der soziale Kontext beeinflusst den Entscheid der Frau dabei massgeblich: Ist die Frau sicher, dass sie mit einem behinderten oder kranken Kind in der Gesellschaft und in ihrem Lebensumfeld gut aufgehoben ist, so kann sie sich diesbezüglich frei für oder gegen vorgeburtliche Untersuchungen entscheiden. Lebt sie hingegen in einem behindertenfeindlichen Lebenskontext, wird sie sich gezwungen sehen, pränatale Diagnostik in Anspruch nehmen zu müssen. Der persönliche Entscheid der schwangeren Frau hat demnach stets eine individualethische und eine sozialethische Komponente, die eng miteinander verwoben sind: Zum einen wird sie vom gesellschaftlichen Klima gegenüber hilfsbedürftigen Menschen beeinflusst und zum anderen prägt auch sie mit ihrem Entscheid die gesellschaftliche Haltung diesen gegenüber. Damit die Inanspruchnahme von vorgeburtlichen Untersuchungen durch die Schwangere auch wirklich freiwillig und informiert geschieht, bedarf es demnach solidarischer gesellschaftlicher Rahmenbedingungen.

Eine weitere wichtige Voraussetzung für einen selbstbestimmten Entscheid der schwangeren Frau und ihres Partners ist die uneingeschränkte Patientinnenorientierung der behandelnden Ärztin oder des Arztes. Im Zentrum sollten also der Autonomieanspruch und das Wohl der schwangeren Frau, ihres Partner und vielleicht noch weiteren Kindern dieser Familie stehen. Fühlt sich die behandelnde Ärztin oder der Arzt darüber hinaus den Gesundheitskosten, dem „Wohl der Gesellschaft" oder einem qualitativ hochstehenden Gen-Pool im Sinn des eugenischen Denkens gegenüber verantwortlich, kann die Ärztin und der Arzt in schwerwiegende Interessens- und damit auch Gewissenskonflikte geraten.

Je bewusster und reflektierter die schwangere Frau Entscheide treffen kann, umso grösser ist die Chance für einen angemessenen Entscheid, mit dem die Frau über Jahre hinweg gut leben kann. Ausschlaggebend für ihren Entscheid sind ihr persönlicher Lebensentwurf und ihr Lebenskontext. Bei ihrem Entscheidungsfindungsprozess sind die Schwangeren auf gute, verständliche Informationen angewiesen, die sie einerseits über die Chancen und Risiken der einzelnen vorgeburtlichen Untersuchung aufklären und andererseits die ethischen Dilemmasituationen und deren Entscheidungskonsequenzen bewusst machen.

Als medizinische Massnahme bedarf eine vorgeburtliche Untersuchung der informierten Wahl durch die schwangere Frau und mutmasslich weiteren involvierten Personen (etwa der Vater des Kindes). Dieser Wahl geht ein komplexer Entscheidungsfindungsprozess voraus. Dieser ist nur dann gegeben, wenn die schwangere Frau die Möglichkeit hat, sich ihres eigenen Wertprofils bewusst zu werden, sich die eigene Lebenswelt (Lebensentwurf und Lebenskontext) zu vergegenwärtigen und dann diesen Entscheid kohärent in ihr Leben integrieren kann. Das Herstellen solcher Kohärenz bedeutet angesichts des Entscheiddruckes eine immense Herausforderung.

Welche Rolle nimmt der Arzt bei diesem Entscheidungsfindungsprozess ein? Gemäss dem „Bundesgesetz über genetische Untersuchungen beim Menschen" ist er in der Schweiz aufgrund von Artikel 6 (Recht auf Nichtwissen) verpflichtet, die explizite Einwilligung der schwangeren Frau für die Durchführung von Pränataler Diagnostik einzuholen. Dabei ist das ungleiche Abhängigkeitsverhältnis der Arzt-Patientenbeziehung zu berücksichtigen: Die schwangere Frau ist abhängig vom Expertenwissen und Können der Ärztin. Zudem ist sie als Patientin aufgrund ihres für sie aussergewöhnlichen Zustands her physisch und psychisch verletzlicher als der Arzt. Dessen Verletzbarkeit wiederum ist vor allem von haftungsrechtlicher Art, wenn der Arzt der Frau die ihr zustehenden Information vorenthält. Die Ärztin ihrerseits hat Anspruch auf Gewissensfreiheit, so dass sie nicht zu Handlungen gezwungen werden kann, die sie nicht mit ihrem Gewissen vereinbaren kann. Der behandelnde Arzt ist aber nicht nur der schwangeren Frau gegenüber verantwortlich, sondern auch gegenüber dem werdenden Leben im Körper der Frau. Diesem gegenüber hat er eine Schutzverpflichtung einerseits hinsichtlich einer guten medizinischen Betreuung und andererseits in der Sicherstellung eines bewussten Entscheidungsfindungsprozesses bezüglich eines Schwangerschaftsabbruchs, bei dem der Behandelnde das Bewusstsein für den moralischen Konflikt zwischen der schwangeren Frau und dem werdenden Leben wach zu halten hat. Aufgrund dieses Ungleichgewichtes der Abhängigkeitsverhältnisse innerhalb der Arzt-Patienten-Beziehung liegt die Primärverantwortung für deren Gestaltung beim Behandelnden.

5. Strukturierung des Beratungsprozesses

Eine ethisch vertretbare Anwendung von vorgeburtlichen Untersuchungen verlangt qualitativ hochstehende Beratungskompetenz auf Seiten der Ärzteschaft, welche individuelle und den betroffenen Personen angemessene Entscheidungen ermöglicht und sich nicht an einer objektiven, rationalen Screeninglogik orientiert. Nur wenn vorgeburtliche Untersuchungen nicht routinemässig in der Schwangerschaftsvorsorge, sondern individuell einzeln abgewogen und entschieden werden, können schwangere Frauen die ihnen sowohl ethisch als auch rechtlich zustehende Entscheidsfreiheit wahrnehmen. Ein strukturierter Beratungsprozess verhilft zu solch individuell abgewogenen Entscheidungen in der Einzelsituation. Individuelle Entscheidungsfreiheit vermag eugenisch motivierte Entscheide in der Einzelsituation zwar nicht prinzipiell zu verhindern. Im Kontext einer pluralistischen Gesellschaft, mit einem solidarischen Gesellschaftsklima behinderten und kranken Menschen gegenüber, vermeiden jedoch sorgfältig abgewogene Einzelentscheide die Entwicklung einer unreflektierten eugenischen und diskriminierenden Dynamik.

Vor dem Hintergrund dieser Erkenntnisse wurde ein Beratungsmodell zur Anwendung des Erst-Trimestertests in der Schweiz von einer interdisziplinären Expertengruppe entwickelt (Baumann-Hölzle et al. 2006). Dieses Modell bietet eine gewisse Gewähr, dass alle relevanten Aspekte in den Entscheidungsfindungsprozess einbezogen werden und sich die Frau entsprechend ihrer Lebenswelt individuell für oder gegen vorgeburtliche Untersuchungen entscheiden kann. Mit dieser Individualisierung des Entscheidungsfindungsprozesses soll auch der Gefahr der routinemässigen Anwendung der pränatalen Diagnostik entgegengewirkt werden.

Das Beratungsmodell wurde in enger Zusammenarbeit mit Ärztinnen und Ärzten aus der Praxis entwickelt und hat verschiedene Vernehmlassungsprozesse durchlaufen. Zuerst wurde es im Rahmen eines Pilotprojektes angewendet und dabei von einem Nationalfondsprojekt begleitet und ausgewertet. Im Anschluss an diesen Entwicklungsprozess wurde das Beratungsmodell mit Kommunikationsempfehlungen von Tschudin et al. (2006) ergänzt und ist von der Schweizerischen Gesellschaft für Gynäkologie und Geburtshilfe zur schweizweiten Implementierung übernommen worden (siehe auch Kapitel 14). Das von weiteren namhaften Organisationen unterstützte Beratungsmodell besteht aus einer Informationsbroschüre für schwangere Frauen und ihre Partner, aus einem Beratungsleitfaden für die Ärzteschaft mit einer Kurzfassung in laminierter Form, bildhaften Erklärungsblättern zur Festlegung einer Risikozahl, sowie einem Kurz- und einem Langschulungskonzept.

Mit diesem Modell wurde ein Qualitätsstandard für die Beratung bei vorgeburtlichen Untersuchungen geschaffen. Wie die Evaluation des Nationalfondsprojekts jedoch gezeigt hat (Kapitel 15), funktioniert die Implementierung nur, wenn das Beratungsmodell mit Schulungen begleitet eingeführt wird. Bei solchen Einführungsschulungen werden anhand von konkreten Fallbeispielen die ethischen Herausforderungen und Dilemmasituationen besprochen und die verschiedenen Aspekte der patientinnenorienterten Beratung aufgezeigt. Dadurch sollen einerseits die schwangeren Frauen und ihre Partner Unterstützung erhalten, damit sie zu Entscheiden finden, zu denen sie auch nach Jahren noch persönlich stehen können und soll anderseits eugenischen Entwicklungen entgegengewirkt werden.

Literatur

Al-Jader L., Parry Langdon N., Smith W. (2000): Survey of attitudes of pregnant women towards Down Syndrome screening. Prenatal Diagnosis 20: 23–29.

Baumann-Hölzle R., Zimmermann R., Pók Lundquist J., Braga S., Tschudin S., Bitzer J., Holzgreve W., Tercanli S.: Leitfaden für vorgeburtliche Untersuchungen; Gesprächs- und Informationskonzept für den Arzt und die Ärztin zur Begleitung der schwangeren Frau und ihres Partners, Schweizerische Gesellschaft für Gynäkologie und Geburtshilfe, Bern.

Baumann-Hölzle R., Kind C. (1998): Indikationen zur pränatalen Diagnostik: Vom geburtshilflichen Notfall zum genetischen Screening. In: Kettner M. (eds.). Beratung als Zwang. Frankfurt/New York: Campus: 131–153.

Buddeberg C., Götzmann L., Klaghofer R., Schönholzer S. (2001): Psychosoziale Aspekte der Ultraschall-Untersuchung in der Schwangerschaft. Studie des Zentrums für Technologiefolgen Abschätzung; TA 40.

Gekas J., Gondry J., Mazur S., Cesbron P., Thepot F. (1999): Informed Consent to Serum Screening for Down Syndrom: Are Women Given Adaequate Information? Prenatal Diagnosis 19: 1–7.

Gokhale S., Cietak K. (2002): Serum Screening for anomalies in pregnancy: reasons for acceptance or refusal of the test. Journal of Obstetrics and Gynaecology 22(4): 392–393.

Hürlimann D., Baumann-Hölzle R. (2006): Der Beratungsprozess in der Pränatalen Diagnostik. Bericht über eine Intervention in die Beratung. Schweizerische Ärztezeitung 87(22): 978–980.

Hürlimann D. (2006): Der Beratungsprozess in der Pränatalen Diagnostik. Zentralstelle der Universität Zürich, Zürich.

Modell B., Kuliev A.M., Wagner M. (1993). Gemeindenahe genetische Beratung in Europa. Regionale Veröffentlichungen der WHO, Europäische Schriftenreihe, No 38.

Muller F., Boué A. (1994). Diagnostic anténatal: dépistage sérique maternel de la trisomie 21 foetal. Encyclopédie Médico-chirurgicale Gynécologique/Obstétrique 20: 60–63.

Mulvey S., Wallace E. (2000): Women's knowledge of an attitude to first and second trimester screening for Down's syndrome. British Journal of Obstetrics and Gynaecology 107: 1302–1305.

Nikolaides K., Chervenak F., McCullough L., Avgidou K., Papageorghiou A. (2005): Evidence-based obstetric ethics and informed decision-making by pregnant women about invasive dagnosis after first-trimester assessment of risk for trisomy 21. American Journal of Obstetrics and Gynaecology 193: 322–326.

Tschudin S., Bitzer J., Holzgreve W., Tercanli S. (2006): Kommunikative Fertigkeiten für die nicht-direktive Beratung. In: Baumann-Hölzle R., Zimmermann R., Pòk Lundquist J., Braga S., Tschudin S., Bitzer J., Holzgreve W., Tercanli S.: Leitfaden für vorgeburtliche Untersuchungen; Gesprächs- und Informationskonzept für den Arzt und die Ärztin zur Begleitung der schwangeren Frau und ihres Partners, Schweizerische Gesellschaft für Gynäkologie und Geburtshilfe, Bern.

Weinans M., Huijssoon A., Tymstra T., Gerrits M., Beekhuis J., Mantingh A. (2000): How women deal with the result of serum screening for Down syndrome in the second trimester of pregnancy. Prenatal Diagnosis 20: 705–708.

Rechtliche Grundlagen der Pränatalen Diagnostik: Die Regelung im Gesetz über genetische Untersuchungen beim Menschen

Peter Forster und Peter Périnat

Das Gesetz über genetische Untersuchungen beim Menschen ist am 1. April 2007 in Kraft getreten. Es regelt die wesentlichen Aspekte der Durchführung genetischer Untersuchungen mit dem Ziel, die Menschenwürde zu schützen, Missbräuche zu verhindern und die Qualität der Untersuchungen sicherzustellen. Der Geltungsbereich erstreckt sich nicht nur auf genetische Untersuchungen im medizinischen Bereich, sondern auch auf solche im Versicherungs-, Arbeits- und Haftpflichtbereich. Ein besonderes Augenmerk gilt dabei dem Schutz der Persönlichkeit, wobei die Beratung der betroffenen Person im Vordergrund steht. Diese Beratung ist sowohl verfahrensmässig als auch in sachlicher Hinsicht ausführlich geregelt.

1. Rückblick und verfassungsrechtliche Grundlagen

1.1 Artikel 119 der Bundesverfassung

In der Form eines ausgearbeiteten Entwurfs für einen Artikel 24[octies] der Bundesverfassung (BV) wurde am 13. April 1987 die Volksinitiative „gegen Missbräuche der Fortpflanzungs- und Gentechnologie beim Menschen" bei der Bundeskanzlei eingereicht. Sie verlangte, dass der Bund Vorschriften zum Umgang mit menschlichem Keim- und Erbgut erlassen sollte, dies unter Wahrung der Menschenwürde und des Schutzes der Familie sowie unter Beachtung einzelner im selben Artikel festgehaltenen Verbote. Die Initianten wollten die modernen Methoden der

Fortpflanzungsmedizin und der Humangenetik zwar nicht verbieten, aber erreichen, dass diese nur äusserst zurückhaltend angewendet würden. Der Bundesrat erklärte sich grundsätzlich mit der Zielrichtung der Initiative einverstanden, schlug dem Parlament jedoch eine andere Fassung des Artikels vor. Er empfahl einerseits, die Gentechnik im Ausserhumanbereich mit einzubeziehen; anderseits wollte er sich auf eine Kompetenznorm ohne konkrete Verbote beschränken. Das Parlament führte Elemente beider Vorschläge zusammen, formulierte einzelne Verbote neu oder anders und verabschiedete die neue Verfassungsbestimmung, nunmehr Artikel 24^{novies} BV.[1] Volk und Stände stimmten am 17. Mai 1992 dem vom Parlament abgeänderten Gegenvorschlag mit grossem Mehr zu. Die Absätze 1 und 2 von Artikel 24^{novies} wurden im Rahmen der Totalrevision der BV zu Artikel 119 (Fortpflanzungsmedizin und Gentechnologie im Humanbereich).

Im Hinblick auf genetische Untersuchungen beim Menschen bestimmt Artikel 119 BV folgendes:

> [1]Der Mensch ist vor Missbräuchen der Fortpflanzungsmedizin und der Gentechnologie geschützt.
> [2]Der Bund erlässt Vorschriften über den Umgang mit menschlichem Keim- und Erbgut. Er sorgt dabei für den Schutz der Menschenwürde, der Persönlichkeit und der Familie und beachtet insbesondere folgende Grundsätze:
> > f. Das Erbgut einer Person darf nur untersucht, registriert oder offenbart werden, wenn die betroffene Person zustimmt oder das Gesetz es vorschreibt.

Neben der Verleihung der Bundeskompetenz zur Gesetzgebung gewährt diese Bestimmung insbesondere den Schutz vor Missbräuchen im Zusammenhang mit genetischen Untersuchungen beim Menschen.[2]

---

1 Vgl. die Protokolle der Diskussion der Vorlage in den Räten: Amtliches Bulletin des Ständerates, 1990, S. 477 ff., 1991, S. 450 ff. sowie des Nationalrates, 1991 S. 556 ff.

2 Mit Blick auf die weiteren Inhalte von Art. 119 BV ist festzuhalten, dass für die Ausführung auf Gesetzesebene ein vierstufiges Vorgehen gewählt wurde: 1. Fortpflanzungsmedizingesetz (SR 810.11, in Kraft seit dem 1. Januar 2001); 2. Stammzellenforschungsgesetz (Systematische Sammlung des Bundesrechts (SR) 810.31, in Kraft seit dem 1. März 2005); 3. Gesetz über genetische Untersuchungen beim Menschen (SR 810.12, in Kraft seit dem 1. April 2007); 4. Humanforschungsgesetz (zurzeit in Erarbeitung, zusammen mit einem diesbezüglichen neuen Verfassungsartikel).

*1.2 Medizinisch-ethische Richtlinien der SAMW
für genetische Untersuchungen am Menschen*

Mit Bedeutung und Anzahl der Anwendungsmöglichkeiten für genetische Untersuchungen stieg seitens der Ärzteschaft – nicht zuletzt in Anbetracht der ethischen Fragen, die sich in diesem Zusammenhang stellten – auch das Bedürfnis nach Information und nach einer Definition der Grenzen, innerhalb derer diese Untersuchungen zulässig sein sollten. Bereits im Jahre 1993 hatte deshalb die Schweizerische Akademie für Medizinische Wissenschaften entsprechende Richtlinien[3] erlassen. Diese Richtlinien regeln insbesondere Fragen betreffend die Indikationen und die Durchführung genetischer Untersuchungen.[4] Schon die Präambel weist aber klar darauf hin, dass die Richtlinie, die sich an die Ärzteschaft richtet und für diese als Standesrecht Geltung hat, nur einen Teil der offenen Fragen beantworten könne, und dass dem Staat die Aufgabe zukomme, im Rahmen einer Regelung die restlichen Probleme einer Lösung zuzuführen.

2. Das Gesetz über genetische Untersuchungen beim Menschen (GUMG): Allgemeine Aspekte

2.1 Der Geltungsbereich des GUMG

Am 8. Oktober 2004 haben National- und Ständerat das GUMG verabschiedet. Nach der Ausarbeitung der Ausführungsverordnungen wurde das neue Recht vom Bundesrat auf den 1. April 2007 in Kraft gesetzt.

3   Medizinisch-ethische Richtlinien für genetische Untersuchungen am Menschen, vom 3. Juni 1993, abrufbar auf der Website der SAMW unter dem Stichwort „Ethik", bei den dort publizierten Richtlinien (http://www.samw.ch).
4   Darunter fallen die Voraussetzungen zur Durchführung bei urteilsfähigen und urteilsunfähigen Personen, Inhalte und Form der genetischen Beratung, Zustimmungserfordernis und weitere Unterstützung der untersuchten Person, das Prinzip der Durchführung der Untersuchung nur in Laboratorien mit Qualitätskontrolle, Grundsätze betreffend Schweigepflicht und Datenschutz sowie betreffend die Durchführung im Hinblick auf berufliche Tätigkeiten oder im Bereich des Versicherungswesens.

Gemäss der Definition in Artikel 3 Buchstabe a handelt es sich bei genetischen Untersuchungen im Sinne des GUMG um

> zytogenetische und molekulargenetische Untersuchungen zur Abklärung ererbter oder während der Embryonalphase erworbener Eigenschaften des Erbguts des Menschen sowie alle weiteren Laboruntersuchungen, die unmittelbar darauf abzielen, solche Informationen über das Erbgut zu erhalten.

Entscheidend ist demzufolge nicht so sehr die Untersuchungsmethode, sondern insbesondere das Ziel der Untersuchung, nämlich der *unmittelbare Aufschluss* über eine allenfalls vorliegende Veränderung des Erbguts, die vererbt wurde oder während der Embryonalphase stattgefunden hat. Neben zyto- und molekulargenetischen Untersuchungen werden deshalb auch bestimmte enzymatische und eiweisschemische Untersuchungen erfasst, was auch aus der Definition der molekulargenetischen Untersuchungen hervorgeht: Molekulargenetische Untersuchungen im Sinne des Gesetzes sind „Untersuchungen zur Abklärung der molekularen Struktur der Nukleinsäuren (DNA und RNA) sowie des unmittelbaren Genprodukts" (Artikel 3 Buchstabe c), wobei unter dem „unmittelbaren Genprodukt" in den meisten Fällen das Protein, das durch das entsprechende Gen codiert wird, zu verstehen ist (es könnte sich aber durchaus auch um die messenger RNA handeln). Falls die Untersuchung die Analyse dieses Proteins (z. B. durch Sequenzanalyse) beinhaltet, fällt diese in den Geltungsbereich des Gesetzes. Proteinanalysen fallen nur darunter, wenn sie der Abklärung der Struktur der Nukleinsäuren dienen, oder wenn sie unmittelbar Rückschlüsse auf die Struktur der Nukleinsäuren ermöglichen.

Das Gesetz gilt sowohl für genetische Untersuchungen nach Auftreten klinischer Symptome als auch für präsymptomatische Untersuchungen, sowohl vor als auch nach der Geburt. Erfasst werden ebenso Untersuchungen zur Familienplanung (genetische Untersuchung zur Abklärung eines genetischen Risikos für künftige Nachkommen), Reihenuntersuchungen (systematische genetische Untersuchung der gesamten Bevölkerung oder bestimmter Personengruppen) und – ausserhalb gesundheitsrelevanter Untersuchungen – DNA-Profile (aus nicht-codierenden Abschnitten der DNA) zur Klärung der Abstammung oder zur Identifizierung von Personen.[5] Ganz klar nicht in den Gel-

---

5 Vgl. weiter unten die Ausführungen zu den pränatalen Vaterschaftsabklärungen. Auf die Verwendung von DNA-Profilen im Strafverfahren und zur Identifizie-

tungsbereich des Gesetzes und der Verordnung fallen folgende Untersuchungen:

- Untersuchungen von somatischen Mutationen (pathologische genetische Veränderungen, die sich im Laufe des Lebens eines Menschen bei der Zellteilung oder durch Umwelteinflüsse entwickeln);[6]
- pränatale Untersuchungen, in denen z. B. lediglich im Fruchtwasser nach Zeichen der fötalen Lungenreife oder nach dem Schweregrad einer Blutgruppenunverträglichkeit geforscht wird;[7]
- genetische Untersuchungen am Embryo in vitro;[8]
- Untersuchungen zu Forschungszwecken.[9]

2.2 Der Zweck des GUMG

Gestützt auf Artikel 119 BV hat das GUMG drei Ziele im Auge (Artikel 2):

- den Schutz der Menschenwürde und der Persönlichkeit;

---

rung von unbekannten oder vermissten Personen hingegen ist das DNA-Profil-Gesetz vom 20. Juni 2003 (SR 363) anwendbar.

6   Für solche Untersuchungen gelten die allgemeinen standes- und berufsrechtlichen Regeln der Ärzteschaft (SAMW, FMH, kantonales Recht).
7   Dito.
8   Das GUMG erstreckt sich betreffend pränatale Untersuchungen nur auf genetische Untersuchungen während der Schwangerschaft (Embryo in vivo), nicht aber auf genetische In-vitro-Untersuchungen im Rahmen von medizinisch unterstützten Fortpflanzungsverfahren (Präimplantationsdiagnostik). Im Übrigen ist die Präimplantationsdiagnostik gemäss Artikel 5 Absatz 3 des Fortpflanzungsmedizingesetzes vom 18. Dezember 1998 (SR 810.11) verboten. Im Anschluss an die Annahme einer einschlägigen Motion durch beide Räte im Jahre 2005 (Motion 04.3439) ist der Bundesrat zurzeit (2008) an der Vorbereitung einer Revision des Fortpflanzungsmedizingesetzes mit dem Ziel der Zulassung der Präimplantationsdiagnostik.
9   Eine Verfassungsbestimmung über die Forschung am Menschen und ein entsprechendes Bundesgesetz sind zurzeit in Ausarbeitung und werden voraussichtlich im Jahre 2008 bzw. 2009 dem Parlament unterbreitet. Bis zum Inkrafttreten dieser neuen Gesetzgebung gelten auch hier weiterhin standes- und berufsrechtliche Regeln, sowie spezifische Regeln einzelner Bundesgesetze. Beispielsweise ist die Forschung im Rahmen von klinischen Versuchen mit Heilmitteln im Bundesgesetz über Arzneimittel und Medizinprodukte (vom 15. Dezember 2000, SR 812.21) und in der Verordnung über klinische Versuche mit Heilmitteln (vom 17. Oktober 2001, SR 812.214.2) geregelt.

- die Verhinderung missbräuchlicher genetischer Untersuchungen und missbräuchlichen Verwendung genetischer Daten;
- die Sicherstellung der Qualität der genetischen Untersuchungen und der Interpretation ihrer Ergebnisse.

Genetische Untersuchungen sind in der Folge grundsätzlich erlaubt, wie das auch bei anderen medizinischen Untersuchungen der Fall ist. In bestimmten Bereichen (insbesondere im Arbeits-, Versicherungs- und Haftpflichtbereich) braucht es aber bei genetischen Untersuchungen enge Schranken, damit das Hauptziel, der Schutz der Menschenwürde und der Persönlichkeit, gewährleistet werden kann.

2.3 Inhalte des GUMG

Das Gesetz betrachtet die genetische Untersuchung nicht nur als medizinisch-technischen Vorgang (Untersuchung des biologischen Materials), sondern als Prozess, von der Beratung im Vorfeld über die Einholung der Zustimmung zur Probeentnahme bis zur Mitteilung der Untersuchungsergebnisse und der Weiterverwendung des biologischen Materials. All diese Aspekte werden auf Bundesebene einheitlich geregelt. Hervorzuheben sind:

- die Statuierung von Grundsätzen (Diskriminierungsverbot, Zustimmungserfordernis der betroffenen Person, Recht auf Nichtwissen, Datenschutz);
- die Bewilligungspflicht für Laboratorien, welche zyto- oder molekulargenetische Untersuchungen durchführen (Artikel 8 Absatz 1 GUMG; die auf Verordnungsstufe geregelten Bewilligungsvoraussetzungen betreffen vor allem Aspekte der Qualitätssicherung in den Laboratorien und des Persönlichkeits- bzw. Datenschutzes).

Mit Bezug auf die Bewilligungspflicht ist anzumerken, dass Artikel 4 der Verordnung über genetische Untersuchungen beim Menschen (GUMV) einzelne Untersuchungen nennt, die zwar in den Anwendungsbereich des Gesetzes, nicht aber unter diejenigen Untersuchungen fallen, für deren Durchführung die Laboratorien der Bewilligungspflicht unterliegen. Artikel 4 GUMV betrifft genetische Untersuchungen, die keine besonderen Anforderungen an die Durchführung und die Interpretation der Ergebnisse stellen (Artikel 8 Absatz 3 Buchstabe b GUMG), namentlich bestimmte Blutgruppen- und Antigenbestimmungen sowie HLA- und Thrombozyten-Typisierungen. Die Liste in Artikel 4 der Verordnung wird sich voraussichtlich verlängern, sobald sich die durch das GUMG eingesetzte Expertenkommission dieses Themas annimmt und dem Bundesrat entsprechende Empfehlungen abgibt.[10]

Das GUMG regelt nicht nur genetische Untersuchungen im medizinischen Bereich, sondern es definiert auch die Grenzen der Zulässigkeit von genetischen Untersuchungen im Arbeits-, Versicherungs- und Haftpflichtbereich. Unter den verfassungsrechtlichen Grundlagen des GUMG, welche im Ingress des Erlasses aufgezählt sind, sind deshalb verschiedene Verfassungsbestimmungen zu finden: Das GUMG stützt sich neben Artikel 119 auch auf Artikel 98 Absatz 3 (Privatversicherungswesen), Artikel 110 Absatz 1 (Arbeit), die Artikel 113 Absatz 1 und 117 Absatz 1 (Berufliche Vorsorge und Kranken- und Unfallversicherung) sowie 122 Absatz 1 (Privatrecht). In all diesen Bereichen werden die oben genannten Grundsätze konkretisiert:

– Im medizinischen Bereich führt dies beispielsweise zur Regelung der Voraussetzungen für die Durchführung von Reihenuntersuchungen und von genetischen Untersuchungen an urteilsunfähigen Personen, zur Nennung unzulässiger Ziele pränataler Untersuchungen, zur Bestimmung der Personen, die genetische Untersuchungen veranlassen dürfen, sowie zu inhaltlichen Angaben zur genetischen Beratung im Allgemeinen und bei pränatalen genetischen Untersuchungen im Besonderen. Auch das Selbstbestimmungsrecht der betroffenen Person wird näher ausgeführt.
– Im Arbeits-, Versicherungs- und Haftpflichtbereich führt die Konkretisierung der Grundsätze vor allem zur Regelung der Ausnahmefälle, in denen von der betroffenen Person die Durchführung einer präsymptomatischen genetischen Untersuchung bzw. die Offenlegung des Resultats einer durchgeführten präsymptomatischen oder pränatalen genetischen Untersuchung verlangt werden darf.

---

10 Weder aus dem Gesetzestext noch aus den Materialien geht schlüssig hervor, ob auch andere Untersuchungen, die *indirekt* Aufschluss auf eine Veränderung des unmittelbaren Genprodukts geben, unter die Untersuchungen fallen, für deren Durchführung die Laboratorien der Bewilligungspflicht unterstehen. Hier wird sich noch eine Praxis entwickeln müssen.

Schliesslich führt das GUMG eine Expertenkommission ein, deren Aufgabe vor allem in der Abgabe von Empfehlungen zuhanden des Bundesrates im Zusammenhang mit der Umsetzung des GUMG besteht.

3. Die Regelung der Pränatalen Diagnostik (PND) im Besonderen

3.1 Einleitung und Grundsätze

Unter den genetischen Untersuchungen im medizinischen Bereich regelt das GUMG auch pränatale Untersuchungen. Gemäss Definition in Artikel 3 Buchstabe e unterscheidet das Gesetz dabei zwischen pränatalen genetischen Untersuchungen (Buchstabe f) und pränatalen Risikoabklärungen (Buchstabe g). Erstere dienen der Abklärung von Eigenschaften des Erbguts des Embryos oder des Fötus. Letztere sind sowohl Laboruntersuchungen, die *Hinweise* auf das *Risiko* einer genetischen Anomalie des Embryos oder des Fötus geben, als auch Untersuchungen des Embryos oder des Fötus mit bildgebendem Verfahren (Ultraschall).

Die Unterteilung gemäss Artikel 3 Buchstaben f und g ist relevant im Hinblick auf die weiter unten zu erläuternden unterschiedlichen Anforderungen an Beratung und Information. Als Grundsatz hält das Gesetz für beide Formen von pränatalen Untersuchungen die Fälle fest, in denen die Durchführung verboten ist. Geschütztes Rechtsgut ist die Menschenwürde; aus ethischen Gründen soll es keine „Kinder nach Mass" geben, und es geht im Endeffekt um die Verhinderung von Abtreibungen in Fällen, welche nicht aus Gründen des Gesundheitsschutzes indiziert sind (Botschaft zum GUMG, BBl 2002 7361 ff., Ziff. 2.3.3). Deshalb verbietet das Gesetz in Artikel 11 die Durchführung pränataler Untersuchungen, die darauf abzielen:

– Eigenschaften des Embryos oder des Fötus, welche dessen Gesundheit nicht direkt beeinträchtigen, zu ermitteln;
– das Geschlecht des Embryos oder des Fötus zu einem anderen Zweck als der Diagnose einer Krankheit festzustellen.

In Abgrenzung zum weit gefassten Gesundheitsbegriff der WHO, der auch die psychische Gesundheit und das soziale Umfeld mit einbezieht, werden nur pränatale Untersuchungen zugelassen, welche die Gesundheit des Embryos oder des Fötus *direkt* betreffen. Aus psychischen oder sozialen Gründen dürfen keine Eigenschaften des Embryos ermittelt werden. Bezüglich der Bestimmung des Geschlechts ist hinzuzufügen, dass dieses Verbot im Rahmen von Ultraschalluntersuchungen nur beschränkt Anwendung findet, nämlich dann, wenn die Ärztin oder der Arzt davon ausgehen muss, dass gestützt auf die Mitteilung des Geschlechts die Gefahr eines Schwangerschaftsabbruchs besteht.

Von einer Positivliste der zulässigen Indikationen für die Durchführung einer PND hat der Gesetzgeber aus verschiedenen Gründen abgesehen. Namentlich wäre eine solche Liste aus ethischen Gründen bedenklich, weil sie einer gesetzlichen Festlegung der Krankheiten gleichkäme, bei denen eine Abtreibung indiziert sein kann. Die elterliche Entscheidungsfreiheit würde wesentlich beeinträchtigt, was einem wichtigen Aspekt der Regelung widerspräche: Das Gesetz soll nicht festlegen, in welchen Fällen eine pränatale Untersuchung durchgeführt werden *soll*, sondern nur, in welchen Fällen sie durchgeführt werden *darf*. Ob sie schliesslich durchgeführt wird, soll einzig und allein die schwangere Frau entscheiden.

Das Gesetz unterscheidet im Weiteren zwischen dem Veranlassen und dem Durchführen einer genetischen Untersuchung. Personen, die genetische Untersuchungen veranlassen, sind gemäss Botschaft zuständig „für die Entnahme der Probe und für die Interpretation der Resultate der genetischen Untersuchung" und zudem verantwortlich dafür, „dass die genetische Beratung der betroffenen Person erfolgt" (Botschaft, Ziff. 2.3.5). Veranlasst werden genetische Untersuchungen gemäss Artikel 13 von zur selbständigen Berufsausübung zugelassenen Ärztinnen und Ärzten; bei präsymptomatischen und pränatalen genetischen Untersuchungen ist ausserdem eine entsprechende Weiterbildung nötig, die vom Gesetz aber nicht weiter präzisiert wird. Es ist hier Aufgabe der FMH oder der Expertenkommission, die erforderliche Weiterbildung zu definieren (Botschaft, Ziff. 2.3.5). Mit dem Begriff „durchführen" spricht das Gesetz die Laboratorien an, welche die Gewebeproben zyto- oder molekulargenetisch untersuchen. Diese sind gemäss Artikel 8 für diese Tätigkeit einer Bewilligungspflicht unterworfen und müssen die auf Verordnungsstufe festgelegten Voraussetzungen erfüllen.

3.2 Die gesetzlichen Anforderungen an die genetische Beratung bei pränatalen genetischen Untersuchungen

Bereits auf Verfassungsstufe hält die schweizerische Rechtsordnung fest, dass genetische Untersuchungen nur durchgeführt werden dürfen, wenn die betroffene Person zustimmt. Eine Zustimmung kann selbstverständlich nur wirksam sein, wenn die betroffene Person über alle Informationen verfügt, die für eine rationale und selbständige Entscheidungsfindung relevant sind. Aus diesem Grund, und mit Blick auf die weitreichenden Folgen und Belastungen, die mit einer genetischen Untersuchung einhergehen, hat der Gesetzgeber die Beratungspflicht gegenüber der betroffenen Person ausführlich geregelt. Dabei unterscheidet er zwischen allgemeinen Anforderungen, die sowohl bei präsymptomatischen als auch bei pränatalen genetischen Untersuchungen und bei Untersuchungen zur Familienplanung gelten (Artikel 14), und solchen, die bei pränatalen genetischen Untersuchungen zusätzlich zur Anwendung kommen (Artikel 15).

3.2.1 Allgemeine Anforderungen an die genetische Beratung

Verantwortlich für die genetische Beratung sind Ärztinnen und Ärzte, welche die genetische Untersuchung veranlassen. Sie müssen die Beratung nicht unbedingt selber durchführen, sondern können die betroffene Person auch an eine hierfür spezialisierte Person verweisen. Die fachkundige Beratung muss sowohl vor als auch nach der Durchführung der Untersuchung stattfinden, und zwar in einer nichtdirektiven Form. Das Beratungsgespräch ist in den Patientenunterlagen zu dokumentieren.

Im Vordergrund steht, dass die Beratung individuell an den konkreten Fall angepasst wird. Sie muss die familiäre Situation berücksichtigen, ohne dabei irgendwelche gesellschaftlichen Interessen zu verfolgen. Weil jede Person eine mögliche Belastung durch eine (genetisch bedingte) Krankheit anders erlebt, geht es einzig und allein darum, dass die betroffene Person die für sie selber (und ihre Familie) angemessenste Lösung findet, und dies unabhängig von gesellschaftlichen Tendenzen. Inhaltlich müssen gemäss Artikel 14 Absatz 3 folgende Punkte berücksichtigt werden:

- Zweck, Art und Aussagekraft der Untersuchung und die Möglichkeit von Folgemassnahmen;
- allfällige Risiken, die mit der Untersuchung verbunden sind, sowie Häufigkeit und Art der zu diagnostizierenden Störung;
- die Möglichkeit eines unerwarteten Untersuchungsergebnisses;
- mögliche physische und psychische Belastungen;
- Möglichkeiten der Übernahme der Untersuchungskosten und der Kosten für Folgemassnahmen;
- Möglichkeiten der Unterstützung im Zusammenhang mit dem Untersuchungsergebnis;
- die Bedeutung der festgestellten Störung sowie die sich anbietenden prophylaktischen oder therapeutischen Massnahmen.

Ausserdem hält das Gesetz fest, dass zwischen der Beratung und der Durchführung der Untersuchung eine angemessene Bedenkzeit liegen muss. Deren Dauer hängt unter anderem davon ab, ob eine Prophylaxe oder Therapie zur Verfügung steht, welche allenfalls ein schnelles Handeln erfordert.

3.2.2 Zusätzliche Anforderungen bei pränatalen genetischen Untersuchungen

Der Gesetzgeber hebt bei den pränatalen genetischen Untersuchungen das Selbstbestimmungsrecht der schwangeren Frau hervor. Diese ist darüber zu informieren, dass sie über die Durchführung jedes Einzelschritts erneut selber entscheiden soll. Die Durchführung einer bestimmten Untersuchung beinhaltet noch keinen Entscheid betreffend einer allfälligen Folgemassnahme. Vor dem Entscheid zur Durchführung einer bestimmten pränatalen genetischen Untersuchung ist die schwangere Frau aber über die möglichen Folgemassnahmen aufzuklären. Insbesondere in Fällen, in denen wahrscheinlich keine therapeutischen oder prophylaktischen Möglichkeiten offenstehen, ist die Frau im Voraus hierauf hinzuweisen; sie muss sich in diesen Fällen bewusst werden, dass die Untersuchung nicht durchgeführt wird, um dem Kind zu helfen, und dass bei einem ungünstigem Testresultat die Frage eines Schwangerschaftsabbruchs zur Diskussion stehen kann.

Um die Frau bei der Entscheidfindung zu unterstützen, gehört zum Beratungsgespräch auch die Nennung der von den Kantonen einzusetzenden unabhängigen Informations- und Beratungsstellen. Es bleibt der Organisationshoheit der Kantone überlassen, wie sie diese Stellen organisieren. Möglich sind gemeinsame Stellen mehrerer Kantone, oder auch die Übertragung ihrer Obliegenheiten an die anerkannten Schwangerschaftsberatungsstellen. Aufgabe der Informations- und Beratungsstellen ist nicht die Durchführung der genetischen Beratung; vielmehr informieren und beraten sie „in allgemeiner Weise über pränatale Untersuchungen und vermitteln auf Wunsch Kontakte zu Vereinigungen von Eltern behinderter Kinder oder zu Selbsthilfegruppen" (Artikel 17 Absatz 3). Im Zusammenhang mit der vom Gesetz verlangten Besprechung von Alternativen zum Schwangerschaftsabbruch können genau diese Vereinigungen und Selbsthilfegruppen von Bedeutung sein. Um der Pflicht nach Artikel 15 Absatz 2 letzter Teilsatz nachkommen zu können, muss die Person, welche die genetische Beratung durchführt, die entsprechenden Adressen bereit halten.

Obwohl die Entscheidungen über die Durchführung der einzelnen Schritte im Rahmen einer pränatalen Untersuchung allein bei der schwangeren Frau liegen, ist es offensichtlich, dass diese Entscheidungen weitreichende Auswirkungen auf den Ehegatten oder Partner bzw. das Paar als solches haben. Der Partner bzw. Ehegatte soll deshalb nach Möglichkeit in die genetische Beratung einbezogen werden, was – bei einer funktionierenden Partnerschaft – zu Entscheiden führen soll, die gemeinsam getragen werden. Ob und wieweit der Einbezug des Partners bzw. Ehegatten stattfindet, entscheidet aber die schwangere Frau allein.

3.3 Die Informationspflicht bei pränatalen Risikoabklärungen

Pränatale Risikoabklärungen sind keine genetischen Untersuchungen im engeren Sinne. Durch bestimmte Laboruntersuchungen (1. Trimester-Test, Triple Test) oder auch mittels Ultraschalluntersuchungen kann aber eine statistische *Risikoeinschätzung* zum Vorliegen beispielsweise des Down-Syndroms, einer anderen Chromosomenabweichung oder eines Neuralrohrdefektes beim Ungeborenen gemacht werden. Beim Befund eines erhöhten Risikos stellt sich als Folge die Frage, ob die schwangere Frau eine pränatale genetische Untersuchung (Amniozentese oder Chorionzottenbiopsie) durchführen will. Sie ist gemäss Artikel 16 deshalb schon vor der Durchführung der Risikoabklärung darüber zu informieren:

- was genau Zweck und Aussagekraft der Untersuchung sind;
- dass die Möglichkeit eines unerwarteten Untersuchungsergebnisses besteht;
- welches die möglichen Folgeuntersuchungen und -eingriffe sind;
- dass kantonale Informations- und Beratungsstellen zur Verfügung stehen.

Erst nach dieser Information kann die schwangere Frau entscheiden, ob sie die Risikoabklärung durchführen will. Insbesondere bei der Durchführung der Ultraschalluntersuchung muss die Frau darüber aufgeklärt werden, dass es nicht (nur) darum geht, zur Freude der Betroffenen den von ihnen gewünschten visualisierten Kontakt zum ungeborenen Kind herzustellen, sondern dass dabei die medizinische Abklärung bestimmter Risiken für Fehlbildungen im Vordergrund steht, mit allen Konsequenzen, die sich daraus ergeben können. Eine eigentliche genetische Beratung ist zwar zu diesem Zeitpunkt noch nicht nötig; das Gesetz will aber ein Mindestmass an Information sicherstellen und somit die Persönlichkeitsrechte, insbesondere das Selbstbestimmungsrecht der betroffenen Frau schützen.[11]

---

11   Die Krankenpflege-Leistungsverordnung (KLV, 832.112.31) ihrerseits verlangt – als Voraussetzung für die Übernahme der Kosten durch die Grundversicherung – beim Ultraschall ein „umfassendes Aufklärungs- und Beratungsgespräch, das dokumentiert werden muss" (Artikel 13 Buchstabe b). Damit geht sie über die Anforderungen nach GUMG hinaus, welche weder eine Dokumentationspflicht noch die Pflicht zum persönlichen Gespräch beinhalten, weshalb nach GUMG theoretisch die Abgabe einer Informationsbroschüre bei pränatalen Risikoabklärungen ausreicht. Auf der inhaltlichen Seite ist aber das GUMG präziser und listet die Inhalte der abzugebenden Information auf. Es ist davon auszugehen, dass zumindest die Punkte, die Artikel 16 GUMG auflistet, im Rahmen des umfassenden Aufklärungs- und Beratungsgesprächs nach KLV zu behandeln sind (eine umfassende genetische Beratung zu diesem Zeitpunkt würde hingegen gemäss Botschaft (Ziff. 2.3.8) über das Ziel hinausschiessen).

3.4 Das Selbstbestimmungsrecht der betroffenen Person

Während in Artikel 5 Grundsätze zum Zustimmungserfordernis festgehalten sind, die auch im Arbeits-, Versicherungs- und Haftpflichtbereich gelten, präzisiert Artikel 18 das Selbstbestimmungsrecht der betroffenen Person im medizinischen Bereich. Daraus geht klar hervor, dass jeder einzelne Schritt im Rahmen des gesamten Verfahrens der freien und aufgeklärten Zustimmung bedarf. Beispielsweise entscheidet die Frau nach der Information zur pränatalen Risikoabklärung, ob sie diese durchführen will. Anschliessend entscheidet sie selber, ob sie vom Resultat der durchgeführten Risikoabklärung Kenntnis nehmen will und ob sie – je nach Untersuchungsergebnis und nach der entsprechenden genetischen Beratung – eine genetische Folgeuntersuchung durchführen will. Auch nach diesem Schritt kann sie sich zurückziehen und die Kenntnisnahme des Resultats verweigern (nur wenn für sie oder für den Embryo bzw. Fötus eine unmittelbare physische Gefahr droht, ist die Ärztin oder der Arzt dazu verpflichtet, sie über das Untersuchungsergebnis zu informieren). Ebenso ist es ihre freie Entscheidung, welche Folgerungen sie aus dem Ergebnis ziehen will. Die Feststellung einer Anomalie soll keineswegs automatisch in einen Entscheid zur Abtreibung münden, sondern in der nichtdirektiven Unterstützung der betroffenen Frau bei ihrem individuellen Entscheidfindungsprozess, ohne Druck in die eine oder andere Richtung von Seiten der Ärztin bzw. des Arztes oder einer Versicherungseinrichtung.

In Anbetracht der weitgehenden Folgen, die eine präsymptomatische oder eine pränatale genetische Untersuchung haben kann, verlangt das Gesetz, dass die betroffene Person ihre Zustimmung schriftlich erteilt. Hingegen ist ein Rückzug jederzeit formfrei möglich, wenn die schwangere Frau beispielsweise in letzter Sekunde vor der Durchführung der Untersuchung ihre Meinung ändert und – trotz erteiltem Einverständnis – nun dennoch darauf verzichten will. Handelt es sich bei der schwangeren Frau um eine urteilsunfähige Person, so ist der gesetzliche Vertreter entscheidberechtigt. Dieser hat bei seinem Entscheid die Interessen und das Wohl der schwangeren Frau bestmöglich zu wahren.

3.5 Der Datenschutz im Zusammenhang mit der Pränatalen Diagnostik

Auch die Offenbarung von genetischen Daten unterliegt gemäss Verfassungsrecht – ausser in Fällen anderslautender Gesetzesvorschriften – der Zustimmung der betroffenen Person. Bereits im Rahmen der allgemeinen Grundsätze (Artikel 7) verweist deshalb das Gesetz bezüglich des Datenschutzes einerseits auf die Bestimmungen des Strafgesetzbuches[12] zum Berufsgeheimnis (Artikel 321 und 321bis StGB), andererseits auf die Datenschutzbestimmungen des Bundes und der Kantone. Die Bestimmungen des Strafgesetzbuches legen fest, in welchen Fällen und mit welchem Verfahren Ärztinnen und Ärzte medizinische Daten auch ohne Einverständnis der betroffenen Person offenbaren dürfen. Es braucht hierzu die Zustimmung der zuständigen kantonalen Aufsichtsbehörde, in der Regel des kantonalen Gesundheitsdepartements. Die Bestimmungen der Datenschutzgesetze von Bund und Kantonen regeln unter anderem den Umgang mit besonders schützenswerten Daten, zu welchen medizinische und somit auch genetische Daten gehören.[13] Das GUMG beschränkt sich bei den genetischen Untersuchungen im medizinischen Bereich mit Blick auf den Datenschutz auf eine spezielle Regelung der Mitteilung des Untersuchungsergebnisses. Die Ärztin oder der Arzt darf dieses grundsätzlich nur der betroffenen Person oder, falls diese urteilsunfähig ist, ihrem gesetzlichen Vertreter mitteilen. Für eine Mitteilung an Verwandte, Ehegattin bzw. Ehegatten oder Partnerin bzw. Partner ist die Zustimmung der betroffenen Person nötig. Verweigert die betroffene Person ihre Zustimmung, kann die Ärztin oder der Arzt den Weg über die Entbindung vom Berufsgeheimnis gehen, der in Artikel 321 StGB aufgezeigt wird. Dabei kommt es zu einer Interessenabwägung durch die zuständige Behörde, welche dazu auch die vom GUMG eingesetzte Expertenkommission um Stellungnahme ersuchen kann.

---

12 StGB, SR 311.0
13 Im Datenschutzgesetz des Bundes (DSG, SR 235.1) sind beispielsweise folgende Punkte geregelt: Datenbeschaffung, zulässiger Zweck der Datenbearbeitung, Datenbekanntgabe ins Ausland, Datensicherheit, Einsichts- bzw. Auskunftsrecht der betroffenen Personen usw.

4. Pränatale Vaterschaftsabklärungen als Sonderfall pränataler Untersuchungen

4.1 Zustimmungserfordernis der betroffenen Personen

Die Erstellung von DNA-Profilen zur Klärung der Abstammung oder zur Identifizierung ist der einzige Fall, in dem das GUMG eine genetische Untersuchung zu einem nicht-medizinischen Zweck zulässt. Die allgemeinen Grundsätze des Gesetzes, insbesondere das Zustimmungserfordernis, gelten auch für die Erstellung von DNA-Profilen und für den Unterfall der pränatalen Vaterschaftsabklärung. Will eine schwangere Frau ausserhalb eines behördlichen Verfahrens abklären, ob ein bestimmter Mann der Vater des ungeborenen Kindes ist, braucht sie dazu die Zustimmung dieses Mannes. Dessen Persönlichkeitsrechte sind in gleichem Ausmass zu schützen wie diejenigen der schwangeren Frau. Am zivilrechtlichen Familienverhältnis ändert eine solche ausserbehördliche Abklärung nichts; ist die Frau verheiratet, gilt zivilrechtlich der Ehemann als Vater, und das Zivilgesetzbuch bestimmt, unter welchen Voraussetzungen eine Anfechtung, Anerkennung oder Vaterschaftsklage möglich ist.[14]

4.2 Beratungsgespräch

Die pränatale Vaterschaftsabklärung ist zwar keine genetische Untersuchung im medizinischen Bereich. Dennoch verlangt das Gesetz auch hier, dass die betroffene Frau von einer Ärztin oder einem Arzt begleitet wird. Nur diese dürfen die Abklärung veranlassen (Entnahme der Probe, Weiterleitung an das Labor zur Untersuchung) – wobei der Entscheid, ob die Untersuchung schliesslich durchgeführt wird, als Gewissensentscheid einzig der schwangeren Frau überlassen bleibt. Artikel 34 Absatz 4 schreibt aber immerhin vor, dass ein eingehendes Beratungsgespräch stattfinden muss, in dem insbesondere die „Gründe für die Abklärung, die Risiken, die mit der Entnahme der Probe ver-

---

14 Zivilgesetzbuch (ZGB, SR 210), Art. 255 ff.

bunden sind, die psychischen, sozialen und rechtlichen Fragen im Zusammenhang mit der Schwangerschaft, allfällige Folgemassnahmen nach der Abklärung und die Möglichkeiten der Unterstützung besprochen" werden. Dieses Gespräch ist zu dokumentieren.

5. Strafbestimmungen im Zusammenhang mit der Pränatalen Diagnostik

Auch bei den Strafbestimmungen im GUMG geht es zunächst darum, dem Willen des Verfassungsgebers Nachdruck zu verschaffen: Das Erbgut einer Person darf nur untersucht, registriert oder offenbart werden, wenn die betroffene Person *zustimmt* (oder wenn das Gesetz es vorschreibt). Dementsprechend macht sich nach Artikel 36 GUMG strafbar, „wer vorsätzlich ohne die nach diesem Gesetz erforderliche Zustimmung der betroffenen Person eine genetische Untersuchung veranlasst oder durchführt". Als Strafe ist dabei eine Freiheitsstrafe oder eine Geldstrafe möglich. Die nach Gesetz erforderliche Zustimmung liegt beispielsweise auch nicht vor, wenn bei einer pränatalen genetischen Untersuchung die betroffene Person nur mündlich zustimmt und die Ärztin oder der Arzt keine Unterschrift verlangt. Hingegen reicht bei pränatalen Risikoabklärungen (1.-Trimester-Test, Ultraschall) eine mündliche Zustimmung.

Veranlasst eine Ärztin oder ein Arzt ohne die entsprechende Weiterbildung (Artikel 13 Absatz 2) eine pränatale genetische Untersuchung, so macht sie oder er sich zwar nicht strafbar nach GUMG, verstösst aber dennoch gegen eine Berufspflicht und kann beispielsweise von der FMH gemassregelt werden.

Die weiteren Strafbestimmungen des GUMG betreffen die Ärzteschaft nur sehr am Rande. Strafbewehrt sind die Durchführung genetischer Untersuchungen ohne Bewilligung (Laboratorien), die Abgabe von genetischen In-vitro-Diagnostika an Personen für eine Verwendung, die nicht der beruflichen oder gewerblichen Tätigkeit dieser Personen zugerechnet werden kann, sowie verschiedene Missbräuche im Arbeits- und im Versicherungsbereich.

Im Rahmen der pränatalen Untersuchungen stellt sich – bei belastendem Untersuchungsergebnis – die Frage nach einem allfälligen Schwangerschaftsabbruch. Diesbezüglich gelten die Bestimmungen des Strafgesetzbuches und somit, seit dem 1. Oktober 2002, die Fristenlösung: Bis zur zwölften Woche seit Beginn der letzten Periode ist die Durchführung eines Schwangerschaftsabbruchs auf schriftliches Verlangen der schwangeren Frau, die eine Notlage geltend macht, durch eine zugelassene Ärztin oder einen zugelassenen Arzt straflos. Die Durchführung eines eingehenden Gesprächs und einer Beratung sind dabei weitere zu beachtende Voraussetzungen. Nach der zwölften Woche benötigt der Schwangerschaftsabbruch ein ärztliches Gutachten, welches bescheinigt, dass durch den Eingriff die Gefahr einer schwerwiegenden körperlichen Schädigung oder einer schweren seelischen Notlage abgewendet werden kann (wobei die Gefahr umso grösser sein muss, je weiter die Schwangerschaft fortgeschritten ist). Sollte es in Folge einer Chorionzottenbiopsie oder einer Amniozentese zu einem ungewollten Verlust des Embryos oder Fötus kommen, ist dies strafrechtlich nicht verfolgbar, weil der Schwangerschaftsabbruch nur strafbar ist, wenn er vorsätzlich durchgeführt wurde.

Psychologische Aspekte des Entscheidfindungsprozesses in der Pränatalen Diagnostik

Denise C. Hürlimann

In diesem Beitrag werden nach einem kurzen theoretischen Abschnitt verschiedene Aspekte der Entscheidfindung aufgezählt, die sich durch eine Inanspruchnahme der Pränatalen Diagnostik aufdrängen können. Diese Aspekte gilt es bei der Beratung eines Paares zu berücksichtigen. Erläutert werden Punkte wie Zeitdruck, Unsicherheit, Irreversibilität, Arzt-Patienten-Ökologie und andere mehr. Die erwähnten Aspekte betreffen nicht nur die Schwangere und ihren Partner, sondern auch die beratende Ärztin, den beratenden Arzt, den Berater, die Beraterin einer Schwangerschaftsberatungsstelle, sowie das Umfeld der Betroffenen.

1. Ausgangslage

Schwangerschaften werden heutzutage medizinisch intensiv betreut. Zum Angebot in der Pränatalen Diagnostik gehören technische Hilfsmittel wie Ultraschall sowie ein vielfältiges Testangebot. Mit dem Entscheid über die Inanspruchnahme eines Tests wird implizit die Haltung bezüglich Integration und Ausschluss von menschlichem Leben vorgespurt. Eine schwangere Frau, die sich für oder gegen einen Test entscheidet, kann wiederum Integration oder Ausschluss von ihrem sozialen Umfeld oder der Gesellschaft erfahren. Einsichtig wird dies in dem Fall, wo eine Frau sich trotz sogenannter Altersindikation[1] gegen invasive Testverfahren entscheidet. Oder wenn eine Frau sich ohne medizini-

---
1   Die Altersindikation gilt in Fachkreisen heute als überholt, wird aber immer noch häufig schwangeren Frauen gegenüber erwähnt.

sche Indikation für eine invasive Untersuchungsmethodik entscheidet und damit ihr ungeborenes Kind einem Abortrisiko aussetzt, weil sie Sicherheit über mögliche Chromosomenanomalien haben will. Anderseits kann die Nichtinanspruchnahme eines Tests zum gesellschaftlichen Ausschluss führen und in Zukunft eventuell versicherungsrechtliche Konsequenzen nach sich ziehen.

Ein mit dem Entscheid konfrontiertes Paar kann zwischen dem Drang, möglichst viele Informationen über sein Kind erhalten zu wollen und dem Gefühl, dem Kind gegenüber einen ‚Misstrauensantrag' zu stellen, indem Tests gemacht werden, schwanken. Der Entscheid über die Inanspruchnahme von Pränataldiagnostik wird von vielen Faktoren geprägt, wie der gesellschaftlichen Sichtweise, Familienkonstellationen, moralischen Wertvorstellungen, versicherungstechnischen Fragen oder der finanziellen Situation. Insgesamt kann festgestellt werden, dass der Entscheidfindungsprozess in der Pränatalen Diagnostik verglichen mit andern von Menschen gefällten Entscheiden aufgrund der anspruchsvollen psychosozialen, ethischen, rechtlichen und testmedizinischen Aspekten eine besondere Stellung einnimmt.

2. Der Entscheidfindungsprozess in der Beratung zur Pränatalen Diagnostik

> Grundsätzlich ist das Angebot dieser Art Diagnostik „Fluch und Segen" zugleich für uns Frauen. Allein das Angebot schafft Druck, es zu nutzen. Trotzdem ist es ungeheuer erleichternd, wenn alles in Ordnung ist mit dem Kind. Die negative Möglichkeit, dass das Kind nicht gesund ist, wurde von mir mit viel Hoffen und Bangen eher verdrängt. Es gab mir das Gefühl, den Test zu machen, wie ein „Misstrauensantrag" dem Kind gegenüber. Es ist eine schwierige Entscheidung, mit der man, auch im Falle einer so zustande gekommenen Abtreibung, sehr schwer leben kann. Keine beratende Ärztin kann sie einem abnehmen (auch kein Partner). Man ist allein. (aus einem Fragebogen zur Evaluation eines Beratunginstrumentes im Rahmen des SNF Programmes 51, von einer 37-jährigen Schwangeren nach dem Entscheidfindungsprozess ausgefüllt)

Das obige Zitat spricht einige Elemente des Entscheidfindungsprozesess an. Beim Entscheidfindungsprozess in der Pränatalen Diagnostik geht es darum zu entscheiden, Methoden der vorgeburtlichen Untersuchungen in Anspruch zu nehmen oder nicht. Gelegentlich ist die Situation nicht einfach und es bleibt nicht bei diesem einen zu fällenden Entscheid. Weitere Entscheide werden dann fällig, wenn ein Testergebnis positiv ausfällt und weitere Abklärungen notwendig sind oder ein Abbruch der Schwangerschaft zur Diskussion steht. Im folgenden Abschnitt werden zuerst ein paar theoretische Überlegungen zu Entscheidfindungsprozessen dargestellt, danach wird auf verschiedene praktische Aspekte beim Entscheidfindungsprozess zur Pränatalen Diagnostik eingegangen.

2.1 Theoretische Überlegungen zum Entscheidfindungsprozess

Haker (1998: 223) schreibt zur Entscheidfindung in der Pränatalen Diagnostik gradlinig „Wer eine Entscheidung fällen muss, muss eine Entscheidung fällen können." Damit spricht sie nach eigenen Aussagen einerseits an, dass Entscheidungssubjekte über Fähigkeiten verfügen müssen, um sicherzustellen, dass Handlungen auf getätigten Entscheidungen beruhen, sie sagt aber auch, dass nicht alle Handlungen Entscheidungen sind. Damit spricht sie die Gefahr von Routine und Standards an, welche erschweren, dass überhaupt entschieden wird. Im Falle der Pränatalen Diagnostik ist eine reflektierte Entscheidung nötig, denn es gibt für das Handeln in diesem Kontext kein klares soziales Muster und eine Vielfalt von Möglichkeiten (Hacker, 1998: 223). Im Kontext von Entscheidungen im medizinischen Bereich wird von informed choice gesprochen. Eine Patientin oder ein Patient soll selber entscheiden und muss dazu informiert sein.

Selten (2001: 28) unterscheidet zwei Ansätze von Entscheidfindungsprozessen, der analytische und der intuitive Ansatz. Beim analytischen Ansatz basiert ein Entscheid auf der Struktur des Problems, dem Verhältnis zwischen den Wahlmöglichkeiten und dem Ergebnis und, soweit möglich, auf numerischen Informationen, um eine Lösung kalkulieren zu können. Der intuitive Ansatz basiert nicht auf dem Verstehen der Entscheidsituation, sondern auf der wahrgenommenen Ähnlichkeit mit anderen Situationen, für welche das geeignete Verhalten bekannt ist und welche auf die Entscheidsituation übertragen werden kann. Beide Ansätze haben Vor- und Nachteile und können einander nicht vorgezogen werden. Während beim analytischen Ansatz die Gefahr besteht, dass die Situation falsch erkannt wird oder man sich verrechnet, besteht beim intuitiven Ansatz die Gefahr, dass die Ähnlichkeiten, welche das Übertragen von Verhalten rechtfertigen, nur oberflächlich vergleichbar sind und wesentliche Unterschiede verborgen sind. Wenn aber Lücken im Verstehen einer Entscheidsituation bestehen, kann ein Entscheidfindungsprozess gemäss Selten nur auf dem intuitiven Ansatz beruhen. Der Entscheidfindungsprozess in der Pränatalen Diagnostik scheint ein intuitiver zu sein. Im Verlaufe einer Untersuchung im Rahmen eines Nationalfondsprojektes hat die Verfasserin von Gynäkologinnen und Gynäkologen häufig gehört, dass Patientinnen ihren Entscheid auf frühere Schwangerschaften oder auf den Entscheid einer nahe stehenden Person, welche diese in ihrer eigenen Schwangerschaft getroffen hat, abstützen.

Nachdem der Sinn einer Entscheidung für eine Handlung und die Vor- und Nachteile einer intuitiven Entscheidung kurz dargelegt wurden, wird im Folgenden auf die praktischen Aspekte des Entscheidfindungsprozesses eingegangen.

2.2 Herausforderungen aus psychosozialer Sicht

Als Überblick zeigt Abbildung 1, dass der Entscheidfindungsprozess in der Pränatalen Diagnostik von verschiedenen psychosozialen Aspekten mit beeinflusst wird. Diese Aspekte werden nachfolgend beschrieben.

2.2.1 Aspekte im Kontext der Pränatalen Diagnostik

Der Entscheidfindungsprozess wird einerseits geprägt durch Aspekte, welche in der Sachlogik der Pränatalen Diagnostik gründen. Ein Entscheid erfolgt meist unter Zeitdruck, da für verschiedene Testmethoden ein Zeitfenster besteht, und unter Entscheidunsicherheit aufgrund des Abortrisikos durch einen invasiven Eingriff. Beim Entscheid, einen Test in der Schwangerschaft durchführen zu lassen, handelt es sich um ein riskantes konflikthaftes Entschlussproblem. Riskant deshalb, weil der Entscheid negative Effekte nicht zuletzt auf die Gesundheit des ungeborenen Kindes haben kann und weil der Entscheid unter Unsicherheit gefällt werden muss. Unsicherheit besteht nicht nur über den Gesundheitszustand des Kindes, sondern beispielsweise auch über das Tester-

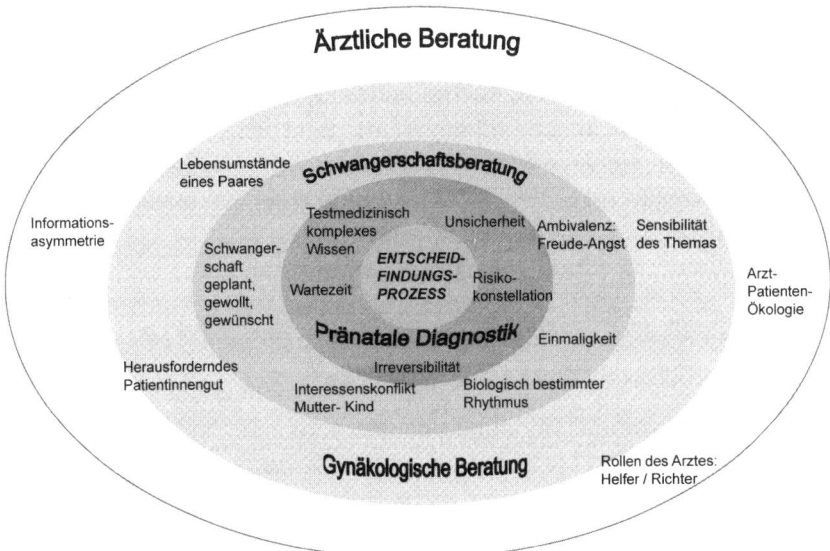

Abb. 1: Psychosoziale Aspekte in der Beratung und Entscheidung

gebnis, über allfällige Komplikationen, sowie über weitere Entscheidsituationen oder sogar über gesellschaftliche Reaktionen auf den gefällten Entscheid. Die Unsicherheit kann auch Auswirkungen auf die entstehende Eltern-Kind-Beziehung haben. Baumann-Hölzle (2001: 82) weißt darauf hin, dass die symbiotische Beziehung der Frau mit dem werdenden Leben zerbrechen kann oder daran gehindert wird sich auszubilden.

Das Wissen um die möglichen Krankheitsbilder, die mit einem Test abgeklärt werden können, das Vorgehen und insbesondere der Aussagegehalt eines Tests machen zudem das testmedizinische Wissen komplex. Dass zahlreiche der diagnostizierbaren Erkrankungen nicht heil- oder therapierbar sind, erschwert den Entscheid zusätzlich. Der Entscheid ist grundsätzlich irreversibel, ein gemachter Test kann nicht ungeschehen gemacht werden, und ein Test, welcher nicht gemacht wurde, kann aufgrund der begrenzten Zeitfenster unter Umständen nicht nachgeholt werden. Auch ist es schwierig bis unmöglich abzuschätzen, wie schwergradig eine diagnostizierte Behinderung sein wird. Bei vielen Chromosomenstörungen existieren unterschiedliche Schweregrade, welche die Lebensqualität eines behinderten Kindes sehr stark beeinflussen. Und da kann es letztendlich um einen Entscheid über Leben oder Tod gehen. Ein Test wie ein Erst-Trimestertest ergibt als Resultat eine Risikokonstellation für das Auftreten des Down-Syndroms. Die Interpretation eines solchen Resultats ist für eine Schwangere und ihren Partner sehr schwierig. Alle möglichen Testmethoden bedingen sodann eine mehr oder weniger lange Wartezeit bis zum Ergebnis. Diese Wartezeit kann belastend sein.

2.2.2 Aspekte im Kontext der Schwangerschaftsberatung

Weitere Aspekte, welche den Entscheidfindungsprozess beeinflussen, liegen in der Natur der Beratung von Schwangeren. Neben der Einmaligkeit des Ereignisses schwanger zu sein, kann die Tatsache, ob eine Schwangerschaft gewollt oder nicht gewollt war, den Entscheidfindungsprozess beeinflussen. Auch die Ambivalenz zwischen Freude und Angst, welche häufig eine Schwangerschaft begleitet, hat ihren Einfluss auf den Entscheidfindungsprozess, ebenso wie mögliche Interessenskonflikte zwischen Mutter und Kind. Diese treten nicht nur bei der Frage nach Nikotinkonsum auf, sondern auch beim Entscheid über die Inanspruchnahme vorgeburtlicher Untersuchungen. Eine Schwangerschaft ist ihrem eigenen biologisch determinierten Ablauf unterworfen und kann weder angehalten noch verlangsamt werden. Dies kann insbesondere im Zusammenhang mit einem Zeitfenster, in dem ein Test gemacht wird, belastend sein. Eine psychologisch wichtige Grenze im Entscheidfindungsprozess liegt ungefähr in der 18. Schwangerschaftswoche. Von diesem Zeitpunkt an sind Kindsbewegungen spürbar, was der Schwangeren einen andern Bezug zum Fötus gibt. Ein Entscheid für einen Schwangerschaftsabbruch kann nach dieser Zeit noch schwieriger werden.

2.2.3 Aspekte im Kontext der ärztlichen Beratung

Weitere psychosoziale Aspekte zum Entscheidfindungsprozess liegen im sozialen Umfeld eines Paares, also in Elementen wie Familie, Beruf, Unterstützung oder Finanzen. Dieser Aspekt fliesst in die ärztliche Beratung aller Fachrichtungen mit ein. Sehr viele Parteien sind in den Entscheidsituationen der Pränatalen Diagnostik miteinbezogen (Bachmann, 1990): Mutter, Vater, Geschwister, medizinische Genetiker, Gynäkologe, Pädiater, Psychiater, Labormediziner, Biomediziner und, passiv, der Fötus. Die unterschiedlichen Betrachtungsweisen können den Entscheid steuern und die Entscheidsituation konflikthaft machen.

Um die Besonderheiten der gynäkologischen Beratung darzustellen, soll auf Riegl (2005: 161) verwiesen werden, der schreibt, Gynäkologen und Gynäkologinnen hätten

> eine der anspruchsvollsten ... Klientel des Gesundheitswesens. Patientinnen in diesen Praxen sind vergleichsweise jung, gut informiert, relativ gesund, emanzipiert und wegen vieler Verpflichtungen zeitgestresst. Zugleich sind Frauen die gesundheitsbewusstesten Patienten und sie treffen generell über 80 % aller Gesundheitsentscheidungen in der Schweiz.

Ausserdem sind gynäkologische Anliegen und Themata häufig sehr sensibel und betreffen den Intimbereich von Patientinnen. Auch diese Aspekte können einen Einfluss auf den Entscheidfindungsprozess haben.

Die *Ökologie der Arzt-Patienten-Beziehung* ist eine Besonderheit der ärztlichen Beratung. Sehr bezeichnend für die Beziehung in der Beratung besonders im ärztlichen Setting ist die *Informationsasymmetrie* zwischen Arzt oder Ärztin und Patientin. Eine Patientin kann die Art der Behandlungen und deren Auswirkungen üblicherweise kaum einschätzen, ein Arzt oder eine Ärztin hingegen besitzt kaum Wissen über das behandlungsbegleitende Verhalten und die Lebensumstände einer Patientin, gilt aber als Fachexperte. Trotz der Informationsasymmetrie besteht der Wunsch nach gegenseitiger Wertschätzung zwischen den beiden Akteuren.

Zur Entscheidungskompetenz ist anzumerken, dass in der Medizin zwischen Arzt und Patient, wie oben erwähnt, ein Kompetenzgefälle in Sachfragen und damit eine Informationsasymmetrie besteht. Dieses erschwert den informierten Entscheid auf Patientenseite.

2.2.4 Weitere Aspekte

Das psychologische Konstrukt, durch welches eine schwangere Frau in der Entscheidsituation beschrieben werden kann, lässt sich erweitern, indem die gesellschaftliche Dimension mit einbezogen wird. Der Entscheid über die Inanspruchnahme von pränatalen Diagnostikmethoden betrifft nicht nur das eigene Leben der Schwangeren, sondern auch ihr ungeborenes Kind und das ganze Familiengefüge. Der Entscheid kann soziale Folgen nach sich ziehen, er kann auch das Bewusstsein in einer Gesellschaft verändern und kann von ihm geprägt sein. Letzteres betrifft beispielsweise auch die Frage, wie eine Gesellschaft oder ein Personenkreis mit Behinderten umgeht. Ein gesellschaftlicher Konsens über die neuen Möglichkeiten der Medizin in der Genetik ist nicht erreicht.

Einige Aufmerksamkeit soll der Frage gewidmet werden, *wer* den Entscheid zur Inanspruchnahme von Pränataldiagnostik fällt, die Schwangere oder das Paar. Der Entscheid wird im ersten Schwangerschaftsdrittel gefällt. Es ist nicht grundsätzlich üblich, dass der Partner bei diesen ersten Schwangerschaftskonsultationen dabei ist. Leider fehlen Zahlen, die belegen, wie hoch der Anteil der Schwangeren ist, welche alleine zur Gynäkologin oder zum Gynäkologen gehen, und wie hoch der Anteil derjenigen Schwangeren ist, die sich vom Partner begleiten lassen. Wenn eine Frau die Informationen über Pränataldiagnostik alleine erhält, ist denkbar, dass sie den Entscheid auch alleine fällt, da ein Partner nicht über den gleichen Wissensstand wie sie verfügt. Welchen Anteil an Informationen, die sie in der ärztlichen Konsultation erhalten hat, sie weitergeben kann oder will, und wie der allfällige kollektive Entscheidfindungsprozess eines Paares aussieht, ist nicht erforscht. Die Vermutung liegt aber nahe, dass der Entscheid zur Inanspruchnahme von Methoden der Pränataldiagnostik vor allem von den schwangeren Frauen gefällt wird.

Kontrovers wird die Frage diskutiert, ob man den Entscheid der Inanspruchnahme der Pränatalen Diagnostik auf den Entscheid, einen Schwangerschaftsabbruch machen zu lassen oder nicht, abstimmen sollte. Häufig wird argumentiert, wenn ein Paar einen Schwangerschaftsabbruch für sich ausschliesst, mache Pränatale Diagnostik keinen Sinn, da die Konsequenzen eines positiven Testergebnisses nicht gezogen werden könnten. Wozu will man etwas wissen, wenn man nicht bereit ist zu handeln? Die Verfasserin ist anderer Ansicht. Ein Schwangerschaftsabbruch ist nicht die einzige mögliche Entscheidungskonsequenz eines positiven Testresultats. Ein Paar kann die verbleibende Schwangerschaftszeit nutzen, um sich mit der Behinderung und mit dem Leben des behinderten Kindes auseinanderzusetzen (vgl. beispielsweise Dietschi, 1998: 114). Eltern können sich informieren und bei Selbsthilfegruppen Unterstützung suchen. Vial & Meijboom (2004) machen darauf aufmerksam, dass Eltern auf die Geburt vorbereitet sind und der akute Schock vermindert werden kann. Es kann für Eltern wichtig sein zu wissen, falls medizinische Behandlungsoptionen existieren. Sie weisen auch darauf hin, dass Pränatale Diagnostik so zu einem besseren Ergebnis für alle Beteiligten beitragen kann. Nicht zuletzt kann das Ergebnis von Pränataler Diagnostik Implikationen für die Geburt haben, indem beispielsweise neonatologische Einrichtungen vorbereitet werden. Bis zu einem gewissen Grad ist es sehr hypothetisch, die Frage nach einem möglichen Schwangerschaftsabbruch im Vornherein und allgemeingültig zu beantworten. Gemäss Zahlen aus dem Kanton Zürich (Achermann et al. 2000) werden je nach Krankheitsbild zwischen 51% und 88% der Schwangerschaften nach positiven Testergebnissen abgebrochen. 84% aller Frauen brechen demnach nach Downsyndrom-Befund eine Schwangerschaft ab.

2.3 Exkurs: Omission Bias und Protected Values

Um die erwähnten Herausforderungen besser einordnen zu können, werden in diesem Exkurs Entscheidmechanismen beleuchtet. Es gibt sehr viele allgemein bekannte Entscheidungsregeln, wie beispielsweise das Vermindern von Verlust oder die Gewinnmaximierung. Im folgenden Exkurs sollen zwei neuere Konzepte, von denen die Verfasserin vermutet, dass sie einen Einfluss auf die Entscheidsituationen in der Pränatalen Diagnostik haben, kurz beschrieben werden. Um Entscheidfindungsprozesse zu beleuchten, soll auf die neuere Forschung zum Omission Bias und zu Protected Values eingegangen werden. Ihre Aussagekraft für Entscheidungen im Kontext der Pränatalen Diagnostik wird anschliessend diskutiert.

Der *Omission Bias* beschreibt die (nicht rationale) Tendenz, dass Menschen in Entscheidungssituationen negative Folgen, die aus der Unterlassung einer Handlung resultieren, als weniger schlimm empfinden, als wenn vergleichbare (oder gar weniger gravierende) negative Folgen aus einer Handlung resultieren. Diese Verhaltenstendenz zeigt sich beispielsweise am bekannten Impfszenario von Ritov und Baron (1990). In diesem werden Probanden mit folgendem Problem konfrontiert: ‚Eine Epidemie bewirkt den Tod von 1'000 Kindern. Es gibt eine Impfung gegen diese Krankheit, die aber die unerwünschte Nebenwir-

kung beinhaltet, dass 100 Kinder an den Folgen der Impfung sterben.'
Die Probanden mussten entscheiden, ob die Impfung durchgeführt
werden soll oder nicht. Hier zeigte sich gemäss Ritov und Baron oft,
dass sich die Probanden gegen die Impfung aussprechen, weil sie nach
eigenen Aussagen keine Menschenleben gefährden wollten – obwohl
durch das Unterlassen der Impfung mehr Kinder sterben. Auch bei
Gynäkologinnen und Gynäkologen wurde der Omission Bias schon
nachgewiesen, beispielsweise bei der Frage der Hormonersatztherapie
(Baron et al. 1998). Studien zum Omission Bias im Bereich Pränataldiagnostik konnten keine gefunden werden.

Die zweite Theorie, welche einen Einfluss auf das Entscheidverhalten in der Pränatalen Diagnostik haben kann, ist diejenige der *Protected Values*. Darunter versteht man Werte, welche von einer Gesellschaft oder einer einzelnen Person als sehr wichtig angesehen werden und deshalb nicht ausgetauscht werden können (not tradeable). Sie besitzen gewissermassen eine unendliche Bedeutung und können nicht durch andere Werte relativiert werden (Tetlock et al. 2000: 853). Protected Values basieren auf deontologischen Prinzipien und nicht auf konsequenten Gewinn- oder Verlustüberlegungen (Tanner & Medin, 2004, S. 185). Damit können Entscheidungen, welche aufgrund von Protected Values gefällt wurden, rein rationalen Überlegungen widersprechen. Protected Values werden von den Personen, die sie anwenden, nicht in Frage gestellt. Wenn durch einen Entscheid das eigene Empfinden von politischer Gerechtigkeit oder von religiösen Empfindungen tangiert wird, kann auch aus einem kühlen Wissenschafter sehr rasch ein intuitiver Moraltheologe werden, fanden Tetlock et al. anhand verschiedener Experimente (2000: 865ff.).[2]

Wie weit diese beiden Konzepte, der Omission Bias und die Protected Values, Aussagekraft für die Entscheidfindungsprozesse in der Pränatalen Diagnostik haben, müsste im Rahmen weiterer Forschun-

---

2   Protected Values wurden übrigens mit dem Omission Bias in Verbindung gebracht. Es wurde postuliert, dass im Konzept der Protected Values eine schädigende Handlung einem schädigenden Unterlassen gegenüber bevorzugt würde. Menschen mit Protected Values zeigen bei Untersuchungen zum Omission Bias eine grosse Hemmung zur Handlung oder einen grösseren Omission Bias als Menschen ohne Protected Values (Tanner & Medin, 2004, S. 185). Tanner konnte an Studien mit amerikanischen Studenten aber nachweisen, dass Menschen mit Protected Values eher Handlungen gegenüber Unterlassungen bevorzugten.

gen gezeigt werden. Eine Anwendung ist gut vorstellbar. In der Pränatalen Diagnostik geht es häufig darum, eine Handlung (beispielsweise einen Test zu machen) mit potentiell schädigender Wirkung (beispielsweise einem Abort) gegenüber dem Unterlassen dieser Handlung abzuwägen. Der Omission Bias geht davon aus, dass in solchen Situationen das Unterlassen der Handlung bevorzugt wird. Auch das Konzept der Protected Values dürfte im Bereich der Pränatalen Diagnostik eine Rolle spielen. Der Schutz ungeborenen Lebens und die Akzeptanz von Behinderung und Krankheit sind Beispiele von Protected Values, welche den Entscheid eines Paares beeinflussen können (Tetlock et al. 2000: 859).

Literatur

Bachmann C. (1990): Pränatale Diagnostik. In: Baumann-Hölze R., Bondolfi A., Ruh H. (Hrsg.): Genetische Testmöglichkeiten. Ethische und rechtliche Fragen. Campus, Frankfurt/Main: 9–20.

Baron J., Holzman G.B., Schulkin J. (1998): Attitudes of obstetricians and gynecologists toward hormone replacement therapy. Medical Decision Making. 18, 4: 406–411.

Baumann-Hölzle R. (2001): Moderne Medizin – Chance und Bedrohung. Eine Medizinethik entlang dem Lebensbogen. Lang, Bern.

Dietschi I. (1998): Testfall Kind. Das Dilemma der Pränatalen Diagnostik. Werd, Zürich.

Hacker H. (1998): Entscheidungsfindung im Kontext Pränataler Diagnostik. In: Kettner M. (Hrsg.), Beratung als Zwang: Schwangerschaftsabbruch, genetische Aufklärung und die Grenzen kommunikativer Vernunft. Campus, Frankfurt a.M./New York: 223–254.

Riegl G.F. (2005): Mit patientinnenzentriertem Qualitätsmanagement zur idealen frauenärztlichen Praxis. Schweizerische Ärztezeitung, 86, 3: 161–162.

Ritov I., Baron J. (1990): Reluctance to vaccinate: Omission bias and ambiguity. Journal of Behavioural Decision Making, 3: 263–277.

Selten R. (2001): What is Bounded Rationality? In: Gigerenzer G., Selten R. (Eds.), Bounded rationality: The adaptive toolbox. MIT Press, Cambridge, Mass. [u.a.]: 13–36.

Tanner C., Medin D.L. (2004): Protected values: No omission bias and no framing effects. Psychonomic Bulletin/Review. 11, 1: 185–191.

Tetlock P.E., Kristel O.V., Elson S.B., Green M.C., Lerner J.S. (2000): The Psychology of the Unthinkable: Taboo Trade-Offs, Forbidden Base Rates, and Heretical Counterfactuals. Journal of Personality and Social Psychology. 78, 5: 853–870.

Vial Y., Meijboom E.J. (2004): Prenatal diagnosis: What to tell the parents? Swiss Medical Weekly: 134, 631.

Disclosure dilemmas bei der genetischen Beratung

Hansjakob Müller

Der Begriff „disclosure dilemmas" bezeichnet das ethische Problem, ob den Ratsuchenden alles gesagt werden sollte, was aus klinischen Untersuchungen, der Familienanamnese oder der Laboranalytik hervorgeht. Dies ist eines der grundlegenden Probleme der Medizinischen Genetik (Wertz 1999). Zum einen stellt sich die Frage, ob die Betroffenen durch solche Informationen nicht unnötig belastet werden. Zum anderen stellt sich das Problem, dass diese aus den Ergebnissen der Untersuchungen Konsequenzen ableiten können, die ethisch nicht vertretbar sind. Gelegentlich kommt es auch zu einem Wissensvorsprung auf Beraterseite, der wegen der Auflagen des Datenschutzes nicht umgesetzt werden darf. Dieser Beitrag stellt Problemaspekte des disclosure dilemmas dar und zeigt auf, wie diese in einer interdisziplinären Diskussion angegangen werden können.

1. Einleitung

Zu den wichtigsten ethischen Forderungen an die genetische Beratung gehören die Freiwilligkeit deren Inanspruchnahme, die informierte Zustimmung *(informed consent)* zu möglichen genetischen Abklärungen sowie der sehr vertrauliche Umgang mit genetischen Daten bzw. Informationen (Arztgeheimnis/Datenschutz). Im Hinblick auf die pränatale Diagnostik wird den potentiellen Eltern heute weitgehende Entscheidungsfreiheit (Autonomie) zugestanden – dies jedoch erst, nachdem ihnen wertfrei und nicht-direktiv die medizinischen und genetischen Fakten erklärt wurden (Harper 2004; Müller 2005).

Im ärztlichen Alltag stellt sich dabei immer wieder die konkrete Frage, ob man mit diesem Verständnis von Autonomie – gewissermassen einer „Privatisierung" der Verantwortung – den schwangeren Frauen und ihren Partnern nicht eine unerträgliche Bürde auflastet. Ist der idealisierte neutrale Transfer genetischer Informationen in allen Situationen überhaupt machbar und wünschenswert? Diese Frage stellt sich insbesondere bei unklarer Wissenslage über die klinische Aussagekraft genetischer Daten sowie hinsichtlich der möglichen Konsequenzen (z. B. Abtreibung). Solche Probleme werden unter dem Stichwort *„disclosure dilemmas"* diskutiert. Nachfolgend soll anhand von Fallbeispielen illustriert werden, dass *disclosure dilemmas* bei der genetischen Beratung auch aus Datenschutzgründen und ethischen Aspekten entstehen können.

Die genetische Beratung umfasst den Umgang mit medizinischen und genetischen Fakten. Was solche Fakten tatsächlich beinhalten, ist beim näheren Hinsehen oft wenig evident. Die Wahrscheinlichkeit, dass die „Wahrheit" – also wie sich das individuelle Schicksal des betroffenen, noch nicht geborenen Kindes einmal entwickeln wird – etwa aufgrund von Laborresultaten zuverlässig abgeleitet werden kann, ist in vielen Beratungssituationen begrenzt. Es bestehen immer noch offensichtliche Lücken zwischen der Interpretation epidemiologischer Daten über genetische bedingte Behinderungen, dem Einschätzen des Risikos ihres Auftretens in einer einzelnen Schwangerschaft sowie der Beurteilung des Schweregrades der einmal möglicherweise auftretenden Symptome.

Es ist nicht einfach, genetische Risiken sinngemäss zu kommunizieren. Sie können meist nicht mit einem einfachen „Ja" oder „Nein" umschrieben werden. Die individuelle Wahrnehmung und Wertung von medizinisch-genetischen „Fakten" hängt vielmehr in hohem Masse von persönlichen Erfahrungen der Ratsuchenden im Umgang mit den Behinderungen ab. Die Situation kann sich rasch ändern, wenn neue Erkenntnisse hinzukommen, ein naher Angehöriger erkrankt oder in der Familie ein behindertes Kind geboren wird. Da viele genetisch bedingten Krankheiten bzw. Behinderungen wegen einer Neumutation entstehen, fehlt es häufig an konkreten Vergleichsmöglichkeiten. Generell wirkt sich zudem das bescheidene Wissen der Öffentlichkeit über Genetik bei der Informativermittlung nachteilig aus. Die Möglichkeit des Erfahrens genetischer Phänomene in der Tier- und Pflanzenzucht nimmt bei der Verstädterung und der Entfremdung gegenüber der Natur stetig ab.

Im Rahmen einer genetischen Beratung können bei den Betroffenen Traurigkeit, Zorn, Verzweiflung, Schuldgefühle oder Angst auftreten, Emotionen, die die medizinisch-genetische „Fakten" auslösen können und die es zu berücksichtigen gilt. Häufig werden Hoffnungen und Erwartungen zerstört. So stellen sich berechtigte Fragen: Darf oder soll man unter Berücksichtigung solcher Konsequenzen einer schwangeren Frau alles sagen, was man im Rahmen einer pränatalen Untersuchung feststellt, insbesondere dann, wenn dies kaum Auswirkungen auf die Gesundheit des künftigen Kindes haben wird? Wie weit muss man bei der Mitteilung von Nebenergebnissen einer genetischen Untersuchung gehen, die schwer interpretierbar und mit grösster Wahrscheinlichkeit klinisch unbedeutend sind, aber das weitere Vorgehen der Ratsuchenden entscheidend beeinflussen könnten? Ist es ethisch vertretbar, einfach alles zu sagen, damit man später nicht angeschuldigt werden kann, wenn etwas nicht wunschgemäss verläuft? Darf man Raum für Hoffnung lassen, selbst dann, wenn nicht eindeutige Aussichten auf eine positive Entwicklung bestehen?

Solche *disclosure dilemmas* umfassen aber auch weitere Fragen: Wie weit kann man genetische Informationen, die man von Angehörigen hat, ohne deren Zustimmung in eine genetischen Beratung einfliessen lassen? Darf man als medizinische Fachperson eigene ethische Überlegungen oder Ansichten in die genetische Beratung einbringen? Muss beispielsweise das bei einer Chromosomenanalyse festgestellte weibliche Geschlecht eines Fötus einer Schwangeren mitgeteilt werden, wenn offensichtlich ist, dass sie und ihr Partner sich nur einen Sohn wünschen? Die nachfolgenden Fallbeispiele sollen derartige Konstellationen noch etwas verdeutlichen.

2. Fallbeispiele

Wo liegen vertretbare Grenzen für den Verzicht auf eine Eröffnung genetischer Informationen? Diese Problematik wird nachfolgend anhand von fünf Fallbeispielen deutlich gemacht.

Frau Franziska Moser, eine 42-jährige Musikerin, ist dank ärztlich assistierter Fortpflanzung mittels In vitro-Fertilisation (IVF) erstmals schwanger geworden. Sie freut sich gemeinsam mit ihrem Mann auf das Wunschkind, macht sich aber ungewöhnlich grosse Sorgen um dessen Gesundheit. Bei der in der 15. Schwangerschaftswoche durchgeführten Ultraschalluntersuchung fand man keinerlei Hinweise für das Vorliegen einer Chromosomenstörung beim Föten. Der gleichzeitig, ohne eingehendere Aufklärungen veranlasste Triple-Tests ergibt jedoch ein Risiko von 1 : 300 für das Vorliegen einer Trisomie 21. Der betreuende Frauenarzt zögert: Soll er Frau Moser dieses Labor-Resultat mitteilen oder nicht? Er erwarten, dass sie vor allem „abnorm" hören und in eine Angstkrise schlittern wird.

Kommentar: Im Blut der Schwangeren werden beim Triple-Test die Titer von Hormonen (HCG; Östriol) und des Alpha-Fetoproteins bestimmt. Aus diesen Werten unter Berücksichtigung der genauen Schwangerschaftsdauer, dem Alter und Gewicht der Frau erfolgt eine Risikoeinschätzung. Die Wahrscheinlichkeit einer 35-jährigen Frau, am Termin ein Kind mit einer Trisomie 21 zu gebären, beträgt 1:380. Dies gilt als Cut-off-Wert, um das errechnete Risiko mit einer diagnostischen invasiven Abklärung, in diesem Falle einer Amniozentese, zu überprüfen. Der Wissensgewinn durch einen solchen Nachfolgetest (invasive pränatale Diagnostik) ist gegen die Gefahr eines dadurch induzierten Schwangerschaftsverlustes abzuwägen. Dieser wird mit 0.5–1 % veranschlagt.

Suzanne Göldi, 37-jährig, hat bereits einen gesunden drei Jahre alten Sohn. Sie ist wieder schwanger. Bei der zytogenetischen Abklärung einer Chorionzottenbiopsieprobe fand man unter 50 gezüchteten Zellen 48 mit einem normalen weiblichen Chromosomensatz. In zwei Zellen fehlte jedoch das zweite Geschlechtschromosom (X-Gonosom). Die Ultraschalluntersuchung ergab keine Hinweise für das Vorliegen von körperlichen Anomalien. Soll Frau Göldi über diesen Befund informiert werden?

Kommentar: Bei etwa 1 % aller Chorionzottenbiopsien werden chromosomale Mosaike, also Zellen mit verschiedenen Chromosomensätzen, gefunden. Dabei kann es sich um einen Kulturartefakt oder einen Mosaizismus handeln, der sich nur auf das plazentare Gewebe beschränkt. Sollte tatsächlich beim Föten ebenfalls eine Mosaikkonstellation mit XX- und X0-Zellen vorliegen, so hätte diese höchstens geringe phänotypische Auswirkungen auf das künftige Kind.

Bei der zytogenetischen Diagnostik nach Amniozentese fand man bei Frau Angela Bernasconi in allen Zellen ein sehr kleines Markerchromosom. Das morphologisch gleiche Markerchromsom wurde im gleichen Labor vor zwei Jahren auch in einer Chorionzottenbiopsieprobe der Schwägerin von Frau Berasconi und darauf bei ihrem Bruder nachgewiesen. Es wurde ein gesunder Knabe geboren. Somit handelt es sich um ein klinisch stummes Markerchromosom. Frau Bernasconi wurde nie über diese Untersuchungen und deren Resultat informiert. Der genetische Analytiker ist verunsichert, ob und wie er den ihm bekannten Befund der Schwägerin schon heute bekannt geben darf. Frau Bernasconi und ihr Mann drängen telefonisch auf den Untersuchungsbericht!

Kommentar: Als Markerchromosomen bezeichnet man ein vorerst nicht näher definierbares Chromosom. Bedeutsam ist die Unterscheidung zwischen klinisch stummen Markerchromosomen und solchen, die in der Regel mit körperlichen Auffälligkeiten und geistiger Behinderung assoziiert sind. Der Umstand, dass bei nahen, gesunden Verwandten offensichtlich das gleiche Markerchromosom vorliegt, spricht dafür, dass es sich um eines ohne klinische Bedeutung handelt. Diese Information ist im Hinblick auf weitere Abklärungen und abzuleitende Konsequenzen von enormer Bedeutung.

Marianne Kehl ist 37 Jahre alt. Sie hat drei gesunde Söhne. Ihr Mann ist arbeitslos. Als Aushilfe in einer Metzgerei kann sie seit einigen Wochen entscheidend zum Unterhalt der Familie beitragen. Sie wird ungewollt schwanger und ersucht in der 14. Schwangerschaftswoche ihren Frauenarzt um einen Schwangerschaftsabbruch. Während dieser Konsultation stimmt sie einer pränatalen Diagnostik zu, bringt aber deutlich zum Ausdruck, dass sie diese Schwangerschaft nur unter der Voraussetzung akzeptieren könne, dass das Kind „normal" sei. Die Chromosomenanalyse ergibt das Vorliegen eines 47,XYY-Chromosomensatzes.

Kommentar: Männer mit einem 47,XYY-Chromosomensatz, also mit 2 Y-Chromosomen, sind im Durchschnitt etwas grösser als ihre Brüder und vielleicht etwas weniger intelligent. Ein Teil von ihnen neigt zu Defiziten bei der sozialen Anpassung, im Kontaktvermögen und in der Frustrationstoleranz. Die meisten XYY-Männer fallen jedoch nicht auf und werden daher nicht als solche identifiziert.

Ayse Yilmaz ist 37-jährig und hat drei gesunde Töchter im Alter von 17, 15, 12 Jahren. Vor acht Monaten wurde bei ihr im Rahmen einer pränatalen Diagnostik wegen Altersindikation beim Fötus ein weiblicher Chromosomensatz festgestellt. Vor zehn Tagen erhielt dasselbe zytogenetische Labor per Post wiederum Amnionflüssigkeit mit der gleichen Indikation. Man findet einen normalen weiblichen Chromosomensatz ohne zahlenmässige oder grobstrukturelle Chromosomenaberrationen. Muss das genetische Geschlecht dem Arzt und der Schwangeren mitgeteilt werden, wenn der Verdacht sich aufdrängt, dass dieses zu einem induzierten Schwangerschaftsabbruch führen wird?

Kommentar: Die Umstände deuten darauf hin, dass die vorangehende Schwangerschaft abgebrochen wurde, weil der Fötus einen weiblichen Chromosomensatz aufwies. Vom zuweisenden Frauenarzt wird gemunkelt, dass er „leicht" für einen Schwangerschaftsabbruch zu gewinnen sei. Genügen solche Vermutungen, um dieser Frau Auskünfte vorzuenthalten, die man sonst jeder anderen Schwangeren gewährt?

3. *Disclosure dilemmas*

3.1 Warum entstehen disclosure dilemmas?

Alles, was mit Abort zu tun, gilt als ethisches oder moralisches Problem. Wenn eine Schwangere einen solchen im Rahmen der pränatalen genetischen Diagnostik nicht ins Auge fasst, reduziert sich deren Ergebnis zu blosser genetischer Information. Doch auch diese kann mit ethischen Problemen verknüpft sein. Solche resultieren beispielsweise aus der gesundheitlichen Belastung des künftigen Kindes oder aus einer ausbleibenden Aufklärung von nahen Angehörigen.

Für Aussenstehende ist es schwierig, sich in die konkrete Situation der einzelnen schwangeren Frau zu versetzen und ihre Hoffnungen und Ängste richtig wahrzunehmen. Die Ängste und Unsicherheiten, die durch die pränatale Diagnostik reduziert werden sollten, nehmen mit dem Näherrücken der Beratung und des Untersuchungstermins meist zu. Diese Umstände führen leicht zu einer Zurückhaltung der Berater, d. h. zur Versuchung, die Schwangere vor möglicherweise belastenden Informationen zu verschonen.

Personen, die eine pränatale Diagnostik beanspruchen, gehören zudem verschiedenen sozialen Gruppen an, was im Hinblick auf den Informationstransfer sehr bedeutungsvoll sein kann. Sie können verschiedene Krankheitsveranlagungen aufweisen, die sich unterschiedlich auf Nachkommen auswirken, selber bereits deretwegen behindert oder nichtbehindert sein, unterschiedlichen Religionen angehören, sowie aus unterschiedlichen Familienverhältnissen oder Ethnien stammen. Letzteres kann sich dann auf die Haltung gegenüber einem Schwangerschaftsabbruch auswirken.

3.2 Disclosure dilemmas als Herausforderung

Eine Patentlösung, wie man mit der geschilderten Problematik der *disclosure dilemmas* umgehen sollte, gibt es nicht. Ein auf die individuellen Verhältnisse ausgerichtetes Vorgehen ist daher angezeigt. Der Begriff „Dilemma" bezeichnet ohnehin eine Herausforderung. Man muss nach verantwortbaren Handlungswegen, eventuell auch Alternativen nach herkömmlichen Vorgehensweisen suchen, wenn Entscheidungen über das Sammeln, Interpretieren, Weitergeben und Umsetzen von genetischen Informationen anstehen.

Zweifelsohne sollte man alles daran setzen, dem Aufkommen von *disclosure dilemmes* vorzubeugen – und zwar von beiden Seiten, derjenigen des Beraters sowie derjenigen der Ratsuchenden. Der Berater darf Schwangere nicht in eine Situation bringen, in der sie Informationen erhalten, die sie eigentlich nicht möchten und deren Existenz sie nachträglich bereuen. Auch die immer häufiger feststellbare Haltung der Beraterseite, sich primär um die eigene „weisse Weste" zu kümmern, um etwa Haftpflichtfragen auszuweichen, ist im Hinblick auf die partnerschaftliche Auseinandersetzung im Beratungsprozess zu hinterfragen. Die ratsuchenden Frauen und ihre Partner sollten angemessene, hilfreiche Ratschläge nicht gleich abschlagen, sondern diese bei ihren Überlegungen berücksichtigen.

Im Umgang mit *disclosure dilemmas* ist die Suche nach von Ethik-Gremien und Gesetzgebern vorgegebenen „Messlatten" nicht verwunderlich. Neben ethischen Richtlinien interessieren das Rechtsverhältnis zwischen genetischem Berater und der Ratsuchenden, insbesondere die Aufklärungspflichten des ersteren und die Anforderungen an die Inhalte des Gesprächs.

5. Ethische und rechtliche Werkzeuge für das „gute" Vorgehen

5.1 Ethische Hilfen

Im Hinblick auf die Bewältigung ethischer Probleme in der medizinisch-genetischen Praxis hat der von Tom Beauchamp und James Childress in ihrem Buch „The Principles of Bioethics (erstmals erschienen 1979) entwickelte prinzipienethische Ansatz grosse Beliebtheit gewonnen. In konkreten Beratungssituationen lassen sich mit Hilfe von vier Prinzipien Vorgehensweisen begründen, obwohl sich bei der Beurteilung einer bestimmten Situation nach den einzelnen Prinzipien auch Widersprüche ergeben können. Die Prinzipien lauten Autonomie, Hilfeleistung, Schadenvermeidung und Gerechtigkeit. Diese Prinzipien lassen sich für diese Problematik wie folgt genauer fassen:

– Der *Respekt vor der Autonomie* bedeutet, dass die Entscheidungsfreiheit bei genetischen Untersuchungen und das Recht auf Privatsphäre gewahrt sein wollen. Das Selbstbestimmungsrecht *(informed consent)* und das Recht auf Nichtwissen müssen garantiert werden. Nachdem ursprünglich bei der Einführung der pränatalen Diagnostik das Konzept der Prävention schwerer genetisch bedingter Behinderungen das Leitmotiv war, steht diese heute immer deutlicher unter dem Paradigma der Selbstbestimmung aufgrund angemessener Information. Autonomie bedeutet nicht einfach, dass jeder das machen kann, was er will, sondern vielmehr, dass jede Person Selbstverantwortung gegenüber dem eigenen Handeln nach einer entsprechenden Beratung wahrnehmen sollte. Im Alltag begegnet man nicht selten Schwangeren und deren Partner, die Autonomie gar nicht suchen. Sie wollen einen genetischen Berater, der ihnen die Verantwortung abnimmt und als Fachexperte geradezu vorschlägt, was sie tun sollen. Autonomie hängt bei pränataler Diagnostik ohnehin nicht nur von der Ratsuchenden und ihrem Berater ab. Sie wird durch Richtlinien bzw. Empfehlungen von Standesorganisationen und anderen Gremien, der Definitionen von Cut-off-Werten und weiteren Aspekten erheblich beeinflusst.

- Das *Prinzip der Hilfeleistung (beneficience)* verlangt ein Handeln im besten Sinne des Patienten (Fürsorge). Dazu gehören die angemessene, sorgfältige Aufklärung der Ratsuchenden, ein einfühlsames Erfassen ihrer individuellen Situation sowie ihre bestmögliche Unterstützung bei der Lebens- und Familienplanung *(Coping).* Zur Fürsorge könnte es somit auch gehören, dass man etwas einmal nicht sagt, wenn die Information nur zu Verwirrung und Ängsten führt.
- *Schadensvermeidung (non-maleficience)* bedeutet, dass sich die Ratsuchenden nach der genetischen Beratung in einer besseren Verfassung befinden sollten. Eine potentielle Schutzfunktion lässt sich durch eine echte Qualitätssicherung der genetischen Beratung und Diagnostik erzielen. Wichtig ist dabei die behutsame Vorbereitung auf ein abnormes Resultat und die daraus abzuleitenden Konsequenzen sowie das Anbieten wirksamer Präventionsmassnahmen.
- *Gerechtigkeit (justice)* bedeutet gleicher Zugang zu genetischer Beratung und Diagnostik für alle, also eine gerechte Ressourcenverteilung. Zudem darf eine bestimmte genetische Konstitution nicht zu einer Diskriminierung bei der medizinischen Diagnostik sowie der abgeleiten Konsequenzen führen.

5.2 Rechtliche Massgaben

Die genetische Beratung wird als ein Informationsprozess (Mainardi-Speziali 1992; Müller 2005) verstanden. Informationsbegriffe gibt es in der juristischen Literatur nahezu so viele, wie es Autoren gibt, die darüber schreiben (Wersig 1971) Information hat unweigerlich eine Beeinflussung des Empfängers zur Folge. Wie sie schuldrechtlich zu sehen ist – ob als Lieferung einer konkreten Informationsleistung oder als Arbeitsleistung im Rahmen eines Informationsvermittlungsprozesses – bedarf der Klärung durch Rechtsexperten. Die Information muss für die Ratsuchenden aber auch verarbeitbar sein. Zweifelsohne möchte ein Berater dabei behilflich sein. Ob, unter welchen Umständen und wie weit medizinisch-genetische Informationen gegenüber der ratsuchenden Person aus einfühlbaren Überlegungen im Zusammenhang mit dem ärztlichen „Heilauftrag", der das psychische Wohlbefinden mitberücksichtigt, vorenthalten werden dürfen, ist gesetzlich kaum geregelt. Immerhin gibt das seit dem 1. April 2007 sich in Kraft befindende Bundesgesetz über medizinisch-genetische Untersuchungen beim Menschen (GUMG) diesbezüglich einige Anhaltpunkte, wobei detaillierte Ausführungsbestimmungen in der dazugehörigen Verordnung (GUMV) fehlen:

- In Art. 14 und 15 des GUMG werden konkrete Anforderungen an die genetische Beratung definiert. Sie ist bei einer pränatalen Diagnostik vorgeschrieben und muss dokumentiert werden. Sie darf nichtdirektiv sein. Es wird eine freie Zustimmung der betroffenen Person nach hinreichender Aufklärung gefordert (Art. 5 und 15). Diese sollte bei einer pränatalen Diagnostik schriftlich abgegeben werden (Art. 18). Auch bei pränatalen Risikoabklärungen wird vorgängig eine ausreichende Information der Schwangeren gefordert (Art. 16).
- In Art. 11 wird festgehalten, dass pränatale Untersuchungen verboten sind, die darauf abzielen, Eigenschaften zu ermitteln, die die Gesundheit nicht direkt beeinträchtigen, oder das Geschlecht zu einem anderen Zweck als der Diagnose einer Krankheit zu analysieren.
- Gemäss Art. 19 darf ein Untersuchungsergebnis an Verwandte durch die Ärztin, den Arzt nur mit ausdrücklicher Zustimmung der betroffenen Person oder, falls urteilsunfähig, ihrem gesetzlichen Vertreter mitgeteilt werden. Falls eine solche Zustimmung verweigert wird, ist eine Entbindung vom Berufsgeheimnis durch die zuständigen kantonalen Behörden möglich. Dieser Prozess ist aber zeitintensiv und in Zusammenhang mit einer pränatalen Diagnostik daher bedeutungslos. Es besteht keine deklarierte Verpflichtung, jemandem den Zugang zu genetischen Informationen zu verweigern.

6. Schlussbemerkungen

Es muss das Ziel des genetischen Beraters sein, Ratsuchende ehrlich, umfassend und einfühlsam über alles zu informieren, was im Zusammenhang mit einer pränatalen Diagnostik (Indikation, Resultate, Massnahmen) steht. Genetische Beratungen sollten auf die individuellen Eigenschaften und Bedürfnisse der Ratsuchenden sowie die Umgebung, in der sie leben, abgestimmt werden (Müller 2005). Sie sind daher zeitintensiv. Leider müssen sie aus Kostengründen in einem begrenzten Zeitrahmen realisiert werden.

Zu Beginn einer genetischen Beratung ist es angezeigt, die individuellen Erwartungen der Ratsuchenden zu erfragen, insbesondere auch deren Bedürfnis für medizinisch-naturwissenschaftliche Informationen zu erkennen. Einzelne Ratsuchende erwarten vom Berater eine fundierte, umfassende Auskunft. Andere wollen den Genetik-Experten blind vertrauen und von ihnen einen Rat erhalten, wie sie vorgehen sollen, und nicht mit medizinisch-genetischen Akten konfrontiert werden. Diese Haltung ist in den einschlägigen Akten zu protokollieren. Ratsuchende versuchen zudem immer häufiger, sich selbständig über Internet kundig zu machen. Dies wird oft zu einer „gefährlichen Quelle" für medizinisch-genetische Informationen. Die dort verfügbaren Daten werden unkritisch aufgenommen, sie unterliegen nicht einer kompetenten Überprüfung. „Negative" Angaben gewinnen leicht an Übergewicht. Der emotional belastete Ratsuchende kann diese nicht richtig einordnen. So ist schon früh auf die Problematik einer solchen Informationssuche hinzuweisen.

Im Hinblick auf *disclosure dilemmas* kann es sich lohnen, in einer einzelnen Sitzung nicht gleich alles zu sagen und damit die Ratsuchenden zu überfordern, sondern Pausen einzuschalten und zu zuwarten, bis gewisse Informationen verarbeitet werden konnten. Gemäss Art. 19 des GUMG dürfen Ärztinnen und Ärzte das Ergebnis einer genetischen Untersuchung zudem nur der betroffenen Person mitteilen. So lassen sich Erkenntnisse, die man zufällig bei Angehörigen erhoben hat, nicht ohne deren Zustimmung nutzen. Die Ärzteschaft kann bei der zuständigen Behörde die Entbindung vom Berufsgeheimnis beantragen, wenn die entsprechende Zustimmung ausbleibt (siehe oben). Der Berater sollte sich dafür einsetzen, dass genetische Informationen frühzeitig an alle Angehörige weitervermittelt werden, für die sie bedeutungsvoll sein könnten. Gelegentlich scheuen sich Ratsuchende aus falschem Schamgefühl oder getrübten Familienverhältnissen dies zu tun. Eine einfühlsame Aufklärung über die diesbezügliche Verantwortung kann Wunder wirken.

Pränatale Untersuchungen dürfen schliesslich gemäss GUMG nur zur Ermittlung von genetischen Eigenschaften eingesetzt werden, die die Gesundheit betreffen, also nicht zur Auswahl des Geschlechtes des künftigen Kindes. Es ist jedoch unethisch, einer Schwangeren vorschnell zu unterstellen, dass sie die pränatale Diagnostik nur zur Geschlechterwahl missbraucht, und ihr daher einfach das chromosomale Geschlecht vorzuenthalten. Der genetische Laboranalytiker hat in solchen Situationen mit der zuständigen Frauenärztin bzw. dem Frauenarzt Kontakt aufzunehmen, um die Situation zu klären.

Literatur

Beauchamp T. E., Childress J. E. (2001): Principles of Biomedical Ethics, New York.
Harper P. S. (2005): Practical Genetic Counselling. Edward Arnold.
Kerr A. (2004): Genetics and Society, Routledge, London.
Mainardi-Speziali C. (1992): Ärztliche Aufklärungspflicht bei der pränatalen Diagnostik. Stämpfli, Bern.
Müller Hj. (2005): Gentests – Anworten zu Fragen aus der medizinischen Praxis. Karger, Basel.
Wersig G. (1971): Information – Kommunikation – Dokumentation, Pullach bei München.
Wertz D. C. (1999): Guidelines on ethical issues in medical genetics and the provision of genetic services. In. Nippert I., Neitzel H., Wolff G. (eds): The New Genetics: From Research into Health Care. Social and Ethical Implications for Users and Providers. Springer, Berlin: 161–169.

Teil 2:
*Verbesserung des Beratungsprozesses –
praktische Massnahmen*

Pränatale Diagnostik – Berichte aus der Praxis

Denise C. Hürlimann

Als Berichte aus der Praxis werden Gespräche über den Entscheidfindungsprozess zur Pränatalen Diagnostik mit zwei Frauen protokolliert. Die beiden Interviews verdeutlichen die Spannbreite an Einstellungen und Erfahrungen, wie sie in der Beratungspraxis täglich anzutreffen sind. Während die beiden interviewten Frauen soziologisch gesehen viele Gemeinsamkeiten teilen, wie Bildungsstand, Alter, Kinder und Zivilstand, nimmt sich ihr Werteprofil unterschiedlich aus. Das erste Interview fand während dem Entscheidfindungsprozess statt, das zweite danach. Die erste Interviewpartnerin hat sich zu den Möglichkeiten der Pränatalen Diagnostik kritisch, aber sehr reflektiert geäussert, die zweite Interviewpartnerin war den Testmöglichkeiten gegenüber grundsätzlich positiv eingestellt.

1. Interview mit einer Schwangeren während dem Entscheidfindungsprozess zur Pränatalen Diagnostik

Frau K. ist in der 10. Woche schwanger mit ihrem dritten Kind. Sie hat einen vierjährigen Knaben und ein eineinhalbjähriges Mädchen. Frau K. ist verheiratet, 37 Jahre alt und arbeitet Teilzeit als Ärztin. Das Interview konnte während dem Entscheidfindungsprozess geführt werden. Das Ehepaar K. hat sich noch nicht entschieden, ob es Pränatale Diagnostik machen möchte und beschäftigt sich zur Zeit des Gesprächs intensiv mit der Frage.

Wie geht es Ihnen?
Im Vergleich zu den früheren Schwangerschaften habe ich vermehrt Übelkeit, dafür bin ich weniger müde.

Was für vorgeburtliche Untersuchungen haben Sie in den früheren Schwangerschaften gemacht?
Meine Gynäkologin hat jeweils nur die Nackenfalte gemessen. Da diese immer unauffällig war, kamen keine anderen Untersuchungen zur Sprache. Ich bin jetzt bei einer andern Frauenärztin.

Waren Sie in der jetzigen Schwangerschaft schon bei ihrer Frauenärztin?
Ja, ich war in der 8. Woche bei meiner Frauenärztin. Sie hat eine Ultraschalluntersuchung gemacht und festgestellt, dass die Schwangerschaft intakt ist. Da ich eine Trombophilie habe, wollte ich dies mit ihr besprechen. Ausserdem habe ich sie auf die vorgeburtlichen Untersuchungsmethoden angesprochen. Ich wollte wissen, was sie davon hält. Vom Erst-Trimestertest hält sie nicht viel, sie war sehr zurückhaltend. Sie hat mich darauf hingewiesen, ich solle mir mal überlegen, was ich mit dem Resultat machen würde. Ich weiss von meiner Schwägerin, dass die den Erst-Trimestertest gemacht hat, ohne zu wissen, was für ein Test gemacht wird und was er aussagt. Das finde ich nicht gut.

Wie haben Sie die Beratung bei der Frauenärztin erlebt, was hätten Sie sich mehr gewünscht?
Die Beratung war zwar eher kurz, aber für mich hat das gereicht. Die Überlegungen müssen sich jetzt mein Mann und ich machen.

Wo stehen Sie jetzt im Entscheidfindungsprozess? Worin bestehen Ihre Überlegungen?
Für mich ist unklar, ob ich eine Abtreibung machen lassen würde. Wenn ich mir eine Curettage vorstelle, denke ich, so etwas kommt nicht in Frage. Anderseits arbeite ich sehr gerne und könnte mir nicht vorstellen, meinen Job aufgeben zu müssen, wenn das Kind behindert wäre. Und schliesslich bin ich 37 und habe es mit meinem älteren Sohn nicht einfach. Anderseits ist ein Kind mit einer Trisomie nicht weniger wert. Ich mache mir auch ethische Überlegungen.

Ist die Situation für Sie in der 3. Schwangerschaft eine andere als die ersten beiden Male?
Ja, für mich ist die Situation gefühlsmässig jetzt eine andere. In den letzten Schwangerschaften war für mich immer klar, dass ich nicht abtreiben lassen würde, jetzt weiss ich nicht, ob eine Abtreibung in Frage kommt oder nicht. Ich habe jetzt zwei gesunde Kinder. Ich fühle mich

auch mehr schwanger als frühere Male. Ich habe die Schwangerschaft auch bereits vielen Leuten mitgeteilt, obwohl ich erst in der 10. Woche bin. Im Gegensatz zu früher habe ich auch schon einen kleinen Bauch. Deshalb habe ich Angst vor einem Abort.

Welche Testmethoden kämen für Sie in Frage?
Wenn ich Pränatale Diagnostik machen lassen würde, käme für mich nur ein Erst-Trimestertest in Frage. Eigentlich ist der Entscheid noch offen, aber ich denke, ich lasse eher keinen Erst-Trimestertest machen. Aber eine positive Nackenfalte wäre für mich schon eine Indikation für invasive Diagnostik. Aber invasive Diagnostik ohne einen Erst-Trimestertest vorgängig kommt für mich nicht in Frage. Die Angst vor einem Abort durch den Test ist für mich zu gross.

Hat Ihr Ehemann die gleiche Meinung und Ansicht wie Sie? Haben Sie sich bereits ausgetauscht?
Ja, mein Mann hat die gleiche Meinung, wir sind unabhängig voneinander zu den gleichen Überlegungen gekommen.

Wie haben Sie sich über das Thema informiert? Über welche Quellen? Haben sie sich mit Freunden ausgetauscht?
Ich habe nichts gelesen, ich weiss eigentlich genau gleich viel wie bei der ersten Schwangerschaft. Ich habe mit einer Freundin ein Gespräch über das Thema vorgeburtliche Untersuchungen geführt. Sie hat mich darauf hingewiesen, dass Kinder zahlreiche Krankheiten haben könnten, die man mit dem Erst-Trimestertest nicht entdeckt. Ausserdem ist es ja nicht so, dass man ein Kind mit einer Behinderung in ein Heim geben müsste. Ich kenne aus meiner Tätigkeit im Spital Kinder mit einer Trisomie 21, die sehr herzig sind.

Was bräuchten Sie jetzt noch für ihren Entscheid?
Persönliche Gespräche bringen mir am meisten.

Was müssen Sie für sich klären um zu entscheiden, ob Sie den Erst-Trimestertest machen lassen oder nicht?
Für mich ist die Frage, ob ich abtreiben lassen würde oder nicht, jetzt entscheidend. Das ist das Kriterium für mich. Ich habe bereits eine Bindung zum Kind in meinem Bauch.

Anmerkung: Das Ehepaar K. hat keinen Erst-Trimestertest machen lassen und auch keine andern pränatalen Untersuchungen.

2. Interview mit einer Schwangeren nach dem Entscheidfindungsprozess zur Pränatalen Diagnostik

Frau A. ist in der 30. Woche schwanger mit ihrem zweiten Kind. Sie hat eine vierjährige Tochter. Frau A. ist verheiratet, 38 Jahre alt und arbeitet Teilzeit als leitende Angestellte einer Bank. In der 11. Woche ihrer jetzigen Schwangerschaft hat sie eine Chorionzottenbiopsie machen lassen.

Wie geht es Ihnen?
Gut.

Was für vorgeburtliche Untersuchungen haben Sie in der früheren Schwangerschaft gemacht?
Ich habe damals eine Fruchtwasseruntersuchung gemacht. Obwohl ich erst 34 war und ich vom Alter her nicht zur Risikogruppe gehörte, war für mich klar, dass ich diese Untersuchung wollte. Es ging ja vor allem um dieses Down-Syndrom und man hat zwar mit der Nackenfalte schon gesehen, dass mit dem Kind alles in Ordnung war, aber ich denke, ein Kind ist eine riesige Herausforderung und ein behindertes Kind wohl noch viel mehr. Deshalb machte es für mich Sinn, dies am Anfang schon verhindern zu können. Für mich war schon immer klar, dass ich diese Untersuchungen möchte, seit ich vor Jahren bereits zum ersten Mal davon gehört hatte. In der jetzigen Schwangerschaft war es deshalb für mich auch von vorn hinein klar, dass ich eine Abklärung machen lassen würde. Jetzt wird es einem ja auch von meinem Alter her empfohlen. Aber das Alter ist gar nicht ausschlaggebend, auch wenn ich viel jünger wäre, würde ich es wissen wollen.

Sie hatten also zuerst eine Fruchtwasserpunktion und jetzt eine Chorionzottenbiopsie?
Ja, genau. Das ist ja nicht ganz das Gleiche. Der Unterschied war, dass man die Chorionzottenbiopsie viel früher machen kann, das ist ein Vorteil. Und für mich war auch immer im Vornherein klar, was ich machen würde, wenn ich erfahre, dass das Kind behindert ist. Ich habe nie gesagt, „Jetzt schaun wir mal und entscheiden dann ob ich das Kind behalte!". Mir war immer klar, dass ich abtreiben lassen würde.

Haben Sie sich überlegt, welche Behinderungen Sie akzeptieren könnten und welche nicht?
Ich glaube, es geht doch ums Down-Syndrom, die schauen doch einfach, ob das Kind diese Behinderung hat, ich glaube viel mehr kann man nicht in Erfahrung bringen. Aber wenn doch, würde ich soviel wie möglich in Erfahrung bringen wollen. Aus den Unterlagen, die ich erhalten habe, ging das nicht so genau hervor. Überhaupt, finde ich, man geht davon aus, dass eine Schwangere, die bereits einmal schwanger war, alles wissen sollte. Man wird gar nicht mehr so gut informiert. Man sollte vom ersten Kind her bereits Bescheid wissen. Und ich habe mich nicht detailliert ins Thema eingelesen, ich erwarte, dass mich ein Arzt darüber aufklärt. Aber wenn man keine konkreten Fragen stellt, wird einem grundsätzlich nicht viel gesagt. Ich verstehe das ja auch, für die Ärzte ist dies Alltag und die Leute sollten langsam wissen, worum es geht. Beruflich bin ich in einem ganz andern Gebiet tätig, dort bin ich Expertin. Das Thema der vorgeburtlichen Untersuchungen interessiert mich schon, aber die genauen Details kläre ich nicht von mir aus ab. Vielleicht hätte ich mich mehr damit auseinandersetzen sollen.

Haben Sie den Arzt auf das Thema angesprochen oder wie wurden Sie beraten?
Ich habe dem Frauenarzt gleich zu Beginn erzählt, dass ich in der letzten Schwangerschaft eine Fruchtwasseruntersuchung hatte und diese in der zweiten Schwangerschaft auch wünsche. Der Arzt hat mir dann von der Chorionzottenbiopsie erzählt und von einem dritten Test…

…dem Erst-Trimestertest?
Ja genau. Aber da ich sowieso einen exakten Test wollte, konnte ich mir den Erst-Trimestertest ersparen.

Und die Kosten der Untersuchung wurden in Ihrem Fall von der Krankenkasse übernommen.
Über die Kosten einer Untersuchung habe ich mir nie Gedanken gemacht, ich denke, hier zu sparen wäre am falschen Ort gespart.

Haben Sie sich Gedanken über das Risiko einer Untersuchung gemacht?
Ich habe die Abortzahlen in der Informationsbroschüre gelesen, die Zahlen waren sehr klein. Ich denke, man hat die Situation ja auch selber unter Kontrolle, indem man sich nach einem Eingriff schont. Ich fand, das Risiko ist vernachlässigbar. Grundsätzlich ist die zweite

Schwangerschaft aber viel anstrengender als die erste. Man kann sich wesentlich weniger schonen als in der ersten Schwangerschaft.

Wie ist die Chorionzottenbiopsie abgelaufen, wie haben Sie den Eingriff erlebt?
Das lief gut ab, ich habe den Eingriff in einer Praxis in Zürich machen lassen, mein Frauenarzt hat mich dorthin geschickt. Mein Mann war dabei. Ich habe mich danach eine Stunde in der Praxis hingelegt und mein Mann hat die Probe direkt ins Labor gebracht, das wurde uns so angeboten. Der Arzt war sehr nett und persönlich. Am Ende hat er sogar gesagt, er würde sich über eine Geburtsanzeige freuen. Die Assistentin hat mich sehr gut aufgeklärt darüber, was sie genau machen und was genau sie entnehmen würden.

Wann und wie wurde Ihnen das Resultat kommuniziert?
Das habe ich am nächsten Tag erhalten, wenn ich mich richtig erinnere. Ich konnte am nächsten Tag anrufen. Mir wurde am Telefon gesagt, dass alles in Ordnung sei und auch das Geschlecht habe ich auf Wunsch erfahren. Ich habe das Resultat so erahnt. Beide Male waren meine Babys sehr lebendig in meinem Bauch und so wusste ich, dass alles in Ordnung war. So lebendig wären sie nicht gewesen, wenn sie behindert gewesen wären. Ich war irgendwie überzeugt, dass alles stimmt mit den Kindern, deshalb konnte ich die Untersuchungen so locker angehen.

Hat das Wissen ums Resultat etwas verändert bei Ihnen? Waren Sie erleichtert?
Ich war schon erleichtert, aber ich habe das gute Resultat ja erwartet, deshalb hat sich für mich nichts verändert. Aber es war halt ein weiterer Arzttermin. Und diese sind grundsätzlich organisatorisch mühsam. Bei der Arbeit wollte ich nicht so früh über die Schwangerschaft informieren, also musste ich kurzfristig Urlaub nehmen, das war ein gewisser Aufwand. Arzttermine muss man einfach abhacken, sie sind organisatorisch jedes Mal eine Belastung.

Hat Ihr Mann Ihre Meinung zu den vorgeburtlichen Untersuchungen geteilt?
Wir haben das gar nie gross diskutiert. Für mich war die Situation klar. Und ich wäre auch nicht bereit, darüber ewig zu diskutieren, schliesslich hat man als Frau die Kinder. Und dies ein Leben lang. Ich muss

wissen, was mit mir passiert, und deshalb habe ich entschieden. Und für meinen Mann war das in Ordnung so.

Hat Ihre Tochter einen Einfluss auf den Entscheid gehabt? Dachten Sie beispielsweise, dass ein behindertes Kind sie auch betrifft?
Nein, das hatte keinen Einfluss. Auch wegen der Umwelt habe ich mir keine Gedanken gemacht. Ich denke zum Beispiel nicht, so ein behindertes Kind hätte es schwer, denn ich denke, die sind ja auch sehr glücklich. Es ist wirklich eine rein egoistische Entscheidung. Ich finde, ein Kind bindet einen sehr. Und ein behindertes Kind bindet einen umso mehr. So stelle ich es mir jedenfalls vor. Man hofft ja auch immer, dass aus einem Kind etwas wird, dass man zum Beispiel Sport mit ihm machen kann. All diese Hoffnungen und Erwartungen, die man einfach an ein Kind stellt, kann ein behindertes Kind gar nicht erfüllen. Ich glaube den Berichten schon, worin Eltern betonen, ihre behinderten Kinder sehr zu lieben. Aber ich kann mir diese Belastung für mich einfach nicht vorstellen. Vermutlich bin ich zu egoistisch, um dies auch noch auf mich zu nehmen. Ein behindertes Kind kann sich nicht wie andere Kinder verwirklichen, und dies mit anschauen zu müssen ist doch für Eltern schwierig. Irgendwie bin ich wohl nicht Mutter mit allen Konsequenzen. Meinen Job könnte ich wohl vergessen mit einem behinderten Kind. Und dies auf Jahre hinaus.

Was hätten Sie jetzt nachträglich gesehen noch gebraucht für Ihren Entscheid?
Ich gehe schon davon aus, dass einem der Arzt das Wichtigste mitteilt. Manchmal, wenn ich das eine oder andere von Bekannten höre, denke ich schon, das hat mir mein Arzt aber nicht gesagt. Natürlich kann man nicht alles ausschliessen. Bei der Geburt kann noch Vieles passieren, und auch danach sind Kinder vor Krankheiten nicht gefeit. Aber was man ausschliessen kann, wollte ich ausschliessen. Und man sollte sich selber dabei nicht verrückt machen. Zu stark sollte man auch nicht Gott spielen dabei. Man kann nicht alles ausschliessen.

Sie haben erwähnt, dass Ihnen das Geschlecht mitgeteilt wurde. Wollten Sie das Geschlecht des Kindes wissen?
Ja, wir wollten das wissen. Das war aber nicht das erste, was ich wissen wollte. Man kann sich dann besser darauf einstellen, wenn man weiss, ob es ein Mädchen oder ein Junge wird.

Haben Sie das Thema der vorgeburtlichen Untersuchungen mit jemand anderem in Ihrem Umfeld besprochen?
Ich habe eher mit Männern darüber gesprochen, da ich auch in einem Männerberuf arbeite. Aber ich finde, es muss sich jeder für sich entscheiden. Manchmal hatte ich das Gefühl, auf Unverständnis zu stossen, wenn ich erzählt habe, dass wir den Test machen lassen. Es gibt Leute, die das nicht befürworten. Die denken, man wollte damit etwas ausschliessen, das doch gegeben sei. Deshalb habe ich nicht breit kommuniziert, dass ich den Test machen liess. Auch mit meiner Familie habe ich nie darüber gesprochen, die sind sehr katholisch. Ich denke, die sind sich nicht bewusst, was für Tests ich machen liess. Auch mit meinen Schwestern, die alle bereits Kinder haben, habe ich das Thema nie diskutiert. Das ist ein Thema, wo man selber entscheiden muss, ich gehe mir auch bei andern keinen Rat dazu holen. Für mich ist es wichtig, dass ich mich auf die Geburt und das Kind freuen kann.

Kommunikative Fertigkeiten bei der pränatalen Beratung schwangerer Frauen

Johannes Bitzer, Sibil Tschudin, Wolfgang Holzgreve, Sevgi Tercanli

Die pränatale Beratung schwangerer Frauen erfordert bei den Ärzten eine besondere Kompetenz: Das Wissen um die verschiedenen Untersuchungsmethoden muss der Schwangeren auf eine Art zur Verfügung gestellt werden, die es ihr erlaubt, auf der einen Seite ihr Recht auf Nichtwissen zu behaupten und auf der anderen Seite, mit den Informationen, welche sie über ihr Kind erhalten kann, in einer ihren Zielen und Wertvorstellungen entsprechenden Weise umzugehen. Zu diesem Zweck müssen einerseits im Gespräch Elemente der patientinnenzentrierten Kommunikation mit nichtdirektiver Beratung verbunden werden, mit besonderer Betonung des individualisierten Informationsaustausches und der gemeinsamen Entscheidungsfindung. Andrerseits bedarf es eines gut strukturierten Beratungsprozesses, der folgende Phasen umfasst: Klärung der Ziele der Schwangeren und des ärztlichen Auftrags; Individualisierter Informationsaustausch; Gemeinsame Entscheidungsfindung über die Untersuchungsmethoden, Mitteilung von Befunden und Diagnosen, sowie gegebenenfalls Betreuung von Frauen mit pränatal festgestellten Erkrankungen.

1. Einführung

Die längste Zeit in der Evolution der Spezies Mensch blieb das werdende Kind im Mutterleib den Blicken verborgen; es entwickelte sich im geheimnisvollen Dunkel des Uterus und war damit Gegenstand von Phantasien, Hoffnungen und Ängsten bei der werdenden Mutter, die in einen inneren, exklusiven Dialog mit ihrem werdenden Kind trat. Die

Schwangere war die Expertin für ihr Kind im Rahmen einer privaten, intimen und exklusiven Beziehung zwischen werdender Mutter und Kind im Uterus.

Ultraschall, Zytogenetik und molekulare Genetik haben Spekulation durch Wissen, interne Imaginationen durch objektive Bilder, Hoffnungen und Ängste durch Diagnosen ersetzt. Heute teilen ärztliche Fachpersonen mit den werdenden Müttern gewissermassen den „Einblick" in die Gebärmutter und sie werden damit zu Begleitern der embryonalen und fötalen Entwicklung. Was bis dahin ein innerer Dialog zwischen der Schwangeren und ihrem Kind war, wird jetzt ein Trialog zwischen Mutter, Arzt und Embryo/Fötus. Dieser Trialog wird neu durch die medizinische Sprache dominiert. Die Schwangere wird damit zum meist wenig informierten Laien, die sich informieren und lernen muss.

Die heute zur Verfügung stehenden Methoden der Pränatalen Diagnostik haben damit ein neues Wissen und einen neuen Diskurs geschaffen, durch den die werdende Mutter vor neue Optionen und Entscheidungsmöglichkeiten gestellt wird. Dadurch entstehen für die ärztlichen Fachpersonen neue Verantwortungen und neue Aufgaben, die sich vor allem auf die Gestaltung der Arz-Patientin-Beziehung, und die darin stattfindende Kommunikation und Beratung beziehen. Folgt man den klassischen bioethischen Prinzipien, so lässt sich diese Gestaltung von Beratung und Kommunikation wie folgt skizzieren:

– *Autonomieprinzip:* Dies bedeutet, dass die Ziele und Wertvorstellungen der Schwangeren, sowie ihre Entscheidungen respektiert und zum Ausgangspunkt der gemeinsamen Arbeit gemacht werden sollen. Praktisch bedeutet dies, dass der Arzt sich um Klärung des Auftrages bemüht, den er oder sie von der Patientin erhält. Es bedeutet auch, dass so kommuniziert wird, dass die Patientin ihr Recht auf Nichtwissen bzw. Nichtwissenwollen gewahrt sieht.
– *Prinzip des Nichtschädigens:* Durch die neuen Technologien soll kein Schaden für die Schwangere, ihr werdendes Kind und für die Beziehung der beiden zueinander entstehen. Dies ist ein wichtiges Ziel im Hinblick auf die Kommunikation über Nutzen und Risiken von diagnostischen Massnahmen. Die Kommunikation sollte dergestalt sein, dass andauernde Ängste und Unsicherheit für die Schwangere vermieden werden, damit ihre Beziehung zu ihrer Schwangerschaft nicht gestört wird. Zu diesem ethischen Prinzip

gehört auch, dass die Mitteilung von belastenden Diagnosen und „schlechten Nachrichten" in einer Art und Weise geführt wird, welche nicht zu einer zusätzlichen Traumatisierung der Patientin führt.
- *Prinzip des Wohltuns:* Dieses Prinzip besagt, dass die Gesundheit der Schwangeren und des Kindes gefördert werden soll und Leiden bzw. Krankheit gemindert werden soll. Für Kommunikation und Beratung bedeutet dies, dass der Arzt der Schwangeren sein Wissen in an die Patientin angepasster Form zur Verfügung stellt, also die Schwangere alle für ihre Entscheidungen relevanten Informationen in einer für sie individuell geeigneten Didaktik erhält. Es bedeutet weiterhin, dass die Schwangere durch eine geeignete Kommunikation in ihrer Entscheidungsfindung bezüglich Diagnostik und Therapie unterstützt wird.
- *Prinzip der Gerechtigkeit:* Das Prinzip Gerechtigkeit beinhaltet, dass allen Schwangeren der gleiche Zugang zu Informationen und Hilfe gegeben werden soll, dass also keine Unterschiede gemacht werden sollen im Hinblick auf Sprache, soziale Schicht, Migration etc. Dies ist für die Kommunikation eine fast unlösbare Aufgabe, bedeutet aber in der Praxis, dass zumindest versucht werden muss, im besten Interesse der einzelnen Schwangeren zu kommunizieren. Das kann heissen, dass bestimmte Entscheidungen stärker vom Arzt vor dem Hintergrund der Good Clinical Practice und der evidenzbasierten Medizin getroffen werden müssen.

Ausgehend von diesen Zielvorgaben haben wir ein edukatives Programm entwickelt zur kommunikativen Schulung von den in der pränatalen Medizin aktiven Personen. Bei der Entwicklung des Programms haben Pränatalmediziner, Geburtshelfer und Psychosomatiker eng zusammengearbeitet, um voneinander zu lernen und das Programm möglichst stark auf die Bedürfnisse und Probleme in der täglichen Praxis auszurichten. Dieses Programm wird nachfolgend zusammengefasst vorgestellt.

2. Die kommunikative und Beratungskompetenz für Ärzte

2.1 Allgemeine Lernziele

Im Schulungsprogramm zur Beratung in der Pränatalen Diagnostik sollten Ärzte lernen, elementare Prinzipien der patientenzentrierten Kommunikation, des effektiven Informationsaustausches, der Risikoberatung und des *shared decision making* miteinander in einer nichtdirektiven Beratung zu verbinden.

a) *Patientenzentrierte Kommunikation* bedeutet, dass Ärzte aktiv zuhören, den Patientinnen Raum und Zeit geben, ihre Ziele und Bedürfnisse, ihre Ängste und Wertvorstellungen auszudrücken und dass Ärzte lernen, die emotionalen Reaktionen und deren Bedeutung zu verstehen.
b) *Effizienter Informationsaustausch* beinhaltet ein Verständnis dafür, dass die Vermittlung von Informationen individuell an die Patientin angepasst werden muss und dieser Prozess durch Rückmeldungen und Fragen gekennzeichnet ist.
c) Unter *Risikoberatung* wird eine Form der Kommunikation verstanden, welche darauf abzielt, dass die schwangere Patientin Risiko und Nutzen einer Intervention qualitativ und quantitativ verstehen kann.
d) Im Prozess des *shared decision making* stellt der Arzt sein evidenzbasiertes Wissen zur Verfügung und die Patientin bewertet die dargelegten Fakten vor dem Hintergrund ihrer Ziele und Bedürfnisse, ihrer Ängste und Wertvorstellungen. (siehe oben)

Ärzte sollen lernen, einen strukturierten Dialog mit der schwangeren Frau zu führen, in dem bestimmte Schritte gemeinsam gegangen werden. Diese Schritte sind:

– Klärung der Ziele der Schwangeren und des ärztlichen Auftrages.
– Individualisierter Informationsaustausch und Aufklärung über pränatale Methoden.
– Gemeinsame Entscheidungsfindung betreffend Tests und Untersuchungsmethoden.

- Mitteilung unklarer oder belastender Befunde und Diagnosen.
- Betreuung von Frauen mit pränatal festgestellten kindlichen Erkrankungen.

2.2 Lehrinhalte

Der Beratungsprozess ist durch spezifische Inhalte und kommunikative Techniken gekennzeichnet, welche im Folgenden dargestellt werden:

2.2.1 Klärung des Auftrages

Die Klärung der Erwartungen und des Auftrages kann auf dreierlei Wegen geschehen:

a) Durch Befragen der Patientin: Beispiel:
   Was sind Ihre wichtigsten Anliegen im Hinblick auf die Schwangerenvorsorge? Gibt es besondere Befürchtungen und Sorgen, auf die ich achten soll? Haben Sie sich bereits über die Schwangerenvorsorge informiert und bestimmte Vorstellungen darüber?

b) Aktive Klärung durch den Arzt selbst. Dabei vermittelt der Arzt ein Grundwissen über das Leistungsangebot. Beispiel:
   Durch die Schwangerenvorsorgen können wir Ihnen helfen, dass Sie selbst gesund bleiben und ein gesundes Kind zur Welt bringen. Dazu machen wir Untersuchungen, die dazu dienen, frühzeitig gesundheitliche Gefährdungen zu erkennen, denen wir dann durch gezielte Massnahmen begegnen können [...].
   Daneben gibt es selten Erbkrankheiten des Kindes, die wir bis heute nicht behandeln können, die aber durch bestimmte Untersuchungsmethoden erkannt werden können [...].
   Das diese Krankheiten nicht behandelt werden können, werden die betroffenen Schwangeren vor die Entscheidung gestellt, die Schwangerschaft aufzutragen oder abzubrechen, was sehr belastend sein kann [...].
   Möchten Sie vor diesem Hintergrund über diese Untersuchungsmöglichkeiten weiter informiert werden?

c) Durch Erklärung des Auftrags durch gemeinsames Verhandeln.
Beispiel:
Ich möchte nun zunächst unsere Vorstellungen und Ziele der Schwangerenvorsorge darstellen. Dann können Sie anschliessend über Ihre persönliche Bedürfnisse und Ziele sprechen und wir können danach eine gemeinsame Linie oder auch einen gemeinsamen Weg festlegen.

In dieser Klärungsphase variieren die persönlichen Einstellungen zur Schwangerschaft, zum Kind sowie die begleitenden Emotionen und Affekte in einem grossen Ausmass. Es gibt Schwangere, die sich im Hinblick auf ihr Kind sehr sicher führen, wenige Ängste haben, voll Optimismus in die Zukunft blicken und auf die Gesundheit ihres Kindes vertrauen (Gruppe I). Es gibt andere, die grosse Ängste haben, sich unsicher fühlen, alles über das Kind wissen wollen und teilweise implizit ein perfektes Kind vom Arzt einfordern (Gruppe II). Frauen aus der ersten Gruppe können sich durch eine „invasive Gesprächsführung" bedrängt und in ihrer Wahrnehmung der Schwangerschaft gestört fühlen. Es ist deshalb besonders wichtig, die Gesprächsführung auf diese Patientinnen abzustimmen und ihnen entsprechend Raum zu geben. Die Patientinnen der zweiten Gruppe neigen dazu, den eigenen Anteil am gemeinsamen Auftrag zu verdrängen, und die Verantwortung ganz auf den Arzt zu übertragen. „Sie sind Fachmann, Sie wissen, was zu tun ist". Bei diesen Patientinnen ist es wichtig, zu klären, dass es im Bereich der pränatalen Medizin einen fachmännischen Anteil gibt, der vom Arzt übernommen wird, dass es aber einen eigenen menschlichen, emotional-wertenden Anteil gibt, in dem die Patientin eine wichtige Rolle übernimmt.

Beispiel für die Gesprächsführung bei der Gruppe I:
Ein Kind zu erwarten, ist ein freudiges und erwartungsfrohes Gefühl. Und Sie haben ja bereits eine ganz besondere Beziehung aufgenommen. Wir wissen natürlich, und Sie wissen das auch, dass in seltenen Fällen das nun mal nicht gesund ist und zu einem möglichen Sorgenkind wird. Heute bestehen Möglichkeiten, dies bereits im Mutterleib genauer zu untersuchen. Wollen Sie, dass wir darüber heute sprechen, oder fühlen Sie sich in Ihrer Freude an der Schwangerschaft dadurch beeinträchtigt und wir verschieben dieses Gespräch auf einen anderen Zeitpunkt.

Beispiel für die Gesprächsführung bei der Gruppe II:
Ich kann gut verstehen, dass Sie von mir erwarten, dass ich für Sie die richtigen Entscheidungen treffe. Im medizinischen Bereich werde ich die Sache nach bestem Wissen und Gewissen tun. Bei einer Schwangerschaft gibt es jedoch auch Entscheidungen, die im engeren Sinne nichts mit Medizin zu tun haben, sondern mit Einstellungen, Wertvorstellungen, ethischen und religiösen Fragen. Z.B. die Frage, ob eine Schwangere im Falle einer kindlichen Erkrankung die Schwangerschaft austragen oder abbrechen möchte. Das ist dann eine sehr persönliche Entscheidung, die nicht der Arzt für Sie treffen kann, sondern, die Sie selbst treffen müssen.

Am Ende der Klärungsphase ergeben sich in der Regel drei Situationen:

a) Die Patientin hat (evt. bereits vor der Konsultation entschieden), dass sie ihr Kind so annehmen möchte, wie es kommt. Sie möchte deshalb keine speziellen Abklärungen, weil ein Schwangerschaftsabbruch für Sie ohnehin nicht in Frage kommt. Hier geht nun darum mit der Schwangeren zu klären, ob sie Ultraschalluntersuchungen jenseits des ersten Trimenons wünscht. Ihr werden zudem die üblichen Kontrolle im Rahmen der Schwangerenvorsorge angeboten.
b) Die Patientin hat bereits für sich (evt. bereits vor der Konsultation) entschieden, dass sie auf keinen Fall ein behindertes Kind haben möchte und deshalb eine sichere pränatale Diagnose will, weil sie im Falle einer chromosomalen Erkrankung die Schwangerschaft abbrechen würde. Bei diesen Patientinnen geht es darum, zu klären, ob sie gleichwohl zuerst eine Risikoabschätzung mittels Ersttrimester-Test wünschen oder direkt eine Chorionzottenbiopsie oder Amniozentese durchführen lassen wollen. Entsprechend muss über den Eingriff und die damit verbundenen Risiken aufgeklärt werden.
c) Die Patientin hat noch nichts entschieden, ist nur teilweise oder nicht informiert und möchte eine umfassende Information. Diese Patientin sollte eine individualisierte Informationsvermittlung erhalten.

2.2.2 Individualisierte Informationsvermittlung

Informationen betreffen mehrere Ebenen: Die sachliche Ebene, die emotionale Ebene und die Beziehungsebene: Informationen im Kontext der pränatalen Medizin, also Informationen über das ungeborene Kind werden auf der sachlichen Ebene in Form von Diagnosen oder auch Zahlen gegeben. Sowohl Diagnosen als auch Zahlen sind für den Laien prinzipiell eher schwer oder unvollständig. Auf der emotionalen Ebene lösen Informationen über das werdende Kind häufig intensive Gefühle aus: Diese reichen von Freude, Stolz, hin zu Angst, Unsicherheit und Zweifel. Schliesslich bewirken die Informationen über das Ungeborene Veränderungen in der Arzt-Patienten-Beziehung. Der Arzt oder die Ärztin treten potenziell gewissermassen zwischen die Mutter und ihr Kind und sie bringen die medizinisch wissenschaftliche Anschauung ins Spiel. Auf alle drei Ebenen können dabei Komplikationen auftreten.

Komplikationen auf der sachlichen Ebene:
Ich habe nichts verstanden, man hat mir nichts erklärt, man hat mir keine Wahl gelassen.

Komplikationen auf der emotionalen Ebene:
Man hat mich verunsichert und mir die Schwangerschaft verdorben.

Komplikationen auf der Beziehungsebene:
Mein Arzt hat mich nicht verstanden und nur das Kind medizinisch vermessen.
Ich habe mich auf meinen Arzt verlassen und jetzt hat er mich enttäuscht.

2.2.3 Kommunikative Fertigkeiten

Kommunikative Fertigkeiten bemessen sich an der Erfüllung folgender allgemeiner Regeln des Informationsaustausches:

- *Strukturieren:* Zuerst möchte ich Ihnen etwas über die Möglichkeiten und die Grenzen der Ultraschalluntersuchung erzählen […].
- *Kleine Informationseinheiten:* Die Untersuchung in der 20. Woche dient dazu, die Entwicklung der einzelnen Organe zu betrachten. Dazu gehören […].
- *Wichtige Abschnitte ankündigen:* Jetzt möchte etwas ansprechen, was mir besonders wichtig für Sie erscheint […].

- *Zusammenfassen:* Ich möchte die Vor und Nachteile des Ultraschalls, des Ersttrimester-Tests nochmals kurz zusammenfassen: […].
- *Rückfragen erlauben:* Jetzt habe ich Ihnen viel erzählt, konnten Sie in der Kürze der Zeit alles verstehen, welche Fragen haben Sie?

Im Einzelnen sollte die Informationsvermittlung immer wieder nach dem Prinzip „elicit, provide, elicit" vorgenommen werden.

- *Elicit:* Frage nach dem Vorwissen, dem Informationsbedürfnis: *Haben Sie sich schon über die Möglichkeiten pränataler Untersuchungen informiert? Welche Fragen haben sich dabei für sie ergeben?*
- *Provide:* Gib die Informationen in einfachen Worten: *Sie möchten wissen, ob der Ultraschall Ihrem Kind schaden könnte. Die Antwort darauf ist: Nein, bisher gibt es keine Anhaltspunkte für irgendwelche Schäden.*
- *Elicit:* Frage nach dem Verstehen und der Bedeutung der gegebenen Information für die Patientin und Erlauben von Rückfragen: *Beruhigt Sie das, oder möchten Sie dazu noch weitere Informationen?*

Die Möglichkeiten der Informationsvermittlung in der Pränatalen Diagnostik können auch anhand folgender drei Modelle strukturiert werden:

- *Modell 1:* Die Kunst der Informationsvermittlung besteht darin, mit einfachen Worten die sachlichen Informationen zu geben, die die Patientin braucht um die pränatalen Untersuchungen zu verstehen. Beispiel Informationsbroschüre: *Ich möchte Ihnen gerne Informationen darüber geben, welche Methoden wir heute zur Verfügung haben, um Informationen über das werdende Kind im Mutterleib zu bekommen, damit Sie entscheiden können, welche dieser Untersuchungen Sie machen lassen wollen und welche nicht […] Zuerst ist da der Ultraschall […].*
- *Modell 2:* Die Kunst der Informationsvermittlung besteht darin, der Patientin die Informationen zu geben, die er in einem bestimmten Moment braucht, um die Fragen zu beantworten, die für ihn in diesem Moment wichtig sind.
Beispiel Beratungstelefon: *Haben Sie schon etwas über die verschiedenen Untersuchungsmöglichkeiten während der Schwangerschaft gehört? Welche Fragen sind dabei für sie aufgetaucht und worüber*

möchten Sie besonders informiert werden?... Ich kenne den Ultraschall... Ja, sprechen wir zunächst über den Ultraschall.

- **Modell 3:** Die Kunst der Informationsvermittlung besteht darin, dass der Arzt in einem ersten Schritt entscheidet, welche Informationen für die Patientin unbedingt nötig sind, um dann die weitere Informationsvermittlung den individuellen Bedürfnissen der Patientin anzupassen.

Diese Modelle lassen sich auch kombinieren. Eine Kombination der Modelle 1 und 2 könnte beispielsweise wie folgt aussehen:

Eine Schwangerschaft ist immer etwas ganz Besonderes, Einmaliges und mit vielen guten Gefühlen begleitet. Bei vielen Schwangeren bestehen aber auch gleichzeitig Sorgen und Ängste. Wie ist das bei Ihnen?
Ja, man hört so allerhand von Leuten, bei denen es nicht gut gegangen ist [...].
Wenn Sie einverstanden sind, dann möchte ich Ihnen zuerst einen kurzen Überblick geben, womit eine schwangere Frau in ihrem Alter heute rechnen kann. Stellen Sie sich dazu vor, dass 1'000 schwangere Frauen in einem grossen Saal versammelt sind:

- *In 960 von 1'000 Schwangerschaften ist das Kind ganz gesund.*
- *Bei 30–40 von 1'000 Kindern findet man leichte Fehlbildungen, die man behandeln kann.*
- *Bei 4 von 1'000 Kindern liegt eine schwerwiegendere, angeborene Erkrankung vor, die man nicht behandeln kann.*

Also insgesamt sind die Aussichten sehr positiv. Wir haben heute verschiedene Methoden zur Verfügung, um bereits im Mutterleib Informationen über das werdende Kind zu bekommen. Ich möchte Ihnen diese Methoden kurz vorstellen, damit Sie entscheiden können, welche Untersuchungen sie bei ihrem Kind durchführen lassen wollen.

- *Da ist zuerst der Ultraschall [...]*
- *Weitere Beispiele: siehe Tabelle 1.*

Methode	Ziel/Zweck	Praxis	Wichtig
Ultraschall	Wachstum des Kindes; Entwicklung der Organe u. Plazenta; Vitalität Erkennung häufiger Störungen	3 Untersuchungen	Man kann nicht alles erkennen; was tun bei „kleinen Fehlbildungen"? es gibt keine Garantie
Screening m. US und Blutuntersuchung	Risikoabschätzung Chromosomenstörung	Messung der Nackenfalte und Blutentnahme	Man erhält keine Diagnose sondern die Angabe der Wahrscheinlichkeit einer Chrom. Erkr.
Plazenta oder Fruchtwasserwasserpunktion	Eine Chromosomenstörung erkennen (seltene Störung 1 : 2000	Mit der Nadel wird Gewebe entnommen	Risiko der Fehlgeburt; Eventuell schwierige Entscheidung bez. SS Abbruch; seltene Befunde unklarer Bedeutung

Tab. 1: Informationsvermittlung in der Pränatalen Diagnostik: Beispiel von wichtigen Aspekten, die bei einzelnen Methoden Beachtung finden können.

3. Hilfe bei der Entscheidungsfindung

3.1 Grundlagen

Es lassen sich zwei Grundformen von Entscheidungsfindungen hinsichtlich der Anwendung einer bestimmten Methode der Pränatalen Diagnostik unterscheiden. Zum einen gibt es Entscheidungen mit meist klarem Ausgang *(effective decisions).* Hier liegen über die entscheidungsrelevanten positiven und negativen Auswirkungen ausreichend und umfangreiche Daten vor. Der Nutzen der Anwendung der Methode überwiegt das Risiko bei weitem, so dass die meisten informierten Fachleute wie Patienten sich für deren Anwendung entscheiden (Beispiele: Augenhintergrund, HbAc1 und Blutlipide bestimmen bei Diabetes; Aspirin, beta Blocker, Lipidsenker nach HI).

> *Beispiel Typ 1:* Diabetesabklärung in der Schwangerschaft
> Problem: Mütterlicher Diabetes kann zu Komplikationen für die Schwangere und das Kind führen.
> Mögliche Klinische Entscheidung: Glucosebelastungstest durchführen. Der Nutzen dieser Massnahme ist evidenzbasiert und

übersteigt bei weitem das Risiko der Blutentnahme. Die grosse Mehrzahl der Experten und Patientinnen sind sich einig. Die Früherkennung kann Schaden vermeiden.

Zum anderen gibt es Entscheidungen, wo individuelle Präferenzen eine grosse Rolle spielen *(preference sensitive decisions)*. Hier liegen über Vor- und Nachteile keine ausreichenden Daten vor – oder aber die Daten sind ausreichend, doch die Kosten/Nutzen-Beurteilung der Anwendung einer Methode hängen stark von der individuellen Bewertung der Patientin ab (Beispiele: Antenatal Screening, Test auf Prostata Krebs, Management von Menopausensymptomen, Mammographie-Screening).

Beispiel Typ 2: Abklärung einer Behinderung beim Kind
Problem: Chromosomale Erkrankung des Kindes
Mögliche Klinische Entscheidung: Pränatale Diagnostik durchführen. Der Nutzen dieser Massnahme ist abhängig von der Bewertung der Erkrankung durch die Schwangere. Die Diagnostik bringt ein Risiko mit sich, das wiederum von der Patientin bewertet werden muss. Es bestehen erhebliche subjektive Bewertungsunterschiede.

3.2 Praktisches Vorgehen

Das praktische Vorgehen bei der Entscheidsuche lässt sich anhand von sieben Schritten gliedern:

Schritt 1: Kläre die Bedürfnisse und das Wertesystem der Patientin.

Beispiel:
Wenn wir über diese Untersuchungen sprechen, kommen wir zwangsläufig auch auf die seltenen Fälle, in denen man tatsächlich eine schwerwiegende Behinderung beim Kind feststellt und sich eventuell die Frage nach dem Austragen der Schwangerschaft oder einem SS Abbruch stellt. Jeder Mensch hat dazu seine eigenen Wertvorstellungen. Wie ist ihre Einstellung zu diesen Fragen wie Behinderung und Schwangerschaftsabbruch?
    Wenn sich die Patientin klar gegen eine pränatale Diagnostik entscheidet entfallen die nächsten Schritte (Inanspruchnahme des Rechts

auf Nichtwissen). Wenn sie zum Ausdruck bringt, dass sie entweder über das Risiko oder das Vorliegen einer chromosomalen Erkrankung beim Kind Bescheid wissen möchte, weil sie daraus für sich eventuell Konsequenzen ziehen würde, folgen die nächsten Schritte:

Schritt 2: Informiere auf der Basis der Evidenzbasierten Medizin und mache Statistik verständlich.
    Dazu gehören folgende Punkte:

– *Untermaure verbale Risikoaussagen mit Zahlen.*
– *Bringe die Zahlen in eine Alltagsperspektive.*
– *Benutze natürliche Häufigkeiten, absolute Risiken mit einem gemeinsamen Nenner.*
– *Vermeide einen Wechsel des Nenners.*
– *Zeige positive und negative Outcomes.*
– *Visualisiere Wahrscheinlichkeiten (Beispiel: Abbildung 1).*

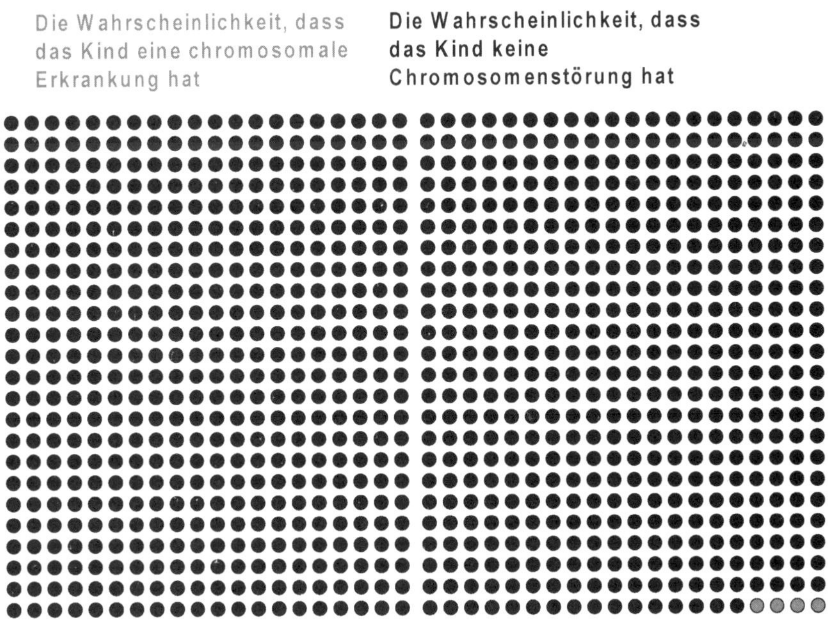

Abb. 1: Beispiel einer Visualisierung der Wahrscheinlichkeit, dass ein Kind eine chromosomale Störung hat.

Schritt 3: Informiere auf der Basis der evidenzbasierten Medizin – erkläre verständlich Vor- und Nachteile des Ersttrimester-Tests.

Vorteile:
- Die Untersuchungen haben keine Risiken für Mutter und Kind.
- Die gefunden Risikozahl – beispielsweise 4:1000 – kann man vergleichen mit dem Risiko einer Amniozentese (AC) oder einer Chorionzottenbiopsie (CVS) und mit dem Altersdurchschnitt.
- Man kann dadurch besser das eigene Risiko einschätzen.

Nachteile:
- Man hat keine Diagnose (Kind gesund oder krank), sondern eine statistische Wahrscheinlichkeit.
- Ein relativ niedriges Risiko – beispielsweise 1:5000 – schliesst nicht aus, dass doch eine kindliche Erkrankung vorliegt.
- Ein relativ hohes Risiko – beispielsweise 200:1000 – bedeutet nicht, dass das Kind krank ist, kann jedoch zu einer grossen Beunruhigung beitragen.

Schritt 4: Kläre die individuelle Bewertung und biete weitere Informationen an.

Beispiele möglicher Fragen:
- Wie bewerten Sie eine solche Risikoschätzung?
- Haben Sie das Gefühl, dass Ihnen eine solche Zahl helfen kann, sich für oder gegen eine weitere Untersuchung zu entscheiden?
- Nehmen wir an, beim Ersttrimester-Test finden wir ein Risiko von 1:200. Was würde das für sie bedeuten?
- Glauben Sie, dass sie mit einer hohen Risikozahl umgehen können?
- Möchten Sie dazu noch weitere Informationen?
- Möchten Sie zunächst darüber nachdenken und dass wir uns nochmals treffen?

Schritt 5: Informiere auf der Basis der evidenzbasierten Medizin – erkläre verständlich Vor- und Nachteile von CVS und Amniozentese.

Vorteile:
- Bei 995 von 1'000 Untersuchungen kann die Diagnose genau gestellt werden.

- Die Bestätigung, dass das Kind keine chromosomale Erkrankung hat, gibt Sicherheit für den Rest der Schwangerschaft.
- Im Falle einer kindlichen Erkrankung kann die Entscheidung für oder gegen das Austragen getroffen werden.

Nachteile:
- Unter 1000 Eingriffen kommt es bei 50 bis 100 Schwangeren zu einer Komplikation mit einem Verlust des Kindes.
- Das Wissen um eine chromosomale Erkrankung kann zu einem schweren Entscheidungskonflikt führen, der mit einer grossen emotionalen Belastung einhergehen kann.
- Die Bestätigung, dass das Kind keine chromosomale Erkrankung hat, schliesst andere mögliche Erkrankungen nicht aus.

Schritt 6: Kläre die individuelle Bewertung und biete weitere Informationen an.

Beispiele möglicher Fragen:
- Was steht für Sie im Moment im Vordergrund: Die Sicherheit, dass keine Chromosomenerkrankung vorliegt oder die Angst vor einer möglichen Komplikation des Eingriffs?
- Möchten Sie dazu noch weitere Informationen?
- Möchten Sie zunächst darüber nachdenken und dass wir uns nochmals treffen?

Schritt 7: Bei Entscheidungsschwierigkeiten bezüglich CVS oder AC kann folgende Überlegung helfen:

In welchem Zahlenverhältnis steht mein individuelles Risiko für eine Erkrankung des Kindes zum Risiko des Eingriffes?
In welchem emotionalen Verhältnis steht meine Angst vor einer Behinderung des Kindes zu meiner Angst, das Kind durch den Eingriff zu verlieren?

4. Mitteilen der Diagnose

Bei den meisten Patientinnen sind die Ultraschalluntersuchung, die Screeninguntersuchung und auch die chromosomale Diagnostik unauffällig und weisen auf ein gesundes Kind hin. Die Mitteilung einer solchen „glücklichen Diagnose" ist problemlos.

Einigen Patientinnen jedoch zeigen sich im Ultraschall, bei der Screeninguntersuchung verdächtige oder pathologische Befunde, oder die chromosomale Untersuchung zeigt ein krankes Kind. Bei diesen Patientinnen geht es darum, den Verdacht oder die Diagnose in einer Art und Weise mitzuteilen, dass

- die Patientin die für sie wichtigen Informationen bekommt
- sie alle wichtigen Informationen versteht
- sie sich über die Bedeutung der Information entsprechend mit dem Arzt austauschen kann
- die emotionalen Reaktionen der Patientin verstanden werden und
- ihr die Verarbeitung der Information ermöglicht wird und sie nicht traumatisiert wird.

Beispiel: Mitteilung eines Verdachtes:
Ich glaube, im Ultraschall eine Veränderung im Bereich des Herzens Ihres Kindes zu sehen, und zwar kann ich die Kammer nicht genau abgrenzen. Ich bin mir aber nicht sicher, worum es sich im Einzelnen handelt und ob das überhaupt von Bedeutung ist. Vielleicht ist es nur eine leichte Abweichung oder eine Schwierigkeit bei der Einstellung.

Der Verdacht ist mitteilen, ohne zu unnötigen Angst- und Panikreaktionen beizutragen. Die Grenzen des Wissens und die bestehende Unsicherheit sollten dabei veranschaulicht werden und Hilfe soll angeboten werden:
Ich weiss, dass Sie das jetzt beunruhigt und möchte deshalb möglichst schnell, dass ein anderer Kollege (andere Spezialisten) uns helfen. Das ist erfahrungsgemäss eine schwierige Situation, da ich Ihnen im Moment keine genaue Diagnose geben kann und wir gemeinsam zuwarten müssen. Kann ich Ihnen in dieser Situation irgendwie helfen?
Ich möchte, dass Sie sich unnötig beunruhigen und in Ängste versetzt werden.

Beispiel: Mitteilung der Diagnose, dass ein unheilbar krankes Kind diagnostiziert wurde.

Vorarbeiten: Zettel vorbereiten, genügend Zeit einplanen, auf Ruhe achten.
Möglicher Einstieg: *„Wie ging es Ihnen beim Hieherkommen, was ging Ihnen im Kopf herum?"* Oder: *„Ich muss Ihnen etwas Belastendes mitteilen."*
Diagnose in einfache, klare Worte fassen. Abwarten der individuellen Reaktion, Eingehen auf evt. auftretende Emotionen und Fragen. Es sollte auf die individuelle Reaktion eingegangen werden. Dabei sollte sich der Arzt folgende Fragen stellen:

– Wie fühle ich mich selbst im Moment?
– Was bringt die Patientin für Gefühle zum Ausdruck (Schock, Erschrecken, Verzweiflung, tiefe Trauer, Lähmung, Starrheit etc.)?

Wenn möglich diese Gefühle in Form einer respektvollen Frage oder in Form einer Anerkennung in Worte fassen: *„Das ist jetzt ein Schock für Sie? (Pause) Ich kann ihre Verzweiflung gut verstehen."*
Hoffnung vermitteln und Strukturieren. Kein vorschneller, billiger Trost, sondern die negativen Gefühle aushalten und mittragen helfen: *„Was brauchen Sie jetzt, was könnte helfen?" „Wie geht es weiter?"*

5. Der Umgang mit belastenden, unglücklichen Verläufen

In der klinischen Erfahrung gibt es in der Pränatalen Diagnostik drei wesentliche Arten von belastenden, unglücklichen Verläufen:

a) *Das hohe Risiko beim Ersttrimester-Screening:* Wird ein hohes Risiko beim Ersttrimester-Screening gefunden, so sind die emotionalen Reaktionen gewöhnlich eine Verunsicherung, eine Erwartungsangst, ein Misstrauen, eine vorübergehende Störung der Beziehung zum Kind und der starke Druck bzw. die Verzweiflung über die Wartezeit. Der Berater soll die auftretenden Emotionen der Patien-

tin wahrnehmen, respektieren und gegebenenfalls ansprechen. Es kann für die Patientin hilfreich sein, wenn sie aktiv befragt wird:
Was belastet Sie am meisten?
Wie können wir Ihnen helfen?
Wie können Sie sich im Moment selbst helfen?

b) *Die Komplikation nach einem Eingriff:* Tritt eine Komplikation nach einem diagnostischen Eingriff auf (Fehlgeburt, Blasensprung etc.) so sind die möglichen Reaktionen Verzweiflung, Trauer, Schuldgefühle, Aggression gegen sich selbst oder Ärzte und gegebenenfalls auch partnerschaftliche Belastungen. Hier kommt es bei der Beratung vor allem darauf an, die Patientin zu ermutigen, ihre negativen Gefühle und Gedanken auszusprechen und noch einmal mit ihr den Entscheidungsweg durchzugehen, um ihre Schuldgefühle abbauen zu helfen. Es ist wichtig, über Trauer und Trauerarbeit aufzuklären und einen entsprechenden Zeitraum anzugeben.

c) *Die Diagnose einer chromosomalen Erkrankung:* Die möglichen Reaktionen bei den betroffenen Patientinnen sind Lähmung, Unglaube, Verzweiflung, Hadern mit dem Schicksal, Neid auf die Anderen, Wut und Aggression, tiefe Trauer und Depression. Hier ist es die Aufgabe des Beraters, Raum für Emotionen zu geben, negative Gefühle auszuhalten und keinen vorschnellen Trost zu senden. Evtl. hilft es, noch einmal den bisherigen Weg durchsprechen.

Im dritten Fall braucht die Patientin eventuell Hilfe bei der Entscheidungsfindung. Hierbei geht es in einem ersten Schritt darum, die Bewertungsmassstäbe bewusst zu machen – also Antworten zu finden auf die Frage: Was bedeutet Behinderung? Die Optionen und Szenarien sollten dann gemeinsame betrachtet werden, dies im Hinblick auf die Konsequenzen (emotional, Verhalten), Belastungen und Ressourcen. Nach der Entscheidungsfindung gibt es zwei mögliche Verläufe:

– *Patientin entscheidet sich zum Schwangerschaftsabbruch:* Die besonderen Belastungen dabei sind: Verlust der Hoffnung auf ein gesundes Kind; Abschied nehmen von diesem Kind; Schuldgefühle, weil die Patientin selbst aktiv die Schwangerschaft beendet; Angst vor dem Eingriff. Besonders belastend ist die von vielen Patientinnen empfundene Ambivalenz in dieser Situation. Zum Einen haben sie die Abklärung und den Eingriff gewollt, um die Belastung eines

behinderten Kindes von sich zu nehmen, zum Anderen aber haben sie ein Kind verloren und aktiv zu diesem Verlust beigetragen. Dadurch wird möglicherweise die nötige Trauerarbeit erschwert. Teilweise wird von ihnen erwartet, dass sie erleichtert sind und sich sofort auf ein neues Kind konzentrieren. Deshalb ist es besonders wichtig bei diesen Patientinnen, sie zum Aussprechen ihrer Gefühle zu ermuntern und sie dabei zu unterstützen, dass sie ihre Trauer zulassen. Dabei sind die individuellen Möglichkeiten, die Trauerarbeit zu unterstützen, sehr unterschiedlich. Für manche Patientinnen ist es wichtig, nach dem Abbruch von ihrem Kind möglich Abschied nehmen zu können, indem sie es noch einmal sehen oder in den Arm nehmen. Für andere bedeutet es eine Überforderung und Traumatisierung. Dies muss im Einzelfall besprochen werden.
- *Die Patientin entscheidet sich zum Austragen der Schwangerschaft:* Die besonderen Belastungen sind: Vorbereitung auf ein Leben mit einem behinderten Kind; Neuorientierung der Lebenspläne; Überwindung von Neid auf Andere und Wut gegen sich selber und gegen das Kind; allgemeine Überforderungs- und Erschöpfungsreaktion. Hier kommt es darauf an, dass der Berater oder die Beraterin die angewandten Bewältigungsstrategien der Patientin versteht und unterstützt und evt. gemeinsam mit ihr zusätzliche Möglichkeiten erkundet, wie sie mit dieser Belastung umgehen kann, z.B. durch ausführliche Information, Selbsthilfegruppen, etc. Eine besondere Herausforderung stellt die Kommunikation innerhalb der Partnerschaft, der Familie und im Freundeskreis dar. Hier brauchen die Patientinnen und Paare oft Hilfe, sich nach aussen zu erklären und sich vor zusätzlichen Belastungen durch häufig hilflose Reaktionen der Umwelt zu schützen (übertriebenes Mitleid, Neugier, vorschnelle Wertungen, billiger Trost).

6. Methodik

Die Lerninhalte wurden und werden in unserem Modell durch Vorlesungen und Übungen vermittelt: In den etwa 90 Minuten dauernden Vorlesungen werden die Funktionen und Grundlagen menschlicher

Kommunikation dargelegt. Auf der Grundlage der genannten bioethischen Prinzipien werden die Anforderungen an die Arzt-Patientin Kommunikation und Beratung in der pränatalen Medizin expliziert. Dann wird der Beratungsprozess zunächst in einer Übersicht und dann in den einzelnen Schritten mit Visualisierung durch Folien dargestellt und durch praktische Beispiele veranschaulicht.

Unter der Leitung einer in psychosozialer und psychosomatische Medizin ausgebildeten Kollegin werden die individuellen Erfahrungen der Gruppenmitglieder in Übungen ausgetauscht, die ebenfalls etwa 90 Minuten dauern. Angesprochene Fragen sind unter anderem: Welche Schwierigkeiten und Probleme werden berichtet? Wie geht die Kollegin damit um? Welche Hilfe würde gewünscht? Daneben werden Rollenspiele angeboten und durchgeführt, in denen typische Beratungssituationen abgebildet sind: Die Schwangere, die keine pränatale Abklärung will; die Schwangere, die auf jeden Fall ein gesundes Kind möchte, aber Angst vor Abklärungen hat; die Schwangere mit einem erhöhten Risiko, die in Panik gerät; etc. Durch Rollenspiel und Diskussion werden Wahrnehmung von Emotionen, Verhandeln, Risikoberatung, Gemeinsame Entscheidungsfindung, Ansprechen der Beziehungsebene etc. geübt.

Die Qualitätssicherung des Schwangerschafts-Ultraschalls und des Ersttrimester-Testes in der Schweiz

Wolfgang Holzgreve, Sevgi Tercanli, Kurt Biedermann

Trotz der weiten Verbreitung des Schwangerschafts-Ultraschalls sind in den vergangenen Jahren der Nutzen, die Zweckmässigkeit und die Wirtschaftlichkeit dieser Methode kontrovers diskutiert worden. Um diesem Problem zu begegnen, sind in den letzten Jahren unter anderem detaillierte Anforderungen an Ärztinnen und Ärzte entwickelt worden, welche nicht-invasive genetische Abklärungen (inkl. Ersttrimester-Test) durchführen. Gleichzeitig konnte mit prospektiv randomisierten Studien bislang belegt werden, dass Ultraschall in der normalen Schwangerschaft bzw. in der „low-risk" Schwangerschaft im Vergleich mit der Sonographie auf Indikation in der Lage war, das Gestationsalter des Kindes besser zu bestimmen, was in einer signifikanten Reduktion der wegen Übertragungen notwendigen Einleitungen resultiert. Zudem werden Zwillinge zuverlässiger und früher entdeckt als durch klinische Untersuchung allein. Schliesslich werden auch signifikant mehr Kinder mit schwerwiegenden Fehlbildungen zu einem frühen Zeitpunkt entdeckt. Es zeigt sich in diesen Arbeiten und im klinischen Alltag aber auch, dass eine gezielte, gute Ausbildung der untersuchenden Ärztinnen und Ärzte eine unumgängliche Voraussetzung ist. Die Aufgabe der Fachgesellschaften konzentriert sich deshalb zunehmend auf Sicherstellung der adäquaten Weiter- und Fortbildung sowie Gewährleistung der berechtigten Forderung nach korrekter und angemessener Beratung der Schwangeren.

1. Regulierung des Schwangerschafts-Ultraschalls in der Schweiz

Die routinemässige Ultraschalluntersuchung während der Schwangerschaft wird nunmehr seit mehr als 30 Jahren weltweit in vielen Ländern angeboten. Mindestens seit ebenso langer Zeit wird auch die Frage des Nutzens, der Zweckmässigkeit und auch der Wirtschaftlichkeit dieser Methode kontrovers und wiederkehrend diskutiert. Dies führte dazu, dass in der Schweiz die Ultraschalluntersuchungen in der Schwangerschaft zeitweise nur bei auftretenden Problemen bzw. nur in Risikoschwangerschaften durch die Krankenkassen übernommen wurden, da der Nutzen eines Screening als nicht ausreichend bewiesen eingestuft wurde.

Im Gefolge einer auch in den Medien geführten Diskussion wurde nachträglich der Schwangerschaftsultraschall 1996 bei der Revision der Krankenpflege-Leistungsverordnung in deren Leistungskatalog wieder aufgenommen – jedoch nur provisorisch und befristet auf 5 Jahre mit mittlerweile wiederholter Verlängerung des Provisoriums und verbunden mit einer Forderung nach erneuter Nutzenevaluation. Verbunden mit der Wiedereinführung des Angebotes von zwei Ultraschalluntersuchungen in die Leistungsverordnung wurde die Auflage, dass diese nur nach einem umfassenden Aufklärungs- und Beratungsgespräch über Möglichkeiten und Grenzen der Methode erfolgen darf. Als zweite Forderung wurde festgelegt, dass nur Ärzte und Ärztinnen mit einer notwendigen Zusatzausbildung und entsprechender Erfahrung Ultraschalluntersuchungen in der Schwangerschaft durchführen sollen.

Der Auftrag zur Umsetzung dieser gesetzlichen Vorgaben wurde der Verbindung der Schweizer Ärztinnen und Ärzte (FMH) übertragen, welche ihrerseits die Schweizerische Gesellschaft für Ultraschall in der Medizin (SGUM) mit einem Realisierungsvorschlag beauftragte. Als erste Massnahme wurde eine interdisziplinäre „Kommission Schwangerschaftsultraschall" einberufen, die die notwendigen Zulassungsbedingungen in einem Fähigkeitsprogramm als Voraussetzungen für den Erwerb des Fähigkeitsausweises „Schwangerschaftsultraschall" ausarbeitete und dem Zentralvorstand der FMH vorlegte. Der Zentralvorstand der FMH verabschiedete dieses Fähigkeitsprogramm 1998.

Zur Wahrung des Besitzstands wurde eine Übergangsfrist bis Ende 2002 gewährt, in welcher der Fähigkeitsausweis (FA) erlangt werden konnte. Dies diente dazu, Versorgungslücken zu vermeiden und wohl erworbene Rechte nicht zu unterlaufen.

2. Anforderungen an Ärztinnen und Ärzte

Die Auflagen des Fähigkeitsprogramms sind nunmehr seit mehreren Jahren verbindlich und wurden in der Folge mehrfach revidiert und den Erfordernissen gemäss den Beschlüssen der Kommission Schwangerschaftsultraschall angepasst. In der Übergangsphase wurden der Stand der Ausbildung und bestehende Erfahrungen mit Schwangerschaftsultraschall evaluiert, um Problembereiche besser einschätzen zu können. Schweizweit bot man zur Verbesserung der Experten-Qualität *Refresherkurse* an, um Ärzten und Ärztinnen mit ungenügend abgeschlossenem Kursbesuch eine gezielte Weiter- und Fortbildung zu ermöglichen. Untersucher mit geringer Erfahrung im Schwangerschaftsultraschall mussten zusätzlich die fehlenden Ultraschall-Dokumente mit schriftlichem Befund und entsprechenden Ultraschallbildern beibringen. In der Übergangsphase wurde ihnen der FA provisorisch auf drei Jahre erteilt und erst dann auf fünf Jahre verlängert, wenn die Bedingungen erfüllt waren.

Wer den FA im Rahmen der Übergangsregelung beantragte, hatte seine Ausbildung und Erfahrung zu deklarieren. Diese wurde als genügend beurteilt, wenn mindestens zwei Tage Ausbildungskurse und 400 selbständig durchgeführte Ultraschalluntersuchungen in der Schwangerschaft nachgewiesen wurden. Etwa die Hälfte der 1246 Gesuchsteller (bis Ende 1998) erfüllte diese Bedingungen anfangs nicht und musste entweder einen *Refresherkurs* besuchen und/oder Ultraschalldokumente nachreichen.

Für den Erwerb des Fähigkeitsausweises gelten seit 2002 gemäss Fähigkeitsprogramm folgende Auflagen:

– Eidgenössischer oder anerkannter ausländischer Facharzttitel.
– Klinische Weiterbildung in Gynäkologie und Geburtshilfe von mindestens 12 Monaten Dauer an einer von der FMH anerkannten

Ausbildungsstätte. Fachärzte FMH für Radiologie, welche diese Forderung nicht erfüllen, müssen die doppelte Anzahl Untersuchungen durchführen (600 Ultraschalluntersuchungen bei mindestens 300 Schwangerschaften).
- Besuch von anerkannten Ausbildungskursen im Umfang von insgesamt 5 Tagen, *die auch den Ersttrimestertest und eine Schulung in Kommunikation einschliessen.* Dieser Passus wurde von der Kommission Ultraschall aufgrund seiner Kompetenz, Inhalt und Umfang der Kurse zu definieren, aufgenommen und soll bei der nächsten Revision im Fähigkeitsprogramm verankert werden.
- Selbständige Durchführung von 300 Ultraschalluntersuchungen bei mindestens 150 Schwangerschaften, davon mindestens 100 aus dem Ersttrimester-Screening und 100 aus dem Zweittrimester-Screening. Alle Schwangerschafts-Ultraschalle müssen unter Supervision durchgeführt werden.

Der Fähigkeitsausweis wird für fünf Jahre erteilt. Er kann um weitere 5 Jahre verlängert werden, wenn in dieser Periode mindestens 15 Stunden fachspezifischer Fortbildung dokumentiert werden, wobei Kurs- oder Kongressbesuche, Qualitätszirkel und Hospitationen an Ultraschallzentren anerkannt werden. Zudem wird die Kommission Schwangerschaftsultraschall ermächtigt, Neuerungen und politische Auflagen in den Anforderungskatalog aufzunehmen. In diesem Rahmen wurde die Schulung in Ersttrimestertest und Kommunikation für alle FA-Inhaber angeboten und durchgeführt.

Die Einführung des Fähigkeitsausweises hatte noch weitere Folgen: Inhaltlich mussten die Anforderungen an die Ultraschalluntersuchung in der Schwangerschaft neu definiert werden, wozu die Kommission im Jahre 1999 die Broschüre „Empfehlungen zur Ultraschalluntersuchung in der Schwangerschaft" einführte, welche auch weiterhin als verbindlich gilt. Mittlerweile wurden diese Empfehlungen im Jahre 2002 in einer zweiten und aktualisierten Auflage (der Broschüre) revidiert und an die neueren Entwicklungen der Ultraschalldiagnostik angepasst.

Die *Nutzenevaluation* wurde in verschiedenen Studien bearbeitet, insbesondere an der Universitätsfrauenklinik Zürich in Zusammenarbeit mit der Abteilung für Psychosoziale Medizin des Universitätsspitals Zürich und dem Horten-Zentrum für praxisorientierte Forschung und Wissenstransfer der Universität Zürich. Diese Nutzenevaluation wie auch die Untersuchung über die „Kostenfolge des Schwangerschaftsultraschalls" von J.E. Fischer vom Horten-Zentrum wurden im Frühjahr 2001 an das Bundesamt für Sozialversicherung eingereicht und im Herbst 2001 von der Eidgenössischen Leistungskommission positiv beurteilt. Die Studie über „Psychosoziale Aspekte der Ultraschall-Untersuchung in der Schwangerschaft" (Schönholzer et al. 2000; Götzmann et al. 2002/2002b) brachte jedoch in einem Punkt ein unbefriedigendes Ergebnis: Schwangere Frauen mit einem sonographischen Verdacht auf eine fetale Entwicklungsstörung waren mit der Kommunikation rund um diesen auffälligen Befund nicht in gleichem Masse zufrieden wie mit der fachlichen Durchführung der Untersuchung. Dieses Ergebnis veranlasste Frau Bundesrätin Dreifuss im Dezember 2001 dazu, die Leistungspflicht des Schwangerschaftsultraschalls nicht aus der Evaluation zu entlassen und sie auf weitere fünf Jahre zu befristen. Die geforderte Zusatzausbildung für Schwangerschaftsultraschall wurde mit dem Passus „welche auch die kommunikative Kompetenz umfasst" erweitert.

Die Anstrengungen der Kommission Schwangerschaftsultraschall fokussierten sich seit diesem Entscheid auf die Umsetzung dieser *Kommunikationsschulung* und auf die Evaluation des Beratungsgesprächs vor der Ultraschall-Untersuchung. Zusammen mit der Abteilung für gynäkologische Sozialmedizin und Psychosomatik der Universitäts-Frauenklinik Basel wurde ein Konzept für Kommunikationskurse erarbeitet und seither fortlaufend angeboten (Bitzer et al. 2007). Bis Ende 2006 musste der Kursbesuch absolviert sein, er ist Bedingung für die Verlängerung des Fähigkeitsausweises.

3. Organisation und Durchführung der Kurse in Kommunikation

Die Anforderungen an die Kursleitung und die Kursinhalte wurden von der Kommission Schwangerschaftsultraschall erarbeitet. Folgende Auflagen wurden für die Anerkennung der Kommunikationskurse gestellt:

- Gemeinsames fachliches Tutoriat durch Pränatalmediziner und Kommunikationsspezialisten (Psychosomatiker/Ethiker).
- Konzentration auf die Kommunikation im Bereich Ultraschalluntersuchung in der Schwangerschaft.
- Einbezug der Studie über psychosoziale Aspekte der Ultraschall-Untersuchung in der Schwangerschaft (Schönholzer et al. 2000) und des Leitfadens für vorgeburtliche Untersuchungen (Baumann-Hölzle et al. 2006).
- Wünschenswert sind praktische Übungen zur Kommunikation (Rollenspiele, Fallbesprechungen).
- Dauer des Kurses: mindestens 3 Stunden. Das Ausbildungsprogramm „Kommunikative Kompetenz im Bereich der Schwangerenvorsorge" umfasst die inhaltlichen Vorgaben, die in einem anderen Kapitel dieses Buches von Prof. Bitzer et al. dargestellt sind.

Die Definition des *Beratungsgesprächs* und seine Dokumentation sind weitgehend umgesetzt worden, müssen aber von der Kommission noch deutlicher umschrieben werden. Eine repräsentative Befragung von 200 FA-Inhaber/-innen hat gezeigt, dass 55% anhand eines Informationsblattes, das in der Krankengeschichte verbleibt, sowie einem zusätzlichen Gespräch offene Fragen thematisieren und damit den Vorstellungen der Kommission entsprechen. 40% führen ein mündliches Gespräch und dokumentieren dieses hinreichend in den Akten, während bei 5% die Dokumentation als nicht genügend erachtet wird. Die Kommission wird nun ein Schreiben an alle Untersucher/-innen richten und nochmals festhalten, welche Art der Dokumentation der gesetzlichen Auflage entspricht.

Als Neuerung im Schwangerschaftsultraschall gilt die Einführung des sogenannten Ersttrimestertestes inklusive der Messung der fetalen Nackentransparenz im Rahmen des Frühultraschalls. Diese aussagekräftigste Untersuchung bezüglich früher fetaler Entwicklung setzt einen hohen Qualitätsstandard voraus, um optimale Resultate zu ermöglichen und um eine umfassende und nicht-direktive Beratung zu erreichen. Die Implementierung des Ersttrimestertestes ist eines der Hauptaufgaben in nächster Zeit. Das Ziel ist es, dass alle FA-Inhaber/-innen einen Kurs in Ersttrimestertest absolvieren und 10 Nackentransparenz-Bilder zur Beurteilung einreichen können. Zusammen mit der Qualitätssicherung der Laboratorien, welche die mütterliche Serumuntersuchung durchführen, wird dann eine optimale Testqualität in der Schweiz möglich sein. Die Studien (Tercanli et al. 2002, Gasiorek-Wiens et al. 2001) in der Universitäts-Frauenklinik Basel bestätigen die Ergebnisse in der Literatur, wonach durch die Messung der Nackentransparenz und der biochemischen Parameter ca. 90% der Chromsomenstörungen und eine Reihe von nicht chromosomalen Anomalien entdeckt werden können. Damit kann prinzipiell eine Verdreifachung der Detektionsrate gegenüber den Ergebnissen in den 1970er Jahren erzielt werden. Es zeigt sich in diesen Arbeiten und im klinischen Alltag aber auch, dass eine gezielte, gute Ausbildung eine unumgängliche Voraussetzung ist (Frei-Tirri 2007).

Die Implementierung des Ersttrimestertestes ist keine Auflage des Krankenversicherungsgesetzes; sie hat sich aber aufgrund der medizinischen Fortschritte in diesem Bereich aufgedrängt und soll zeigen, wie Neuerungen qualitätsbewusst in den Routine-Ultraschall-Untersuchungsgang aufgenommen werden. Vor Einführung dieses Testes war das mütterliche Alter der zuverlässigste Parameter für das Risiko einer Schwangerschaft mit Trisomie 21, wobei der Cut-off-Wert bei einem Anteil positiver Testergebnisse von 5% festgelegt wurde, was vor Jahren noch einem mütterlichen Alter von 35 Jahren entsprach. Dem entspricht eine Inzidenz von einem Kind mit Trisomie 21 auf 385 Geburten. In den letzten 30 Jahren hat aber der Anteil der Mütter über 34 Jahren kontinuierlich von 9.3% (1972) auf 20.3% (2002) zugenommen, weswegen heute ungebührlich viele schwangere Frauen auf die Möglichkeit einer invasiven Diagnostik aufmerksam gemacht werden müssten und sich auch viele zu dieser Untersuchung entscheiden würden – bei einem eingriffsbedingten Abortrisiko von immerhin doch rund 0.5–1%.

4. Schweizerische Richtlinien für den Einsatz des Ersttrimestertestes

Die Implementierung der Auflagen von der Schwangerschaftskommission hat die Schweizerische Gesellschaft für Gynäkologie und Geburtshilfe unter der Präsidentschaft von Wolfgang Holzgreve, Basel zusammen mit einer Expertengruppe an die Hand genommen und einen Leitfaden zum Einsatz des Ersttrimestertestes verfasst. Die Kommission Schwangerschaftsultraschall stellt in diesem Konzept die Logistik für die Umsetzung zur Verfügung, da in Zukunft alle neuen FA-Inhaber/-innen auch gleichzeitig für den Ersttrimestertest qualifiziert sein müssen.

In diesen „Gemeinsamen Empfehlungen zur Individuellen Risikospezifizierung für Chromosomenanomalien in der Frühschwangerschaft (11–14 SSW)", die von den involvierten Fachgesellschaften mitgetragen werden (Schweizerische Gesellschaft für Gynäkologie und Geburtshilfe (SGGG), Schweizerische Gesellschaft für Ultraschall in der Medizin (SGUM), die Akademie feto-maternale Medizin (AFMM) und die Schweizerische Gesellschaft für Medizinische Genetik (SGMG) sind die Richtlinien für die Durchführung des Ersttrimestertestes festgehalten. Dabei gilt es, sowohl die Sensitivität hoch zu halten (= hohe Erfassungsrate an-euploider Schwangerschaften) wie auch die Spezifität (= Vermeidung unnötiger Verängstigung und Abklärungen). Zudem ist eine maximale Sorgfalt bei der Beratung zum Test wie auch bei der Vermittlung der Ergebnisse notwendig, steht doch am Ende der Entscheidungsfindung die Entscheidung hinsichtlich der Durchführung einer invasiven Methode in Form von Chorionzottenbiopsie oder Amniozentese. Der grosse Nutzen dieses Testes liegt zum Einen darin, dass auch das genetische Risiko bei Frauen unter 35 Jahren erfasst wird, und zum Anderen, dass auch bei Frauen über 35 Jahren mit geringem Aneuploidie-Risiko auf die invasive Diagnostik verzichtet werden kann. In einer Studie konnte gezeigt werden, dass mit dem Ersttrimestertest bei gleicher Erfassungsrate für Trisomie 21 eine Reduktion der notwendigen invasiven Amniozentesen um 60% erreicht werden konnte. Dies bedeutet natürlich auch erhebliche Ersparnisse für das Gesundheitssystem.

Das Ziel dieser Empfehlung ist demnach die Verbesserung und Vereinheitlichung der Risikospezifizierung für fetale Chromosomenanomalien, um unnötige invasive Untersuchungsmassnahmen zu vermeiden und um schwangeren Frauen die bestmögliche Entscheidungsgrundlage zu ermöglichen. Es handelt sich dabei um ein Angebot an individuelle Schwangere, die nicht-direktiv über die Möglichkeit der Risikospezifizierung informiert werden und eine eigenverantwortliche Entscheidung treffen sollen. Ausdrücklich betont werden soll das „Recht auf Nichtwissen" einer Schwangeren.

Die Empfehlungen spezifizieren das Vorgehen, die personellen und apparativen Voraussetzungen sowie die erforderlichen Qualitätssicherungsmassnahmen dieses multidisziplinären Ansatzes wie folgt:

Beratung der Schwangeren:

- Über die Möglichkeiten der Risikospezifizierung für fetale Chromosomenanomalien sollen alle Schwangeren informiert werden. Anzustreben ist eine geeignete Information der Schwangeren über Aussagekraft und mögliche Konsequenzen von Risikoscreeninguntersuchungen bereits vor der ersten Ultraschalluntersuchung, da dadurch unter Umständen Fakten geschaffen werden.
- Wichtige Prinzipien bei der Indikationsstellung zum Risikoscreening sind Freiwilligkeit und Patientinnnen-Autonomie. Voraussetzung für eine autonome Entscheidung der Schwangeren sind geeignete Informationsvermittlung und ausreichende Bedenkzeit, um Automatismen bei den Entscheidungsabläufen zu vermeiden.
- Eine risikobehaftete Untersuchungsmethode sollte nur bei mindestens ebenso hohem Risiko für eine Chromosomenanomalie zur Anwendung kommen.
- Die Entscheidung für einen invasiven Eingriff in Abwägung des individuellen Risikos liegt bei der Schwangeren allein. Die ärztliche Aufgabe liegt dabei in der adäquaten Beratung und Begleitung im Entscheidungsfindungsprozess und darüber hinaus.

Risikoermittlung:

- Die Risikoermittlung erfolgt unter Berücksichtigung der Nackentransparenz, der mütterlichen Serumparameter sowie des mütterlichen Alters. Von diesem Grundsatz soll nur auf ausdrücklichen Wunsch der Schwangeren abgewichen werden. Eine Risikoermittlung allein auf der Basis von Serumparametern und Alter sollte vermieden werden.
- Blutentnahme und Ultraschalluntersuchung können gekoppelt oder getrennt von der 11.–14. SSW erfolgen Bei getrenntem Vorgehen empfiehlt es sich, zuerst die Blutentnahme durchzuführen.
- Eine Mitteilung von mehreren unterschiedlichen Risiko-Angaben zur selben Fragestellung unter Berücksichtigung von Einzelparametern sollte vermieden werden, es sei denn, diese begründen ein

spezifisches Risiko. Der Arzt bzw. die Ärztin unterstützt die Schwangere bei Ihrer Entscheidung für oder gegen eine invasive Diagnostik unter Berücksichtigung des ermittelten Risikos für eine Chromosomenanomalie, des Eingriffsrisikos einer invasiven Intervention und anderen relevanten Aspekten. Gegebenenfalls kann die Schwangere auch auf die Möglichkeit einer formalen genetischen Beratung hingewiesen werden. Automatismen im Hinblick auf Entscheidungen der Schwangeren über Konsequenzen sollten ausdrücklich vermieden werden.

Fachliche Voraussetzung:

- Teilnahme an einem von der SGUM anerkannten theoretischen (vierstündigen) Kurs in Ersttrimester-Test.
- Teilnahme an einer theoretischen Prüfung mit standardisiertem Fragebogen.
- Dokumentierte eigene Untersuchungen: 10 Bilder mit einem Score von ≥ 7.
- Freiwillige Teilnahme an einem externen Qualitätssicherungsprogramm mit jährlichem Audit durch die Standardkommission Schwangerschaftsultraschall.
- Die Standardkommission Ersttrimestertest darf die ihr zugänglichen Messwerte in anonymisierter Form zur Zwecke der Qualitätsüberwachung sowie zur wissenschaftlichen Evaluation der Effizenz des Programms auswerten. Die Datensammlung und Aufbereitung erfolgt anhand einer anerkannten und lizenzierten Software mit der Option zum Datenexport und zentralem Audit.

Anhang

Pränatale genetische Untersuchungen und Risikoabklärungen in der Schwangerschaft werden vom Bundesgesetz über genetische Untersuchungen beim Menschen (GUMG) geregelt, das auch die NT-Messung und die Risikoevaluation mit einbezieht in Verbindung mit der Qualitätssicherung und adäquaten Beratung der Schwangeren.

Auszug aus dem Bundesgesetz über genetische Untersuchungen beim Menschen

Art. 16
Information bei pränatalen Risikoabklärungen
Vor der Durchführung einer Laboruntersuchung, die Hinweise auf das Risiko einer genetischen Anomalie des Embryos oder des Fötus gibt, oder bei einer pränatalen Untersuchung mit bildgebendem Verfahren muss die schwangere Frau informiert werden über
a. den Zweck und die Aussagekraft der Untersuchung;
b. die Möglichkeit eines unerwarteten Untersuchungsergebnisses;
c. mögliche Folgeuntersuchungen und -eingriffe; und
d. Informations- und Beratungsstellen nach Art. 17.

Art. 17
Informations- und Beratungsstellen für pränatale Untersuchungen
[1] Die Kantone sorgen dafür, dass unabhängige Informations- und Beratungsstellen für pränatale Untersuchungen bestehen, die über das erforderliche fachkundige Personal verfügen.
[2] Sie können solche Stellen gemeinsam errichten oder deren Aufgaben den anerkannten Schwangerschaftsberatungsstellen (BG vom 9. Okt 1981 über die Schwangerschaftsberatungsstellen) übertragen.
[3] Die Stellen informieren und beraten in allgemeiner Weise über pränatale Untersuchungen und vermitteln auf Wunsch Kontakte zu Vereinigungen von Eltern behinderter Kinder oder zu Selbsthilfegruppen.

Ultraschalluntersuchung:

Richtlinien für die Messung der fetalen Nackentransparenz (NT)
– Fetale Scheitel-Steiss-Länge 45–84 mm
– Korrekter Sagittalschnitt mit klar erkennbarem Profil
– Neutrale Position des Feten (weder Überstreckung noch Beugung)
– Die Vergrösserung sollte so gewählt sein, dass der Fetus mit Kopf und Thorax mindestens 75 % des Bildes ausfüllt
– Die Amnionmembran oder eine eng dem Nacken anliegende Nabelschnur müssen von der Nackentransparenz abgegrenzt werden.
– Die NT sollte mehrfach korrekt gemessen werden und zur Berechnung die grösste NT-Messung zugrunde gelegt werden.
– Die Platzierung der Messkreuze sollte auf den weissen Linien an der dicksten Stelle erfolgen

Literatur

Baumann-Hölzle R., Zimmermann R., Pók Lundquist J., Braga S., Tschudin S., Bitzer J., Holzgreve W., Tercanli S. (2006): Leitfaden für vorgeburtliche Untersuchungen; Gesprächs- und Informationskonzept für den Arzt und die Ärztin zur Begleitung der schwangeren Frau und ihres Partners, Schweizerische Gesellschaft für Gynäkologie und Geburtshilfe, Bern.

Bitzer J., Tschudin S., Holzgreve W., Tercanli S. (2007): Communication skills for prenatal counselling. Schweiz Rundsch. Med. Prax. 96(16): 629–36.

Frey Tirri B., Troeger C., Holzgreve W., Tercanli S. (2007): Quality management of nuchal translucency measurement in residents. Ultraschall Med. 28(5): 484–8.

Gasiorek-Wiens A., Tercanli S., Kozlowski P., et al. (German-Speaking Down Syndrome Screening Group) (2001): Screening for trisomy 21 by fetal nuchal translucency and maternal age: a multicenter project in Germany, Austria and Switzerland. Ultrasound Obstet Gynecol. 18(6): 645–8.

Götzmann L., Schönholzer S. M., Kölble N., Klagbofer R., Scheuer E., Huch R., Buddeberg C., Zimmermann R. (2002): Die Ultraschall-Untersuchung bei Verdacht auf fetale Entwicklungsstörungen: Zufriedenheit und Bewertungen aus Sicht der betroffenen Frauen. Ultraschall Med. 23: 27–32.

Götzmann L., Schönholzer S. M., Kölble N., Klaghofer R., Scheuer E., Zimmermann R., Huch R., Buddeberg C. (2002b): Die Verdachtsdiagnose einer fetalen Entwicklungsstörung in der Ultraschall-Untersuchung: Auswirkungen auf das psychische Befinden schwangerer Frauen. Ultraschall Med. 23: 33–40.

Schönholzer S.M., Götzmann L., Zimmermann R., Buddeberg C. (2000): Psychologische Aspekte der Ultraschalluntersuchung während der Schwangerschaft. Gynäkol Geburtshilfliche Rundsch 40: 119–124.

Tercanli S., Holzgreve W., Batukan C., Gerber A., Ermis H., Miny P. (2002): Screening for aneuploidy by first trimester nuchal translucency measurement: results from a prospective trial including 1980 cases in a single center in Switzerland. Ultraschall Med. 23(1): 22–6.

Schwangerschaftsabbruch bei zu erwartender Lebensfähigkeit des Kindes: Ethische Grundlagen der Entscheidungsfindung

Georg Marckmann, Matthias Meyer-Wittkopf

Wird ein Schwangerschaftsabbruch für juristisch und ethisch legitim erachtet, obgleich von einer Lebensfähigkeit des Kindes auszugehen ist, stellt sich die Frage, ob vor Abbruch der Schwangerschaft auf Wunsch der Schwangeren in Absprache mit den betreuenden Ärzten ein Fetozid durchgeführt werden darf. Der vorliegende Beitrag versucht aufzuzeigen, wie eine ethisch begründete Entscheidungsfindung ablaufen kann, wenn eine Schwangere einen Abbruch bei zu erwartender extrauteriner Lebensfähigkeit des Fetus wünscht. Es wird ein Modell vorgestellt, welches Orientierung bietet in der Frage, wie dem Wunsch der Schwangeren nach einem Abbruch gemäss Art. 118 entsprochen werden sollte.

1. Problemhintergrund

Mit der Änderung des Art. 119 (Abs. 1 und Abs. 2) des Schweizerischen Strafgesetzbuches aus dem Jahre 2001 ist seit dem 1. Oktober 2002 der Abbruch einer Schwangerschaft straflos, wenn er nach ärztlichem Urteil notwendig ist und damit von der schwangeren Frau die Gefahr einer schwerwiegenden körperlichen Schädigung oder einer schweren seelischen Notlage abgewendet werden kann. Diese Gefahr muss umso grösser sein, je fortgeschrittener die Schwangerschaft ist. Ein Schwangerschaftsabbruch ist folglich nur dann rechtlich zulässig, wenn er notwendig ist, um das Leben der Schwangeren zu retten oder eine schwerwiegende körperliche oder seelische Gesundheitsstörung abzuwenden. Das Vorliegen einer Erkrankung, Entwicklungsstörung oder Anlageträgerschaft des Ungebornen stellt für sich genommen keinen Legitimationsgrund für einen Schwangerschafsabbruch mehr dar. Vorausgesetzt ist vielmehr, dass der auffällige Befund zu einer schwerwiegenden Gesundheitsgefahr für die Schwangere führt, die nicht auf eine andere Weise wirksam abgewendet werden kann. Diese maternale Indikation ist folglich bisher nicht an eine zeitliche Begrenzung gebunden. Im Rahmen der vorgeburtlichen Diagnostik werden fetale Erkrankungen, Fehlbildungen und Anlageträgerschaften aber manchmal erst zu einem Zeitpunkt erkennbar bzw. diagnostiziert, bei dem der Fetus möglicherweise extrauterin überleben kann (ab ca 24 SSW p.m.). Damit verschärfen sich die medizinischen und ethischen Konflikte um ein vielfaches und es stellt sich die Frage, ob es unter bestimmten Bedingungen gerechtfertigt oder sogar geboten ist, dem Wunsch der Schwangeren nach einer Beendigung der Schwangerschaft *nicht* zu entsprechen.

Die deutsche Bundesärztekammer wiederum hat sich in ihrer „Erklärung zum Schwangerschaftsabbruch nach Pränataldiagnostik" (1998) auch mit den Problemen des Schwangerschaftsabbruches bei zu erwartender Lebensfähigkeit des Kindes befasst. Da sich der Schutzanspruch des ungeborenen Kindes zumindest in den Fällen gegebener extrauteriner Lebensfähigkeit nicht von demjenigen des ungebornen Kindes unterscheidet, „soll der Zeitpunkt, zu dem die extrauterine Lebensfähigkeit des Ungeborenen gegeben ist, in der Regel als zeitliche Begrenzung für einen Schwangerschaftsabbruch angesehen werden". Nur in besonderen Ausnahmefällen

> schwerster unbehandelbarer Krankheiten oder Entwicklungsstörungen des Ungeborenen, bei denen postnatal in der Regel keine lebenserhaltenden Massnahmen ergriffen würden, kann nach Diagnosesicherung und interdisziplinärer Konsensfindung von dieser zeitlichen Begrenzung abgewichen werden (BÄK 1998: 3015).

Eine absolute Verpflichtung zum Erhalt vorgeburtlichen Lebens besteht folglich nicht.[1] In den Fällen zu erwartender extrauteriner Lebensfähig-

---

1 Vgl. hierzu auch das Positionspapier der Deutschen Gesellschaft für Gynäkologie und Geburtshilfe „ Pränataldiagnostik – Beratung und möglicher Schwangerschaftsabbruch" (www.dggg.de) sowie die Einbecker Empfehlung zu den „Grenzen ärztlicher Behandlungspflicht bei schwerstgeschädigten Neugeborenen".

keit kann gemeinsam mit der Schwangeren bzw. den Eltern des Kindes ein Fetozid vor Einleitung des Schwangerschaftsabbruchs erwogen werden, um dem Kind ein mögliches Leiden durch den Schwangerschaftsabbruch zu ersparen.

Im Zentrum der anschliessenden Überlegungen steht die *inhaltliche* Begründung der Entscheidung, die sich vor allem an den Fürsorgeverpflichtungen gegenüber dem ungeborenen Kind orientiert. Andere Modelle wurden entwickelt, die sich primär dem prozeduralen Ablauf der Entscheidung widmen (Wernstedt et al. 2005) oder ein Protokoll vorgeben, wie eine größtmögliche Rechtssicherheit für die Behandelnden Ärzte und die betroffene Mutter – im deutschen Rechtsraum – erreicht werden kann (von Kaisenberg et al. 2005).

2. Grundzüge einer ethischen Bewertung

Grundsätzlich kommt ein Schwangerschaftsabbruch nach der 12. SSW p.m. nur dann in Frage, wenn die Voraussetzungen der maternalen Indikation erfüllt sind. Allerdings räumt der Art. 118–121 des Schweizerischen Strafgesetzbuches der Schwangeren kein (positives) Anspruchsrecht auf einen Schwangerschaftsabbruch ein. Der – grundsätzlich strafbare – Schwangerschaftsabbruch bleibt lediglich unter bestimmten Bedingungen straflos, d.h. die Durchführung wird nicht strafrechtlich geahndet. Es erscheint deshalb durchaus mit dem Gesetz vereinbar, der Schwangeren unter bestimmten Voraussetzungen den Wunsch nach einem Abbruch zu verwehren.[2]

---

2 Selbstverständlich steht es der Schwangeren frei, ein anderes pränatalmedizinisches Zentrum aufzusuchen, um dort einen Schwangerschaftsabbruch durchführen zu lassen.

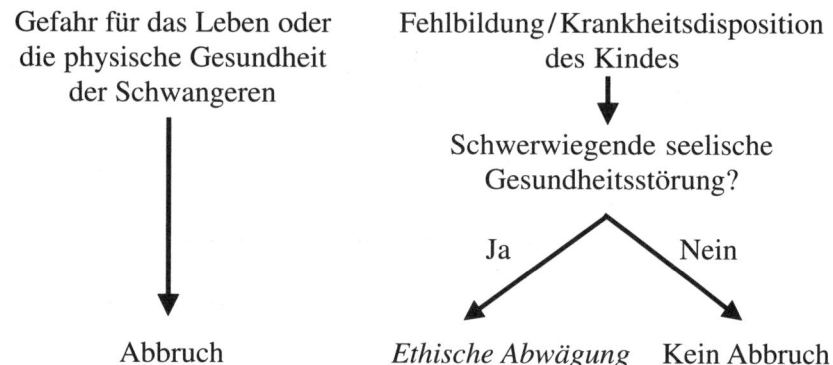

Abb. 1: Vorgehen in Abhängigkeit von den Gründen, die dem Wunsch nach einem Schwangerschaftsabbruch zugrunde liegen.

In Abhängigkeit von den Gründen, die dem Schwangerschafts-Abbruchwunsch nach zugrunde liegen, kann man zwei Situationen unterscheiden (vgl. Abb. 1):

(1) Sofern der Schwangerschaftsabbruch die einzige Möglichkeit darstellt, eine Gefahr für das Leben oder physische Gesundheit der Schwangeren abzuwenden, hat das Wohlergehen der Schwangeren Vorrang gegenüber dem Überleben des Feten, da von der Schwangeren nicht verlangt werden kann, ihre eigenen existenziellen Belange zugunsten des Kindes zu opfern. In diesem Fall ist dem Wunsch der Schwangeren nach Beendigung der Schwangerschaft zu entsprechen.

(2) Schwieriger ist die Bewertung, wenn dem Abtreibungswunsch der Schwangeren eine schwere Fehlbildung oder Krankheitsdisposition des Feten zugrunde liegt. Nach den Art. 118–121 des Schweizerischen Strafgesetzbuches kann der Gesundheitszustand des Feten nicht als Legitimationsgrund für den Schwangerschaftsabbruch dienen. Nicht strafbar – und damit zulässig – ist der Abbruch nur dann, wenn die Fehlbildung bzw. Erkrankung des Feten zu einer schweren seelischen Notlage der Schwangeren führt. Es ist also zunächst sorgfältig zu prüfen, ob diese Voraussetzungen erfüllt und damit ein Schwangerschaftsabbruch straflos durchgeführt werden kann.

Sofern die rechtlichen Voraussetzungen für einen straflosen Schwangerschaftsabbruch erfüllt sind, stellt sich im Anschluss die Frage, ob dem Wunsch der Schwangeren nach einem Abbruch auch tatsächlich entsprochen werden sollte.³ Die Grenzen sind hier nicht durch das Gesetz vorgegeben, sondern müssen sich an *ethischen* Überlegungen und Argumenten orientieren. Massgeblich sind hierfür die ethischen Verpflichtungen gegenüber dem ungeborenen Kind. Die ethische Kernfrage lautet demnach:

Unter welchen Bedingungen sind die ethischen Verpflichtungen gegenüber dem Fetus so gross, dass man der Schwangeren den Wunsch nach einen Abbruch verweigern sollte?

Wie die deutsche Bundesärztekammer in ihrer Erklärung zum Schwangerschaftsabbruch nach Pränataldiagnostik ausführt, unterscheidet sich der Schutzanspruch des ungeborenen Kindes aus ärztlicher Sicht zumindest in den Fällen gegebener extrauteriner Lebensfähigkeit nicht von demjenigen des geborenen Kindes (BÄK 1998). Ethische Verpflichtungen gegenüber dem Ungebornen ergeben sich vor allem aus den Prinzipien des *Nichtschadens* und des *Wohltuns*: Kann man mit der fortgesetzten Schwangerschaft und der anschliessenden Geburt dem Kinde etwas Gutes tun, d.h. sein Wohlergehen befördern? Ist das Überleben im besten Interesse des Kindes? Sofern dies der Fall ist, besteht eine ethische Fürsorgeverpflichtung – für die Ärzte wie für die Schwangere –, die Schwangerschaft fortzusetzen und mit entsprechenden pränatal- bzw. perinatalmedizinischen Massnahmen das Überleben des Kindes zu sichern. Eine absolute Verpflichtung zur Lebenserhaltung besteht hingegen nicht, wenn dies dem ungeborenen Kind unter Berücksichtigung der zukünftigen Entwicklung (Prognose) keinen Nutzen oder insgesamt mehr Schaden als Nutzen bietet. Da es ein Kontinuum unterschiedlich schwerer fetaler Erkrankungen und Fehlbildungen gibt, existieren auch *graduell* unterschiedlich starke Fürsorgeverpflichtungen gegenüber dem Feten, sein Leben zu erhalten. Folglich kann jeder ethische Entscheidungsalgorithmus nur orientierende Funktion haben, der

---

3   Auch der deutsche Bundesgerichtshof (BGH) betont in seinem Urteil vom 18.06.2002 (BGHZ 151, 133), dass die medizinische Indikation im Einzelfall eine Güter- und Interessensabwägung voraussetzt. Dies betrifft vor allem diejenigen Fälle, in denen es nicht um eine akute Gefährdung des Lebens der Schwangeren geht, sondern um die psychischen Beeinträchtigungen insbesondere in der Zeit nach der Geburt des Kinde. Bei dieser Abwägung kann auch die Dauer der Schwangerschaft und die daraus resultierende besondere Situation für Mutter und Kind Berücksichtigung finden.

eine sorgfältige Abwägung im Einzelfall unter besonderer Berücksichtigung der individuellen Prognose des Kindes nicht zu ersetzen vermag. In jedem Fall bleibt aber die unbedingte Verpflichtung erhalten, ein Leiden des Kindes zu verhindern oder zumindest zu lindern.

3. Empfehlungen für eine ethisch begründete Entscheidungsfindung

Die ethischen Fürsorgeverpflichtungen gegenüber dem ungeborenen Kind hängen wesentlich von der Prognose ab. Es besteht keine absolute Verpflichtung, das Leben des ungeborenen Kindes zu erhalten, wenn

(1) das Ungeborene postnatal voraussichtlich nicht lebensfähig sein wird oder wenn
(2) beim Ungeborenen eine schwerste unbehandelbare Krankheit oder Entwicklungsstörung diagnostiziert wurde.

Die Beurteilung des fetalen Gesundheitszustandes ist aber meist mit einer zweifachen Unsicherheit verbunden, die auch die Einschätzung der Fürsorgeverpflichtungen beeinflusst:

1. *Diagnoseunsicherheit:* Trotz aller Fortschritte im Bereich der vorgeburtlichen Diagnostik lassen sich Erkrankungen bzw. Fehlbildungen des Feten häufig nicht mit 100%iger Sicherheit feststellen.
2. *Prognoseunsicherheit:* Auch wenn sich die Gesundheitsstörung des ungeborenen Kindes mit Sicherheit diagnostizieren lässt, ist vor allem die längerfristige Prognose oft mit einer erheblichen Unsicherheit behaftet.

In Abhängigkeit von der Wahrscheinlichkeit, mit der die Diagnose gestellt und das Eintreten eines schlechten Outcomes (Versterben nach der Geburt oder schwerste unbehandelbare Krankheit oder Entwicklungsstörung) prognostiziert werden kann, ergeben sich verschiedene Fallkonstellationen mit unterschiedlich starken Fürsorgeverpflichtungen (FV) gegenüber dem ungeborenen Kind, sein Leben zu erhalten. Sie lassen sich in einer 6-Feldertafel darstellen:

Diagnose \ Prognose	Sicher	Sehr hohe Wahrscheinlichkeit	Keine sehr hohe Wahrscheinlichkeit
Sicher	Keine FV	Minimale FV	Mehr als minimale FV
Sehr hohe Wahrscheinlichkeit	Minimale FV	Minimale FV	Mehr als minimale FV
Keine sehr hohe Wahrscheinlichkeit	Mehr als minimale FV	Mehr als minimale FV	Mehr als minimale FV

Tab. 1: Fürsorgeverpflichtungen (FV) gegenüber dem Fötus in Abhängigkeit von der Diagnosesicherheit und der Wahrscheinlichkeit, dass das Kind bei oder unmittelbar nach der Geburt verstirbt oder eine schwerste unbehandelbare Krankheit oder Entwicklungsstörung aufweist (Prognose).

Insgesamt lassen sich drei Gruppen unterschiedlich starker Fürsorgeverpflichtungen gegenüber dem ungeborenen Kind definieren:

A. *Keine Fürsorgeverpflichtung*, wenn mit Sicherheit diagnostiziert und prognostiziert werden kann, dass das Kind bei oder unmittelbar nach der Geburt versterben oder eine schwerste unbehandelbare Erkrankung oder Entwicklungsstörung haben wird.

B. *Minimale Fürsorgeverpflichtung*, wenn mit einer sehr hohen Wahrscheinlichkeit diagnostiziert wird, dass das Kind mit einer sehr hohen Wahrscheinlichkeit nach der Geburt versterben oder eine schwerste unbehandelbare Erkrankung oder Entwicklungsstörung haben wird.

C. *Mehr als minimale Fürsorgeverpflichtung*, wenn die Diagnose nicht mit einer sehr hohen Wahrscheinlichkeit gestellt werden kann und/oder keine sehr hohe Wahrscheinlichkeit besteht, dass das Kind bei oder unmittelbar nach der Geburt verstirbt oder eine schwerste unbehandelbare Erkrankung oder Entwicklungsstörung haben wird.

Im Folgenden sollen den unterschiedlich starken Fürsorgeverpflichtungen jeweils entsprechende Handlungsstrategien zugeordnet werden. Grundsätzlich bieten sich bei pränatal diagnostizierten fetalen Erkrankungen oder Fehlbildungen drei Optionen:[4]

1. *Aktive Strategie:* Intensive prä- und perinatalmedizinische Therapie, um das Überleben des Kindes zu sichern (kurz: aktiv).
Ethische Rechtfertigung: Überleben ist im besten Interesse des Kindes.

---

4   Diese und die folgenden Überlegungen orientieren sich an einem Vorschlag von Chervenak und McCullough (1996).

2. *Passive Strategie:* Keine intensive prä- und perinatalmedizinischen Therapien, keine Interventionen (Sectio etc.) bei vitaler Gefährdung des Kindes, keine intensivmedizinischen Massnahmen post partum (kurz: passiv).
Ethische Rechtfertigung: Überleben ist nicht im besten Interesse des Kindes, es besteht folglich keine absolute ethische Verpflichtung, das Leben zu erhalten.

3. *Schwangerschaftsabbruch:* Beendigung der Schwangerschaft (kurz: Abbruch).
Ethische Rechtfertigung: Wunsch der Schwangeren nach Abbruch, sofern keine absolute ethische Verpflichtung vorliegt, das Kind am Leben zu erhalten.

Folgende Behandlungsstrategien lassen sich den drei Gruppen zuordnen (zur Übersicht vgl. Tabelle 2. Tabelle 3 zeigt exemplarisch die Zuordnung verschiedener Krankheitsbilder zu den einzelnen Behandlungsgruppen in Abhängigkeit von der Diagnose- und Prognosesicherheit):

– *Gruppe A (keine Fürsorgeverpflichtung):* Passive Strategie und Schwangerschaftsabbruch als Alternativen anbieten.
– *Gruppe B (minimale Fürsorgeverpflichtung):* Aktive und passive Strategie sowie den Schwangerschaftsabbruch als mögliche Alternativen anbieten.
– *Gruppe C (mehr als minimale Fürsorgeverpflichtung):* Aktive Strategie empfehlen, keine passive Strategie oder Schwangerschaftsabbruch anbieten.

Diagnose \ Prognose	Sicher	Sehr hohe Wahrscheinlichkeit	Keine sehr hohe Wahrscheinlichkeit
Sicher	A: Passiv oder Abbruch	B: Aktiv, passiv oder Abbruch	C: Aktiv, kein Abbruch
Sehr hohe Wahrscheinlichkeit	B: Aktiv, passiv oder Abbruch	B: Aktiv, passiv oder Abbruch	C: Aktiv, kein Abbruch
Keine sehr hohe Wahrscheinlichkeit	C: Aktiv, kein Abbruch	C: Aktiv, kein Abbruch	C: Aktiv, kein Abbruch

Tab. 2: Handlungsstrategien in Abhängigkeit von der Diagnosesicherheit und der Wahrscheinlichkeit, dass das Kind bei oder unmittelbar nach der Geburt verstirbt oder eine schwere unbehandelbare Krankheit oder Entwicklungsstörung haben wird (Prognose).

Prognose / Diagnose	Sicher	Sehr hohe Wahrscheinlichkeit	Keine sehr hohe Wahrscheinlichkeit
Sicher	A: Anencephalus	B: Trisomie 18	C: Trisomie 21
Sehr hohe Wahrscheinlichkeit	B: Nierenagenesie	B: Thanatophore Dysplasie	C: Isolierter Hydrocephalus
Keine sehr hohe Wahrscheinlichkeit	C:	C: Lissencephalie	C: Achondroplasie

Tab. 3: Klinische Beispiele für die einzelnen Gruppen nach Chervenak & McCullough (1996)

Bei Fehlbildungen, die keiner bekannten Diagnosekategorie entsprechen, ist eine einzelfallbezogene Einordnung erforderlich, bei der sowohl die diagnostische Sicherheit der auffälligen Befunde als auch die Wahrscheinlichkeit einer äusserst schlechten Prognose (postpartaler Tod, schwerste unbehandelbare Krankheit oder Entwicklungsstörung) zu berücksichtigen sind.

4. Diskussion

Das hier vorgestellte Modell soll eine Orientierung bieten bei der Frage, ob dem Wunsch der Schwangeren nach einem Abbruch entsprochen werden sollte, sofern die Voraussetzungen des Art. 118–121 des Schweizerischen Strafgesetzbuches vorliegen. Verschiedene Punkte, die sich vor allem aus den zugrunde liegenden Wertungsfragen ergeben, sind jedoch diskussionsbedürftig:

– Da ein Kontinuum unterschiedlich starker Fürsorgeverpflichtungen gegenüber dem Fötus existiert, verbleiben die Grenzen zwischen den drei Behandlungsgruppen notwendig unscharf.
– Die Frage, wann gegenüber dem Fötus keine Fürsorgeverpflichtungen mehr bestehen, kann unterschiedlich beantwortet werden. Im vorliegenden Beitrag wird – in Anlehnung an die Erklärung der deutschen Bundesärztekammer – ein Diskussionsentwurf vorgelegt, nach dem dann keine Fürsorgeverpflichtung gegenüber dem Fetus bestehen, wenn dieser bei oder unmittelbar nach der Geburt versterben oder eine schwerste unbehandelbare Krankheit oder Entwicklungs-

störung haben wird. Als eine „liberalere" Grenze wäre z. B. „eine erwartete schwere körperliche oder geistige Behinderung" denkbar, bei der zwar eine gewisse kognitive Entwicklung möglich ist, die Behinderung aber zu einer erheblichen Beeinträchtigung der Lebensqualität führt.
– Die Kategorie „sehr hohe Wahrscheinlichkeit" ist nicht genau quantifiziert und damit interpretationsbedürftig: Ab wann liegt genau eine „sehr hohe" Wahrscheinlichkeit vor? Eine exakte Quantifizierung ist in den meisten Fällen nicht möglich und erscheint auch ethisch nicht sinnvoll.
– Die Graduierung der Diagnose- und Prognosesicherheit könnte in Abhängigkeit von der zugrunde liegenden ethischen Interpretation der Fürsorgeverpflichtungen anders ausfallen. So könnte sich z. B. die zweite Stufen nicht auf eine „sehr hohe", sondern nur eine „hohe" Wahrscheinlichkeit beziehen. Ausdrücken würde sich darin eine graduell geringere Gewichtung der Fürsorgeverpflichtungen gegenüber dem Feten.
– Die Bewertung der Fürsorgeverpflichtung in Abhängigkeit von der Diagnose- und Prognosesicherheit könnte ebenfalls unterschiedlich ausfallen, auch die Zuordnung der Behandlungsstrategien zu den Fürsorgeverpflichtungen. Besonders diskussionsbedürftig ist sicher die Gruppe B, in der eine minimale Fürsorgeverpflichtung gegenüber dem Feten besteht: Soll neben der aktiven und passiven Strategie auch ein Schwangerschaftsabbruch angeboten werden? Das Modell könnte hier durch prozedurale Entscheidungselemente ergänzt werden, wie z. B. eine Beratung durch ein Klinisches Ethik-Komitee.
– Nicht zuletzt könnte man die einzelnen Krankheitsbilder in anderer Weise zu den drei Behandlungsgruppen zuordnen. Tabelle 3 ist folglich nur als orientierende Veranschaulichung für die Praxis zu verstehen und bedarf gegebenenfalls der Ergänzung und Überarbeitung.

Klärungsbedürftig bleibt darüber hinaus, wie man verfährt, wenn nach den Vorgaben dieser Leitlinie der Schwangeren kein Abbruch angeboten werden sollte (Gruppe C, mehr als geringe Fürsorgeverpflichtung), die Schwangere aber nachdrücklich auf einem Schwangerschaftsabbruch besteht. Zwei Optionen sind denkbar:

1. Man rät der Schwangeren unter Berufung auf die Fürsorgeverpflichtungen gegenüber dem Kind vom Abbruch ab, führt den Abbruch dann aber durch, wenn die Schwangere bei ihrem Wunsch bleibt. Ggf. könnte hier noch eine Beratung durch ein Klinisches Ethik-Komitee eingeschaltet werden.
2. Man führt den Schwangerschaftsabbruch nicht durch. Die Schwangere muss sich dann gegebenenfalls ein anderes Zentrum suchen, das bereit ist den Abbruch durchzuführen.

Vor einer Implementierung des hier vorgestellten Vorgehens in Form einer Leitlinie oder Empfehlung sollte hinsichtlich der vorstehenden Bewertungsfragen Einigkeit erzielt worden sein. Auch eine exemplarische Zuordnung fetaler Fehlbildungen und Anomalien zu den verschiedenen Behandlungsgruppen erscheint sinnvoll.

Literatur

Bundesärztekammer (1998): Erklärungen zum Schwangerschaftsabbruch nach Pränataldiagnostik. Deutsches Ärzteblatt 95(47): A-3013–3016.
Chervenak F. A., McCullough L. B. (1990): An ethically justified, clinically somprehensive management strategy for third-trimester pregnancies complicated by fetal anomalies. Obstet Gynecol, 75(3 Pt 1): 311–6.
Chervenak F. A., McCullough L. B., Campbell S. (1995): Is third trimestre abortion justified? Br J Obstet Gynaecol, 102(6): 434–5.
Deutsche Gesellschaft für Gynäkologie und Geburtshilfe (2004): Pränataldiagnostik – Beratung und möglicher Schwangerschaftsabbruch. Positionspapier (www.dggg.de)
Einbecker Empfehlung (1992): Grenzen ärztlicher Behandlungspflicht bei schwerstgeschädigten Neugeborenen. Revidierte Fassung 1992. Ethik in der Medizin, 4: 103–104.
Von Kaisenberg C., Jonat W., Kaatsch H.-J. (2005): Spätinterruptio und Fetozid – das Kieler Modell. Juristische und gynäkologische Überlegungen. Deutsches Ärzteblatt, 102(3): A133–136.
Wernstedt T., Beckmann M. W., Schild R. L. (2005): Entscheidungsfindung bei späten Schwangerschaftsabbrüchen. Geburtsh Frauenheilk, 65: 761–766.

Pränatale Diagnostik im Spitalalltag

Judit Pók Lundquist

Spitäler mit einem Weiterbildungsauftrag für Gynäkologie und Geburtshilfe sind für die fachliche Ausbildung und Schulung von jungen Ärztinnen und Ärzten zuständig. Darüber hinaus müssen diese die Kunst der Gesprächsführung und Informationsvermittlung erlernen. Besonders im Bereich vorgeburtlicher Untersuchungen braucht es die nötige Kompetenz und das Fingerspitzengefühl, um der Schwangeren und ihrem Partner alle notwendigen Informationen für eine individuelle Entscheidung zu vermitteln, sie zu unterstützen und ihnen eine persönliche und für sie stimmige Entscheidung zu ermöglichen. Dieser Beitrag erläutert die wichtigsten Probleme, die sich für die Pränatale Diagnostik im Spitalalltag ergeben.

1. Einleitung

Der Wunsch, sich fortzupflanzen und gesunde Nachkommen zu haben, ist ein Grundbedürfnis der Menschen. Immer schon haben Menschen versucht, das Schicksal zu beeinflussen, um eine Schwangerschaft mit der Geburt eines gesunden Kindes zu einem guten Ende kommen zu lassen. In diesen Zusammenhang gehört auch die Neugier, etwas über das ungeborene Kind, namentlich über seinen Gesundheitszustand zu erfahren.

Die moderne Medizin offeriert eine beträchtliche Anzahl von vorgeburtlichen Untersuchungen, durch die „etwas" über das Ungeborene in Erfahrung gebracht werden kann: Gewisse Erkrankungen können erfasst werden, gewisse Anomalien und Fehlbildungen können sonographisch gesehen werden und gewisse Chromosomen-Aberrationen können nachgewiesen oder zumindest mit einer Risikoberechnung evaluiert werden.

Diese pränataldiagnostischen Untersuchungsmethoden, invasive, wie z.B. Amniozentese und Chorionzottenbiopsie, und nicht-invasive, wie z.B. Ultraschall-Untersuchung und Ersttrimestertest, stellen schwangere Frauen resp. werdende Eltern vor schwierige Entscheidungen. Sollen vorgeburtliche Untersuchungen durchgeführt werden? Und wenn ja: Welche? Zu welchem Zweck? Was wären die Konsequenzen aus einem ungünstigen Testresultat? Gibt es vorgeburtliche Behandlungsmöglichkeiten für das Kind, wenn ein Test eine Erkrankung zeigt? Gibt es Behandlungsmöglichkeiten für das Kind nach der Geburt? Können wir uns unser Familienleben mit einem kranken, mit einem behinderten Kind vorstellen? Können wir einen Schwangerschaftsabbruch durchführen lassen? In diesen Situationen mit all den Fragen sind ausreichende, gut verständliche Informationen, eine einfühlsame Beratung und Begleitung der Schwangeren und ihres Partners notwendig.

Diese Begleitung und Beratung stösst in öffentlichen Spitälern auf eine Besonderheit: Öffentliche Spitäler haben – je nach Grösse und den angebotenen Fachspezialitäten – einen Weiterbildungsauftrag, d.h. junge Ärztinnen und Ärzte können nach dem Staatsexamen ihre fachspezifische Weiterbildung an öffentlichen Kliniken absolvieren. Dieser Auftrag wird erfüllt, während diese die notwendige Patientenversorgung und -betreuung durchführen und im Rahmen ihrer Möglichkeiten die geforderten Leistungen an den Patienten erbringen. Diese Dienstleistung am Patienten und die gleichzeitige Aus- und Weiterbildung gehen Hand in Hand, was von den jungen Ärztinnen und Ärzten Flexibilität, die Bereitschaft zur Übernahme von Verantwortung, Selbstkritik und die Einsicht in die eigenen Fähigkeiten erfordert. Darüber hinaus sind aber an den öffentlichen Spitälern auch erfahrene, bestens ausgebildete und z.T. hoch spezialisierte Ärztinnen und Ärzte vorhanden, die bei Bedarf, z.B. bei besonderen oder unklaren Befunden, bei schwierigen Situationen oder bei Unsicherheiten auf Seiten des jungen Assistenzarztes jederzeit beigezogen werden können.

2. Weiterbildungsauftrag und Beratungspraxis im Spital

2.1 Die Situation des Assistenzarztes/der Assistenzärztin

Junge Mediziner in Weiterbildung stehen in mehrfacher Hinsicht Herausforderungen und Schwierigkeiten gegenüber:

1. Sie müssen sich fachspezifisches Wissen und Können aneignen und diese Fertigkeiten und Fähigkeiten entwickeln und üben.
2. Sie müssen lernen, das fachspezifische Wissen und Können in der individuellen Situation des individuellen Patienten anzuwenden.
3. Sie müssen die Kunst der Gesprächsführung erlernen und üben.
4. Sie sollten ihren eigenen Standpunkt in der Medizin überdenken lernen und eigenes Tun und Handeln, bzw. die eigene Haltung reflektieren können.

Die Weiterbildung im Bereich Beratung wird zudem durch zwei weitere Punkte erschwert. Erstens ist es in öffentlichen Spitälern in der Regel so, dass sich Arzt und Patientin nicht von früheren Konsultationen her kennen, so dass keine Vertrauensbasis besteht. In den Praxen von niedergelassenen Kolleginnen und Kollegen besteht dagegen oft ein langjähriges Vertrauensverhältnis, was Gespräche, gerade auch in schwierigen Situationen und die gemeinsame Entscheidungsfindung erleichtert. Zweitens ist in öffentlichen Kliniken der Anteil von ausländischen Patientinnen in der Regel hoch. Dies erschwert die Verständigung oft oder verunmöglicht sie gar. Die oft mangelhaften Grundkenntnisse der Patientinnen können dazu führen, dass selbst bei bester Information gewisse Mitteilungen und Erklärungen nicht oder falsch verstanden werden. Folgende Beispiele sollen die geschilderten Schwierigkeiten illustrieren. Dass die Schwierigkeiten sich dann auch als Problem für die Patientinnen auswirken, versteht sich von selbst.

2.2 Ultraschall-Sprechstunde: Beispiel

Die Ultraschall-Untersuchung in der Schwangerschaft ist zu einer praktisch routinemässig durchgeführten Untersuchung geworden, die weiteste Verbreitung und Akzeptanz gefunden hat. Dabei darf man nicht vergessen, dass Ultraschall-Untersuchungen eine eindeutige, wenn auch nicht invasive, pränataldiagnostische Massnahme darstellen.

Die jungen Ärzte erlernen die Ultraschall-Untersuchung in der Schwangerschaft zunächst unter Anleitung und Aufsicht eines erfahrenen Arztes, bis sie dann selbständig Sonographien durchführen können. Will man möglichst genau und sorgfältig arbeiten, so geht man Punkt für Punkt die für die sonographische Beurteilung relevanten Punkte durch, misst Biometrien und dokumentiert die Befunde. Dabei kann es vorkommen, dass Bemerkungen, wie z. B.: „es hat zu wenig Fruchtwasser" oder „der Kopf ist zu klein" oder „ich kann das Herz nicht richtig sehen" gemacht werden.

Aus Sicht des Arztes liegt eigentlich nichts Abnormes vor, die Fruchtwassermenge ist einfach im unteren Normbereich, ebenso die Masse des kindlichen Kopfes oder es liegt evtl. ein Terminproblem vor und bezüglich des kindlichen Herzens kann es sein, dass die Lage des Kindes in der Gebärmutter eine richtige Sicht und Beurteilung des kindlichen Herzens verunmöglicht. Der Arzt möchte ehrlich sein und erklären, weshalb er längere Zeit eine bestimmte Stelle sonographisch angeschaut hat. Er möchte auch die Schwangere an der Untersuchung teilnehmen lassen oder seine Bemerkung als Einleitung und Erklärung dafür verstanden wissen, warum nun ein zweiter Arzt bzw. eine zweite Ärztin zur Ultraschall-Untersuchung zugezogen wird oder ein neuer Ultraschalltermin notwendig ist. Möglicherweise ist die Bemerkung auch eher als eine Bestätigung des Arztes zu sich selbst gemurmelt gewesen.

Die Folge einer solchen Bemerkung ist aber klar. Die Schwangere hört aus den Worten eine Krankheit, eine Missbildung, eine Pathologie des Kindes heraus. Die gute Absicht des Arztes mit Ehrlichkeit und Information hat sich für die Schwangere negativ ausgewirkt. Angst und Verunsicherung sind die Folgen. Oft lassen sich werdende Mütter dann kaum mehr beruhigen und es braucht viel Zeit, zusätzliche Untersuchungen und Gespräche, bis die Schwangere wieder Vertrauen in sich selbst, in ihre Schwangerschaft und in die Institution Spital gefasst hat. Manche Frauen beruhigen sich erst nach der Geburt, wenn sie ihr Kind in den Armen halten und sich von seiner Gesundheit und Unversehrtheit überzeugt haben.

2.3 Ersttrimestertest

Der Ersttrimestertest ist ein Verfahren zur Abschätzung des Risikos für eine Chromosomenstörung beim Kind, das durch die Parameter mütterliches Alter, Bluttest bei der Mutter und sonographische Messung des Flüssigkeitspolsters des kindlichen Nackens berechnet wird. Der Ersttrimestertest sagt also nicht, ob ein Kind eine Chromosomenaberration hat oder nicht, sondern er berechnet das Risiko, dass ein ungeborenes Kind eine solche haben könnte. Der Test wird zunehmend als eine Art Screening für alle Schwangeren angeboten. Es braucht eine sehr sorgfältige und eingehende Information der werdenden Eltern vor der Durchführung des Tests, um die Aussagekraft korrekt darzustellen und keine falschen Hoffnungen zu wecken – was bereits im Normalfall nicht einfach ist. Doch wie kann diese Problematik des Ersttrimester-Tests vermittelt werden, wenn sprachliche oder Verständnis-Probleme vorliegen?

Ein konkretes Beispiel verdeutlich das: Ein Ehepaar aus einem früheren Ostblockland meldete sich bei bestehender Frühschwangerschaft zur ersten Kontrolle. Nach Aufklärung durch die Assistenzärztin wünschte das Ehepaar die Durchführung des Ersttrimester-Tests. Das Resultat war auffällig, weswegen in einem weiteren Gespräch dem Ehepaar die weiterführende Abklärung durch eine Chorionzottenbiopsie empfohlen wurde. Das Ehepaar entschied sich für diese invasive Abklärung, wartete dann aber das Resultat der Chromosomenanalyse nicht ab, sondern forderte imperativ einen Schwangerschaftsabbruch mit der Begründung, dass der Test ja auffällig gewesen sei und auch bei normalen Chromosomen das Spital resp. die Ärzte kein gesundes Kind garantieren könnten. Das Ehepaar hatte bereits zwei gesunde Kinder und machte geltend, ein krankes Kind nicht aufziehen und nicht in die Familie integrieren zu können. Auch fehle der Frau schlicht die Kraft für ein behindertes Kind. Das Ehepaar ging eindeutig davon aus, dass es aufgrund des Resultats des Ersttrimestertests mit einem behinderten Kind rechnen müsste. Es blieb schliesslich nichts anderes übrig, als die Schwangerschaft abzubrechen.

Hätte dies durch eine andere Gesprächsführung verhindert werden können? Hat das Verständnis für den Test und seine Möglichkeiten gefehlt? Wäre es besser gewesen, auf jeglichen Test zu verzichten und lediglich die üblichen Ultraschall-Untersuchung und Schwangerschaftskontrollen durchzuführen? Wäre dieser Fall bei einem Ehepaar aus einem anderen Kulturkreis oder aus der Schweiz anders verlaufen? Wäre es anders herausgekommen, wenn das Ehepaar in ein Vertrauensverhältnis mit einem niedergelassenen Arzt in seiner Praxis eingebetet gewesen wäre? Oder hätte im Spital eine erfahrene Oberärztin die Beratung und Information des Paares a priori anders durchgeführt? Auf all die Fragen liess sich im Nachhinein keine Antwort finden. Bei den Beteiligten hat aber das Erlebnis grosse Betroffenheit hinterlassen.

In diesem Zusammenhang wurde unter anderem auch diskutiert, ob bei offensichtlichen sprachlichen Problemen oder bei eindeutig fehlendem Verständnis auf das Angebot des Ersttrimester-Tests verzichtet werden sollte. Dies käme aber einer klaren Diskriminierung solcher Schwangeren gleich, weswegen eindeutig zugunsten des Testangebotes entschieden wurde mit der „nötigen Information und Aufklärung, so gut es eben geht". Notfalls sollte ein Dolmetscher beigezogen werden, denn es ist in diesen Situationen eine Bringschuld ärztlicherseits, sich verständlich zu machen.

2.4 Vorteile des Spitals

Eine grosse Klinik bietet auch Vorteile betreffend Pränataler Diagnostik. In der Regel können alle Beratungen – auch bezüglich hochkomplexer Themen –, alle invasiven Abklärungen mit Punktionen und Spezialuntersuchungen, sowie alle – selbst anspruchsvollste Ultraschall-Untersuchungen – in der Klinik durchgeführt werden. Grössere Kliniken, vor allem solche mit Zentrumsfunktion, dienen ja als Anlaufstelle für spezielle Pränatale Diagnostiken und Missbildungsabklärungen. Durch die Zuweisung der Patientinnen mit Problemschwangerschaften durch die niedergelassenen Kolleginnen und Kollegen ist genug Erfahrung vorhanden, da auch sehr seltene Fehlbildungen und Krankheitsbilder mit einer gewissen Häufigkeit vorkommen.

Für die Schwangere und ihren Partner ergibt sich daraus der klare Vorteil, dass erfahrene und spezialisierte Ärztinnen und Ärzte sich ihrer Sache annehmen. Die Beratung, Betreuung und Begleitung von solchen Patientinnen findet denn auch in der Regel durch erfahrene Oberärzte/-innen resp. leitende Ärztinnen und Ärzte statt.

Die Vorteile des Spitals für die jungen Mediziner liegen darin, dass für sie während ihrer Lernphase für die Konsultationen genügend

Zeit eingeplant ist – sie also nicht unter all zu grossem zeitlichem Druck arbeiten müssen, sondern gewissermassen in einem „geschützten Raum" agieren können. Ferner haben sie die Möglichkeit, bei Unsicherheiten, schwierigen Situationen, speziellen Problemen oder Ähnlichem jederzeit einen erfahrenen Kollegen/Kollegin beiziehen zu können. Dies wiederum dient der Schwangeren.

Die Kunst der Beratung in der Pränatalen Diagnostik erlernen die jungen Mediziner unter Alltagsbedingungen während der Patientenbetreuung, wobei zusätzliche Kurse zur Kommunikation sicher hilfreich und notwendig sind. Die Vorteile des Spitals zeigen sich bei einer vermuteten Pathologie: Alle nötigen Untersuchungen und Abklärungen, sowie Betreuung und Begleitung der Schwangeren und ihres Partners können in der gleichen Institution durchgeführt werden, da das Wissen und Können, die technischen Möglichkeiten und die Spezialisten unter einem Dach vereint sind.

Der Beratungsprozess
und seine Herausforderungen aus Sicht
einer frei praktizierenden Gynäkologin

Barbara Bass

Der folgende Beitrag versucht, die praktischen Konfliktmöglichkeiten und zeitlichen Faktoren zu erläutern, die in der Schwangerschaftsberatung der betroffenen Frauen und Paare eine Rolle spielen. Anhand von Fallbeispielen wird dargelegt, welche Rahmenbedingungen dabei zu berücksichtigen sind und wie die zu unternehmenden Schritte aussehen, auf die der Arzt oder die Ärztin im Beratungsprozess eingehen sollte, damit eine vollständige Information der Beteiligten erfolgen kann. Eine solche Information beinhaltet vor allem, dass die Natur der Störungen, die entdeckt werden, als Wahrscheinlichkeit thematisiert und in ihrer Bedeutung für das Alltagsleben erfasst wird. Ein zu betonender wichtiger Aspekt ist die Freiwilligkeit der Untersuchungen auf Seiten der Betreuten wie der Ärzteschaft, die wahrzunehmen Zeit in Anspruch nimmt.

1. Einführung

Da Beratungsprozesse in der Praxis mit sehr individuellen Vorgehensweisen verbunden sind, die sowohl durch die Persönlichkeit des Praxisinhabers, der Praxisinhaberin als auch durch äussere Gegebenheiten beeinflusst werden, scheint es mir wichtig, mich und meine Praxis zuerst vorzustellen.

Ich bin Fachärztin Gynäkologie und Geburtshilfe (Facharzttitel 2000) mit Fähigkeitsausweis Psychosomatische und Psychosoziale Medizin APPM. Meine Ausbildung zur Gynäkologin habe ich grösstenteils an der Frauenklinik Maternité des Stadtspitals Triemli in Zürich absolviert. Ich bin dort seit 1999 als Oberärztin tätig, seit 2001 teilzeitlich und seit September 2007 als Leitende Ärztin Psychosomatik. Seit 2001 arbeite ich zudem als frei praktizierende Gynäkologin in einer gynäkologischen Gemeinschaftspraxis in der Stadt Zürich und bin an zwei Privatkliniken für operative und geburtshilfliche Tätigkeit akkreditiert.

Die schwangeren Frauen, die ich in der Praxis betreue, sind durchschnittlich um die 30 Jahre alt. Es handelt sich häufig um Frauen, die zum ersten Mal schwanger sind. Viele dieser Frauen haben eine gute Ausbildung und sind berufstätig. Mit fast allen meiner Patientinnen kann ich mich sprachlich problemlos verständigen. Aus der Sprechstundentätigkeit an der Klinik kenne ich jedoch die Beratungssituation mit Frauen aus anderen kulturellen Verhältnissen, mit denen eine direkte sprachliche Verständigung sehr schwierig, manchmal gar unmöglich ist. Worin unterscheidet sich der Beratungsprozess in der Praxis von demjenigen in der Klinik?

In der Praxis habe ich die schwangere Frau häufig schon vor ihrer Schwangerschaft anlässlich von gynäkologischen Jahreskontrollen kennen gelernt. Ich habe als Ärztin den Vorteil, dass bereits eine Vertrauensbasis besteht. Zudem werde ich voraussichtlich die schwangere Frau während ihrer gesamten Schwangerschaft persönlich betreuen, allenfalls auch während der Geburt. Die üblichen Ultraschalluntersuchungen werden ebenfalls durch mich durchgeführt. Ich kann somit an vorangegangene Gespräche anknüpfen und Fragen wieder aufgreifen. Die Frau hat sich „ihre" Ärztin, „ihren" Arzt auch ausgesucht, deren bzw. dessen Persönlichkeit entspricht ihr.

In der Klinik sind Ärztewechsel häufig, nur selten werden alle Kontrollen in der Schwangerschaft inklusive Ultraschalluntersuchungen von der gleichen Ärztin, vom gleichen Arzt durchgeführt. Dazu kommt, dass sich die Frau in der Regel die Ärztin, den Arzt nicht aussuchen kann, es findet eine Zufallsverteilung statt. Es kommt demzufolge viel seltener zu diesem Vertrauensverhältnis, wie es sich zwischen Frau und Arzt, Ärztin in der Praxis aufbauen kann.

Die persönliche Arzt/Ärztin-Patientinnen-Beziehung kann allerdings auch eine gewisse Gefahr bergen. Das aufgebaute harmonische Vertrauensverhältnis könnte einerseits durch das Überbringen einer schlechten Nachricht gefährdet werden. Es könnte eine Tendenz des

„Schönredens" entstehen. Andererseits kann es in langjährigen Arzt/Ärztin-Patientinnen-Beziehungen zu einer „Paternalisierung" oder „Maternalisierung" kommen, im Sinne von: Ich kenne diese Frau schon so lange, ich glaube, ich weiss, was richtig und gut für sie ist. Wichtig scheint mir, als Ärztin das eigene Verhalten und Tun immer wieder zu hinterfragen.

2. Der Beratungsprozess

2.1 Ausgangssituation

Häufig kommt die schwangere Frau zur ersten Schwangerschaftskontrolle zwischen der 7. und 9. Schwangerschaftswoche. Die Erwartungen, die eine Frau, ein Paar an diese Kontrolle und an den Arzt, die Ärztin hat, unterscheiden sich sehr. Einerseits spielt der Informationsstand der Frau eine grosse Rolle. Andererseits kommt es auch auf den Praxisstandort an. In einer städtischen Umgebung mit grosser Auswahlmöglichkeit (und entsprechendem Konkurrenzdruck) erwarten die meisten Frauen eine Ultraschalluntersuchung anlässlich dieser ersten Kontrolle. Meist ist auch der Informationsbedarf sehr gross. Der Informationsstand ist jedoch äusserst unterschiedlich (siehe unten).

2.2 Zeitfaktor

Aus der erwähnten Ausgangssituation lässt sich bereits erkennen, dass es wichtig ist, für diese erste Schwangerschaftskontrolle genügend Zeit einzuräumen. Empfehlenswert sind 40–60 Minuten. Dies lässt genügend Zeit, um neben den notwendigen Untersuchungen auf die Fragen der Frau, des Paares einzugehen und zudem selber speziell zur Pränatalen Diagnostik weitergehend zu informieren. Jedoch spielt nicht nur die Zeit in der Sprechstunde eine Rolle. Um der Frau, dem Paar genügend Zeit für eine Entscheidung bezüglich Pränataler Diagnostik einräumen zu können, darf das Intervall zwischen der ersten Schwangerschaftskontrolle und der 12-Wochen-Kontrolle nicht zu kurz sein.

Viele Frauen und Paare setzen sich erst anlässlich dieser ersten Kontrolle eingehend mit den Themen der Pränatalen Diagnostik auseinander. Diese Frauen und Paare brauchen Zeit: Zeit, um die Information zu verstehen; Zeit, um zu einer eigenen Entscheidung zu kommen; Zeit, um die jeweiligen Überlegungen miteinander zu diskutieren; Zeit, einen gemeinsamen Entschluss zu fassen. Dieser Entscheidungsprozess kann nicht in wenigen Tagen und schon gar nicht während einer Sprechstunde ablaufen.

Mir erscheint es deshalb unabdingbar, bei normal verlaufenden Schwangerschaften zwischen der ersten und der zweiten Kontrolle bei 12 Schwangerschaftswochen ein Intervall von 3–4 Wochen anzubieten. Nur eine einzige erste Kontrolle bei 12 Wochen anzubieten und anlässlich dieser Kontrolle sowohl über die Pränatale Diagnostik zu informieren als auch unmittelbar eine Entscheidung zu verlangen, ist aus den oben genannten Gründen unzumutbar und unter Umständen auch fahrlässig.

2.3 Information

Bevor der Arzt, die Ärztin über die Möglichkeiten der Pränatalen Diagnostik informiert, ist es von Vorteil, den Informationsstand der Frau, des Paares zu eruieren. Dieser ist erfahrungsgemäss äusserst unterschiedlich, abhängig von Bildungsstand, kulturellem Hintergrund, sprachlichen Möglichkeiten und persönlichem Interesse.

Ausserdem ist es wichtig, die Erwartungen der Frau, des Paares zu klären. Dem Wunsch nach einem gesunden Kind entspricht die Erwartung an den Arzt, die Ärztin, dies auch zu bestätigen. Es ist keineswegs selbstverständlich zu verstehen, dass keine Art von Test, und sei dieser noch so aufwendig, dies garantieren kann. Diesen überhöhten Erwartungen an die medizinische Technologie steht das fast unbegrenzte Vertrauen in die „gute" Natur gegenüber. Um eine schwangere Frau, ein Paar individuell beraten zu können, ist es sinnvoll, diese Erwartungen vor dem eigentlichen Informationsgespräch zu erfahren.

Ein Problem der Pränatalen Diagnostik kann die Selbstverständlichkeit sein, mit welcher diese vermittelt wird. Viele Frauen glauben, dass die Pränatale Diagnostik einfach dazu gehöre und ab einem bestimmten Alter (ab 35) durchgeführt werden müsse. Ich werde häufig in ersten Schwangerschaftskontrollen gefragt, wann es Zeit sei, diese Tests zu machen. Die Frauen reagieren dann sehr erstaunt, wenn ich ihnen erkläre, dass diese Tests keineswegs Routine seien und nur auf ihren Wunsch und mit ihrem Einverständnis durchgeführt werden.

Diese Selbstverständlichkeit, mit der die Pränatale Diagnostik heute angeboten wird, ist sehr bedenklich. Sie schaukelt eine nicht vorhandene Sicherheit vor („nach dem Test wissen wir, ob das Kind gesund oder krank ist") und zeigt die Risiken und Konsequenzen dieser Untersuchungen zuwenig auf.

Verschiedene Umfragen zeigen, dass sich Frauen und Paare häufig viel zu wenig über allfällige Konsequenzen im Klaren waren, als sie einer Pränatalen Diagnostik zustimmten. Die meisten gingen davon aus, dass es ja schon gut kommen werde (was glücklicherweise auch meistens zutrifft) und dass sie dann ja noch genügend Zeit hätten, sich das weitere Vorgehen zu überlegen. Dies trifft vor allem im Fall des Ersttrimester-Tests keinesfalls zu. Die Entscheidung, ob bei einem erhöhten Risiko eine Chorionzottenbiopsie und bei einer Bestätigung der Chromosomenaberration eine Interruptio durchgeführt wird, muss in kurzer Zeit gefällt werden.

Aus den oben genannten Gründen ist es unbedingt notwendig, keine Pränatale Diagnostik als Selbstverständlichkeit darzustellen. Es gilt auch Sätze zu vermeiden wie: „Die meisten meiner Patientinnen lassen diesen Test durchführen" oder „In Ihrem Alter ist eine Chromosomenabklärung schon empfehlenswert". Diese Aussagen setzen eine Frau, ein Paar unter Druck, sich eher mehrheitskonform als individuell zu entscheiden. Dasselbe gilt übrigens im umgekehrten Fall: Ein Arzt, eine Ärztin, die aus eigener Überzeugung gegen die Durchführung von Pränataler Diagnostik ist, darf auch hier der Versuchung nicht erlegen, eine Frau, ein Paar entsprechend zu beeinflussen. Ich komme auf die Thematik der eigenen Einstellung weiter unten zu sprechen.

Bei der Information über Pränatale Diagnostik muss deren Freiwilligkeit betont werden. Es muss deutlich gesagt werden, dass es sich um eine Information und nicht um eine Empfehlung handelt, und dass die Frau, das Paar über die Durchführung jeglicher Tests entscheiden kann.

2.4 Beratung

Worin liegt der Unterschied zwischen Beratung und Empfehlung? Eine Beratung hat zum Ziel, die zu Beratenden zu informieren, damit sie die notwendigen Grundlagen haben, eine eigene Entscheidung zu entwickeln. Bei einer Empfehlung kommt die persönliche Meinung des Empfehlenden viel stärker zum Tragen. Hierin liegt die Problematik der Empfehlung. Denn das was auf die eine Frau zutrifft, kann für eine andere völlig falsch sein.

Bei einer Beratung gilt es, möglichst objektiv zu informieren, die Aspekte, die für eine Pränatale Diagnostik sprechen ebenso zu benennen wie diejenigen dagegen. Es gilt, wie bereits oben erwähnt, zu betonen, dass jegliche Tests nicht nur freiwillig sind, sondern insbesondere die informierte Zustimmung der Frau benötigen. Die Frau, das Paar muss darauf hingewiesen werden, dass es keine richtigen oder falschen Entscheidungen gibt und dass es sich um eine individuelle Entscheidung handelt, die auf der Lebenseinstellung und der Lebenssituation der Frau, des Paares basiert.

Umfassende Information beherbergt immer die Gefahr, dass Ängste ausgelöst werden. Viele Frauen berichten, dass sie sich nicht mehr uneingeschränkt auf ihr Kind freuen konnten aus Angst, dass irgendetwas nicht normal sein könnte. Diese Ängste sollten angesprochen werden. Glücklicherweise verlaufen ja die meisten Schwangerschaften unauffällig und komplikationslos, dies darf ja auch so vermittelt werden. Nur sollte das Wissen um die Ängste der Schwangeren nicht dazu verleiten, die Pränatale Diagnostik, ihre Resultate und vor allem deren eventuelle Konsequenzen zu verharmlosen oder gar zu verschweigen. Um objektiv beraten zu können, braucht es für den Arzt, die Ärztin neben einer entsprechenden Ausbildung auch Fingerspitzengefühl. Gerade hier liegt meines Erachtens auch ein Vorteil in dem eingangs erwähnten Vertrauensverhältnis zwischen Arzt, Ärztin und Patientin. Wer seine Patientin kennt, weiss in der Regel um deren Ängste und Befürchtungen und kann besser darauf eingehen. Doch auch bei bekannten Frauen gilt es zu beraten und nicht zu empfehlen. Gerade in diesen Fällen gilt es, sich selbst gut zu beobachten und frühzeitig zu erkennen, ob eine Tendenz besteht, eine Entscheidung vorwegzunehmen in der Annahme, dass man die Frau gut genug kennt, um zu wissen, welche Entscheidung sie treffen wird.

Als Arzt, Ärztin muss man auch eine eigene Einstellung zur Pränatalen Diagnostik und zu den allfälligen Konsequenzen entwickeln. Unter Umständen entspricht die eigene Überzeugung nicht derjenigen der schwangeren Frau. Diese Diskrepanz muss reflektiert, angesprochen und geklärt werden. Ansonsten kommt es dazu, dass der Arzt, die Ärztin bewusst oder unbewusst eine Empfehlung seiner oder ihrer Ideologie entsprechend ausspricht und nicht auf die Vorstellungen der Frau eingeht. Beispielswiese raten Ärzte und Ärztinnen, die gegen einen Schwangerschaftsabbruch sind, eher von der Durchführung Pränataler Diagnostik ab. Kein Arzt, keine Ärztin kann gezwungen werden, Tests oder Eingriffe durchzuführen, die den eigenen ethischen Vorstellungen zuwider laufen. Der Frau darf aber eine objektive Information nicht verweigert werden. Allenfalls muss sie an einen Kollegen, eine Kollegin überwiesen werden.

2.5 Konkreter Ablauf eines Beratungsgespräches

Ich richte mich bei der Beratung von schwangeren Frauen und ihren Partnern grundsätzlich nach dem Leitfaden für vorgeburtliche Untersuchungen von Dialog Ethik (Baumann-Hölzle et al., 2006). Die erste Konsultation findet in der Regel zwischen der 6. und 9. Schwangerschaftswoche statt. Nachdem geklärt wurde, ob es sich um eine erwünschte Schwangerschaft handelt, erfolgt meist eine Vaginalsonographie um Grösse, Lage und Anzahl der Embryonen festzustellen. Der Schwerpunkt dieser ersten Konsultation besteht in einer umfassenden Information der Frau, des Paares bezüglich Pränataler Diagnostik. In der Beratung wird darauf Wert gelegt, die individuelle Einstellung und Lebenssituation der Frau zu eruieren und auf ihre Fragen einzugehen. Die Schwangere erhält zur Vertiefung die Informationsbroschüre zur Pränatalen Diagnostik von Dialog Ethik ausgehändigt. Dies wird auch in der Krankengeschichte vermerkt. Des Weiteren wird der Ablauf einer üblichen Schwangerschaftsbegleitung im Falle eines komplikationslosen Verlaufs geschildert.

Die zweite Konsultation erfolgt zwischen der 11. und 12. Schwangerschaftswoche. In der Zwischenzeit aufgekommene Fragen werden besprochen und geklärt. Im Falle einer Entscheidung für den Erst-Trimestertest werden eine Sonographie und eine Blutentnahme durchgeführt. Es wird nochmals auf die Interpretation der Risikoberechnung eingegangen.

Hat sich eine Frau zuvor für eine Chorionzottenbiopsie entschieden, hat sie dies bereits telefonisch mitgeteilt und wird hierfür an einen Spezialisten überwiesen.

Nach Erhalt der Risikoberechnung wird das Resultat der Frau schriftlich mitgeteilt. Im Falle eines erhöhten Risikos wird die Frau telefonisch informiert und es wird möglichst kurzfristig ein Besprechungstermin vereinbart. Mit der Frau wird anlässlich dieses Termins besprochen, ob eine zusätzliche invasive Abklärung gewünscht wird und diese allenfalls organisiert. Gleichzeitig wird ein weiterer Termin zur Besprechung der Resultate des invasiven Tests bestimmt.

Bei einem normalen Resultat wird die Schwangerschaftsbetreuung routinemässig weiter geführt. Bei einem abweichenden Resultat werden die weiteren möglichen Vorgehensweisen besprochen: Leben mit einem behinderten Kind oder Schwangerschaftsabbruch. Im ersten Fall erhält die Frau, das Paar Informationen zu weiter führenden Beratungsstellen. Im zweiten Fall wird der Schwangerschaftsabbruch organisiert und falls gewünscht, der Kontakt zu einer Psychologin vermittelt.

3. Beispiele aus der Praxis

3.1 Frau A.

33-jährige 0 Para I Gravida in der 12. Schwangerschaftswoche. Erwünschte Schwangerschaft

Erste Schwangerschaftskontrolle in der 8. Schwangerschaftswoche, sehr gut informiertes Paar, welches sich bereits einige Gedanken zur Pränatalen Diagnostik gemacht hat. Das Paar wünscht keinen ETT, ausschliesslich Ultraschall.

Zweite Schwangerschaftskontrolle in der 12. Schwangerschaftswoche. Im Ultraschall zeigt sich eine auffällige zystische Struktur im Nacken des Embryos. Zur weiteren Abklärung wird eine zweite Ultraschallkontrolle im Zentrumsspital durchgeführt. Nach dieser Kontrolle kommt das Paar gleichentags nochmals in die Praxis zur Besprechung des weiteren Vorgehens. Anlässlich der Kontrolle im Zentrumsspital wird eine chromosomale Abklärung empfohlen. Nach Abwägen der Vor- und Nachteile entschliesst sich das Paar zur Chorionzottenbiopsie, deren Resultat einen normalen Chromosomensatz zeigt. Bei einer Ultraschall-Verlaufskontrolle nach einem Monat ist die Nackenstruktur verschwunden, die Schwangerschaft verläuft problemlos, alle weiteren Ultraschallkontrollen bleiben unauffällig, Frau A. gebiert ein gesundes Kind.

Diskussion: Beim Ehepaar A. handelt es sich um ein Paar, welches sich bereits vor der Schwangerschaft intensiv mit ethischen Fragen insbesondere im Zusammenhang mit behinderten Kindern auseinander gesetzt hat. Das Beratungsgespräch verläuft auf einem hohen Niveau, das Paar hat klare Vorstellungen, welche Abklärungen in Frage kommen. Als sich dann im Ultraschall die Auffälligkeit zeigt, die schwer zuzuordnen ist, zeigt sich jedoch auch hier, wie anspruchsvoll es ist, bei eigener Betroffenheit folgenschwere Entscheidungen treffen zu können. Bei diesem Paar war einer der Gründe für die chromosomale Abklärung, dass es sich das Leben mit einem behinderten Kind durchaus vorstellen konnte, sich aber in diesem Falle frühzeitig darauf einstellen wollte. In der zwei Jahre späteren zweiten Schwangerschaft hat sich das Paar ausschliesslich eine Ultraschalluntersuchung mit Ausmessung der Nackentransparenz ohne Risikoberechnung gewünscht. Bei diesem Kind zeigten sich keine Auffälligkeiten, die Schwangerschaft verlief komplikationslos und Frau A. hat ein zweites gesundes Kind geboren.

3.2 Frau B.

34-jährige I Para II Gravida in der 12. SSW. Erwünschte SS, vor 3 Jahren Geburt eines gesunden Kindes

Erste Schwangerschaftskontrolle in der 10. Schwangerschaftswoche. Im Rahmen des Beratungsgespräches wird die erste Schwangerschaft, die von einer anderen Ärztin begleitet worden ist, angesprochen. Damals wurde eine Chorionzottenbiopsie durchgeführt. Frau B. erklärt, dass ihr dies von ihrer damaligen Frauenärztin empfohlen worden sei, die nichts von den Risikoberechnungen hielt. Frau B. wurde nach eigenen Aussagen folgendermassen informiert: „Wenn Sie sicher gehen wollen, dann machen Sie gleich eine Chorionzottenbiopsie, alles andere bringt nichts". Sie und ihr Mann haben sich für diese Untersuchung entschieden. Als Wissenschafterin brauche sie eine Sicherheit, die über die Ultraschalluntersuchungen hinaus gehe. Nachdem sie diesmal ausführlich auf die verschiedenen Möglichkeiten der Pränatalen Diagnostik informiert wurde, hat sie sich zu einem Ersttrimester-Test entschieden.

Bei der zweiten Schwangerschaftskontrolle in der 12. Schwangerschaftswoche zeigt sich eine verbreiterte Nackentransparenz von 4.5 mm. Das Paar entschliesst sich darauf sofort zu einer Chorionzottenbiopsie, die eine Trisomie 21 ergibt. Bereits vor der Untersuchung hat sich das Paar entschieden, in diesem Fall einen Schwangerschaftsabbruch durchführen zu lassen. Anlässlich des Gespräches über das Resultat bestätigt Frau B. diese Entscheidung, der chirurgische Eingriff wird wenige Tage später durchgeführt.

Diskussion: Frau B. ist Wissenschafterin, sie ist vertraut mit den Begriffen Chromosomen und chromosomale Veränderungen. Sie und ihr Partner haben sehr konkrete Vorstellungen darüber, was für sie tragbar ist und was nicht. So konnten sie sich das Leben mit einem Kind mit einer Trisomie 21 nicht vorstellen, wenn aber beispielsweise das Resultat aus der Chorionzottenbiopsie ein Kind mit einem Turner-Syndrom ergeben hätte, wäre ein Schwangerschaftsabbruch nicht in Frage gekommen. Bei ihrer ersten Schwangerschaft wurde Frau B. ihres Erachtens ungenügend beraten. Aufgrund der Informationen, die sie erhalten hat, ist sie den Empfehlungen der Ärztin gefolgt. Jetzt in der zweiten Schwangerschaft hätte sie eine andere Entscheidung bezüglich Pränataler Diagnostik gefällt, hat sich dann jedoch von dem Befund der Ultraschalluntersuchung wieder umentschieden. Das Paar hat sich bereits vor der invasiven Untersuchung überlegt, welche Konsequenzen aus den möglichen Ergebnissen resultieren. Frau B. war sehr traurig über die Entwicklung dieser Schwangerschaft, fühlte sich aber von ihrem Partner sehr unterstützt. Anlässlich der Nachbesprechung einige Wochen nach dem Abbruch hat sie die Situation verarbeitet und ist nach wie vor von der Richtigkeit ihrer Entscheidung überzeugt. Inzwischen ist sie zum dritten Mal schwanger geworden, in dieser Schwangerschaft hat sie sich von vornherein zu einer Chorionzottenbiopsie entschieden. Das Resultat zeigte keine Abweichungen, Frau B. hat in der Folge ein gesundes Kind geboren.

3.3 Frau C.

40-jährige I Para II Gravida in der 12. Schwangerschaftswoche, erwünschte Schwangerschaft.
Vor 2 Jahren Geburt eines gesunden Kindes per Kaiserschnitt wegen Beckenendlage

Erste Schwangerschaftskontrolle in der 12. Schwangerschaftskontrolle, die vorherige Kontrolle fand bei einer anderen Gynäkologin statt, Überweisung wegen deren Abwesenheit. Frau C. hat sich von vornherein für eine invasive Abklärung entschieden, aufgrund ihres Alters und ihrem Bedürfnis nach einer weiterführenden Diagnostik. Bereits bei der ersten Schwangerschaft hat sie eine Chorionzottenbiopsie durchführen lassen. Die Ultraschalluntersuchung zeigte keine Auffälligkeiten. Die Chorionzottenbiopsie ergab in der Langzeitkultur ein Mosaik der Geschlechtschromosomen mit den Konstellationen XX, X0 und XXX. Frau C. hat sich aufgrund von Beratungsgesprächen mit der Gynäkologin und dem Genetiker für eine Amniozentese entschieden. Diese ergab ein X-Mehrfachmosaik, wobei der grösste Teil der Zellen einen normalen Chromosomensatz aufwiese. Nach erneuten Gesprächen mit dem Genetiker und der Gynäkologin hat sich Frau C. für die Austragung der Schwangerschaft entschieden, die im übrigen komplikationslos verlief. Sie hat ein gesundes Mädchen per Kaiserschnitt geboren.

Diskussion: Frau C. und ihr Partner haben ihre Entscheidung bezüglich Pränataler Diagnostik inklusive allfälliger Konsequenzen bereits in der ersten Schwangerschaft gefällt. An ihrer Einstellung hat sich auch in der zweiten Schwangerschaft nichts geändert. Da jedoch das Resultat der invasiven Untersuchung komplex war und keine Aussage über eine Behinderung des Kindes gemacht werden konnte, brauchte das Paar mehrere Gespräche, um mit einem guten Gefühl die Schwangerschaft weiterführen zu können. Nach der Amniozentese und deren Resultat, aufgrund dessen mit einer – wenn überhaupt – minimalen Auswirkung der chromosomalen Abweichung auf das Kind zu rechnen ist, konnte Frau C. eine klare und eindeutige Entscheidung fällen.

Literatur

Baumann-Hölzle R., Zimmermann R., Pók Lundquist J., Braga S., Tschudin S., Bitzer J., Holzgreve W., Tercanli S. (2006): Leitfaden für vorgeburtliche Untersuchungen; Gesprächs- und Informationskonzept für den Arzt und die Ärztin zur Begleitung der schwangeren Frau und ihres Partners, Schweizerische Gesellschaft für Gynäkologie und Geburtshilfe, Bern.
Baumann-Hölzle R. (1997): Ethische Probleme bei der Anwendung der pränatalen Diagnostik. Schweiz Med Wochenschr 127: 31–39.
Buchegger P. (1997): Behandlung von Paaren nach Abruptio bei Pränataldiagnostik. Schweiz Med Wochenschr 127: 69–72.

Chavanne L. et al. (1993): Pränatale Diagnostik – Analyse der Beratungssituation in Basel. Abschlussarbeit HFS Basel.
Hürlimann D.C. (2006): Nationalfondstudie über die Beratung in der Pränatalen Diagnostik. Dissertation.
Kind C. (1998): Vortrag zu vorgeburtlichen Untersuchungen – Fragen und Konflikte in der Beratung. Tagung der Paulus-Akademie Zürich zu vorgeburtlichen Untersuchungen – Fragen und Konflikte in der Beratung; 12/1998
Schwendke A. (1998): Konflikte durch nichtinvasive Pränataldiagnostik. Ärztliche Praxis Gynäkologie 7/8, Aug 1998.

Teil 3:

*Grundsätzliche Überlegungen
zur Pränatalen Diagnostik*

Der Beratungsprozess in der Pränatalen Diagnostik – eine Evaluation

Denise C. Hürlimann

Im Rahmen des Nationalfondsprogramms 51 zum Thema Integration und Ausschluss wurde eine Intervention in den Beratungsprozess zur Pränatalen Diagnostik untersucht. Die Resultate zeigen, dass die Beratung den Entscheidfindungsprozess entscheidend unterstützt, die Intervention den Beratungsprozess indessen eher standardisiert als verbessert. Auf die Entscheidsicherheit haben die Interventionen keinen Einfluss. Die Auswertung ergibt weiter, dass die Ärztinnen und Ärzte auf der fachlich-inhaltlichen Ebene sicherer geworden sind. In einer emotionalen Hinsicht sind sie aber stärker verunsichert, da ihnen die Schulung die komplexe Problematik in der Pränatalen Diagnostik näher gebracht hat. Die Evaluation dieses Projektes zeigt auf, wie bedeutend ein Gesprächsleitfaden und eine Schulung für die ärztliche Begleitung einer schwangeren Frau und ihres Partners sind, und dass ersterer von einer einführenden Schulung profitiert.[1]

1. Ausgangslage

Ein Gremium von Fachexperten unter der Leitung von Frau Dr. Ruth Baumann-Hölzle hat einen Gesprächsleitfaden entwickelt, welcher die ärztliche Beratung einer schwangeren Frau unterstützen soll. Es war die Absicht dieser Experten, der Beratungs- und Entscheidfindungssituation in der Pränatalen Diagnostik mehr Gewicht zu verleihen. Die Verfasserin begleitete die Einführung des Leitfadens und evaluierte ihn.

1   Der Gesprächsleitfaden kann über den Verein Beratung und Information zu Pränataler Diagnostik bezogen werden: www.praenatal-diagnostik.ch.

Nachfolgend werden das Vorgehen, die gewählte Methodik sowie die Resultate der Evaluation und deren Interpretation beschrieben. Die Evaluation fand bei Gynäkologinnen und Gynäkologen statt, welche Frühschwangerschaften begleiten. Ein Mix an Erhebungsinstrumenten analysierte die Beratungssituation. Nebst ausführlichen Interviews mit den teilnehmenden Ärztinnen und Ärzten wurden Falldokumentationen und Tonbandprotokolle von Beratungsgesprächen eingesetzt. Fragebogen erfassten die Situation des Beratens und Entscheidens bei den Patientinnen. Diese vier Erhebungsinstrumente wurden jeweils vor der Intervention und danach eingesetzt. Insgesamt involvierte das Projekt 31 Ärztinnen und Ärzte und wertete knapp 200 Schwangerschaften aus. Es bedient sich quantitativer wie qualitativer Erhebungsinstrumente.[2]

Der Leitfaden wurde bei den medizinischen Fachleuten jeweils mittels einer zweitätigen Schulung eingeführt. Der Leitfaden und seine Einführung werden als Intervention in die Beratung der Pränatalen Diagnostik aufgefasst. Die im Folgenden beschriebene Evaluation beschreibt und vergleicht die Beratung vor der jeweiligen Intervention und danach. Die Forschungsfrage bei diesem Projekt war, ob sich die Beratung zur Pränatalen Diagnostik durch die Intervention verändern würde oder nicht. Der Leitfaden und die Schulung wurden zu zwei verschiedenen Zeitpunkten bei zwei verschiedenen Gruppen von Ärztinnen und Ärzten eingeführt. Die beiden Interventionen werden als Intervention 1 und Intervention 2 beschrieben (vgl. Abb. 1).[3]

Der Leitfaden begleitet den Beratungsprozess für vorgeburtliche Untersuchungen in sieben Schritten. Die Schulung diente einerseits der Vermittlung von testmedizinischem Wissen und von Beratungskompetenz, anderseits der Vorstellung und Erläuterung des Leitfadens. Sie umfasste folgende Themen:

2   Diese Arbeit wurde vom *Schweizerischen Nationalfonds* unterstützt. Sie war eingebettet in das Projekt Genetik innerhalb des Nationalen Forschungsprogramms 51, mit dem Thema ‚Integration und Ausschluss'. Das Projekt wurde von Prof. Dr. med. Hansjakob Müller vom Universitätskinderspital Beider Basel geleitet. Die Verfasserin hat die Evaluation als empirischen Teil ihrer Dissertation am Psychologischen Institut der Universität Zürich eingereicht und wurde dabei von Prof. Dr. François Stoll und Prof. Dr. Theo Wehner begleitet.
3   Verantwortliche Fachpersonen: Frau Dr. theol. Ruth Baumann-Hölzle, Theologin und Ethikerin; Dr. med. Suzanne Braga, Genetikerin, Frau Dr. Judit Pók, Gynäkologin und Prof. Dr. med. Roland Zimmermann, Gynäkologe.

- Informationen zu den Testverfahren in der Pränatalen Diagnostik
- Ablauf sowie Erfassen der Vor- und Nachteile des Erst-Trimester-Tests
- Ethische Entscheidfindung
- Erfahrungsaustausch unter den Teilnehmenden über die Herausforderungen der Beratungspraxis
- Vorstellung des Leitfadens und seiner Anwendung
- Kommunikationsschulung
- Informationen zum Evaluationsvorgehen

2. Vorgehen

Das Vorgehen im Evaluationsprozess kann am Design der Evaluation erläutert werden, wie die nachfolgende Abbildung 1 zeigt. Um die Auswirkungen der Interventionen erfassen zu können, wurden die Beratungen in der Pränatalen Diagnostik, wie sie im Rahmen von Schwangerschaftskontrollen bei den Gynäkologinnen und Gynäkologen stattfanden, analysiert. Die Evaluation beschreibt die Beratungen jeweils vor und nach den Interventionen.

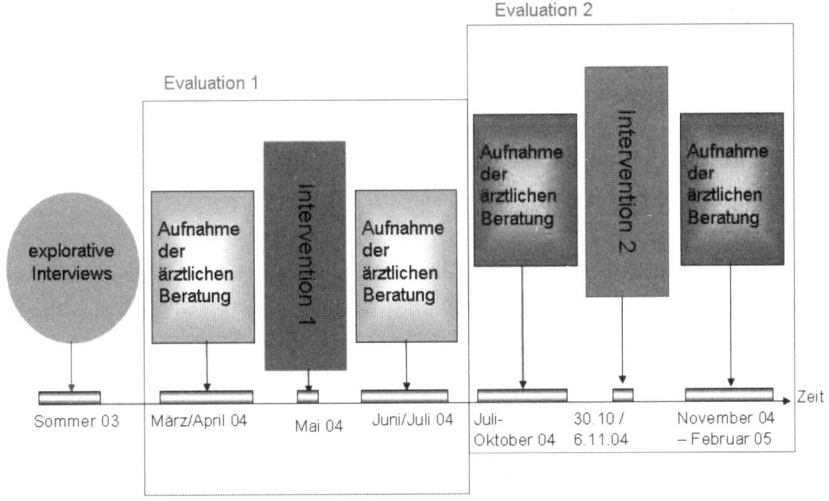

Abb. 1: Design und zeitlicher Ablauf der Untersuchung

Zuerst wurde das empirische Feld untersucht, indem mit verschiedenen Exponenten für die Beratung zur Pränatalen Diagnostik Experteninterviews geführt wurden: Schwangerschaftsberaterinnen, Schwangeren, Ärzten und Ärztinnen (Spitalärzte und frei praktizierende Ärzte). Die explorativen Interviews zeigten die Notwendigkeit für die Einführung eines Entscheidunterstützungssystems grundsätzlich auf. Die Analyse der Beratung musste dabei auf Seiten der beiden Akteure, der Ärzte und Ärztinnen sowie der Patientinnen erfolgen. Die Analyse sollte wenn möglich die Haltung der Berater miterfassen, um deren potentiell beeinflussende Wirkung berücksichtigen zu können. Auch allfällig abgegebene Dokumentationen wurden bei der Analyse des Beratungsprozesses mit einbezogen. Die Analyse der Beratung sollte zugleich berücksichtigen, dass die Beratung individuell auf das Bedürfnis und die Situation einer Schwangeren abgestimmt ist. Dem spezifischen psychologischen Konstrukt der schwangeren Frau musste somit Rechnung getragen werden. Dazu gehören Analyseelemente wie Zeitdruck, Unsicherheit, Verantwortung gegenüber einem anderen Menschen (Kind) und die Informationsflut. Von speziellem Interesse sowohl für die Analyse der Beratung wie auch für die Evaluation war bei beiden Akteuren der Umgang mit Verantwortung und Unsicherheit. Diese beiden Punkte wurden bei der weiteren Ausarbeitung der Methodik berücksichtigt.

3. Methodik

3.1 Gestaltung der Studie und untersuchte Akteure

Für die Evaluation wurde ein klassisches Design, welches die Situation vor und nach den Interventionen untersucht, gewählt (siehe Abb. 1). Dies erlaubt das Beurteilen der Auswirkungen der Interventionen. Ausserdem konnte so optimal von den Erfahrungen aus der Praxis profitiert werden. Während die erste Analyse der Beratung kurz vor den Interventionen stattfand, begann die zweite Analyse der Beratung drei Wochen nach den Interventionen. Nach diesem Zeitraum konnten die Interventionen von den Teilnehmern auf ihre Praxistauglichkeit hin getestet werden, die Ergebnisse waren handlungsrelevant.

Das Vorgehen zur Definition der Erhebungsinstrumente und deren Auswertung sah folgendermassen aus: Ausgangspunkt bildet die Forschungsfrage „Verändert sich die Beratung bezüglich der Pränatalen Diagnostik durch die Interventionen (Leitfaden und einführende Schulung)?". Eine Veränderung wurde über die Nutzung des Leitfadens angestrebt, der durch die Schulung praxisrelevant werden sollte. Die Forschungsfrage postulierte vier zu evaluierende Wirkungen:

– Standardisierung des Beratungsprozesses
– Straffung des Beratungsprozesses
– Unterstützung des Entscheidprozesses
– Erhöhung der Entscheidsicherheit.

Ziel des Evaluationsprozesses war es, Aussagen zu diesen Wirkungen zu machen. Deshalb wurden die zu evaluierenden Wirkungen mit Kriterien ergänzt (z.B. Beratungszeit pro Patientin oder pro Konsultation, Zufriedenheit mit der Beratung usw.), mit welchen die Forschungsfrage überprüft werden konnte. Diese Kriterien wurden anschliessend operationalisiert und in den Erhebungsinstrumenten abgebildet.

Als Akteure gelten die beratenden Ärztinnen und Ärzte, welche im Folgenden einfach Teilnehmer genannt werden. Diese wurden im Längsschnitt begleitet. Potentielle Akteure auf der Patientinnenseite waren die in den beiden Untersuchungszeiträumen (Vor- und Nachanalyse) von den teilnehmenden Ärztinnen und Ärzten behandelten Schwangeren im ersten Schwangerschaftsdrittel. Deren Einverständnis zur Teilnahme an der Untersuchung wurde von den behandelnden Ärztinnen und Ärzten abgeklärt. Die Einschlusskriterien für die Teilnehmenden der beiden Evaluationen sind in Tabelle 1 dargestellt. Die generellen Gestaltungsaspekte einer Evaluationsstudie sind in Tabelle 2 aufgeführt.

Einschlusskriterium	Ausprägung
Kanton oder Region	– Evaluation 1: Kanton Zürich
	– Evaluation 2: Kantone Zürich, Glarus, Zug, Schwyz, Luzern, Kanton Basel Stadt, Kanton Basel Land; aus dem Kanton Aargau das Freiamt, aus dem Kanton St. Gallen die Region Rapperswil
Fachrichtung	– Ärztinnen und Ärzte mit dem Facharzttitel Gynäkologie
	– Ärztinnen und Ärzte mit dem Facharzttitel Allgemeinmedizin oder Innere Medizin sofern sie eine frauenärztliche Sprechstunde führen und Schwangerschaftsbegleitungen machen.
	– Ärztinnen und Ärzte ohne Facharzttitel, aber mit frauenärztlicher Sprechstunde und Schwangerschaftsbegleitungen
Betreuung Frühschwangerschaften	Ja
Arbeitsort	In einer eigenen Praxis, einer Gruppenpraxis oder einem kleineren Spital praktizierend. Grundsätzlich ausgeschlossen war das Universitätsspital Zürich.

Tab. 1: Einschlusskriterien für die an der Studie teilnehmenden Ärztinnen und Ärzte.

Gestaltungsaspekt	Evaluation des Leitfadens
Evaluationsziel	Evaluiert wurde, um die Wirkungen der Interventionen in Form eines Leitfadens und dessen Einführung auf die Praxis der Beratung in der Pränatalen Diagnostik zu erheben.
Evaluationsbereich	Die Evaluation fand im Gesundheitswesen statt, im medizinischen Fachbereich der Gynäkologie. Genauer erfolgte die Evaluation im Bereich der frauenärztlich getätigten Schwangerschaftsberatung.
Evaluationsobjekt	Objekt der Evaluation war der Leitfaden als Entscheidunterstützungssystem sowie seine Einführung im Rahmen der zweitätigen Schulung. Die teilnehmende Ärzteschaft und ihre Patientinnen fungierten als Experten und waren damit Informationsträger und nicht Evaluationsobjekte.
Ort der Evaluierung	Die Evaluation fand im Feld statt, in den Arztpraxen bzw. dem Arbeitsort der Gynäkologinnen und Gynäkologen.
Evaluationsmodell	Es handelte sich bei dieser Untersuchung um eine summative Evaluation. Die abgelaufenen Praxisprozesse in der Beratung wurden einzelfallintensiv und subjektorientiert beschrieben. Es handelt sich demzufolge um eine qualitative Evaluation. (Mayring, 2002, S. 62 f.)
Evaluationsnutzung	Die Ergebnisse der Evaluation werden offen gelegt. In erster Linie werden den Auftraggebern der Evaluation, d.h. den Interventionsverantwortlichen die Ergebnisse zugängig gemacht. In deren Ermessen liegt auch das praktische Handeln aufgrund der Ergebnisse. Ausserdem wird dem Schweizerischen Nationalfonds, der die Forschung unterstützt, die Dokumentation zugänglich gemacht.

Tab. 2: Generelle Gestaltungsaspekte von Evaluationsstudien und deren Ausprägung in der vorliegenden Studie.

3.2 Wahl der Erhebungsinstrumente

Es wurde auf einen Mix an Erhebungsinstrumenten für die Erfassung von generellen sowie einzelfallspezifischen Aussagen zur Beratungssituation geachtet. In der Vor- und der Nachanalyse wurden die gleichen Instrumente eingesetzt, um eine optimale Vergleichbarkeit zu ermöglichen. Ein eigentliches Instrument der Wahl hat es nicht gegeben.

Instrument	Zielpublikum	Wirkung
Interview mit den Ärztinnen und Ärzten	Möglichst alle teilnehmenden Ärztinnen und Ärzte	Allgemein
Falldokumentation	Alle teilnehmenden Ärztinnen und Ärzte	Einzelfallspezifisch
Fragebogen bei Patientinnen	Alle Patientinnen der teilnehmenden Ärztinnen und Ärzte im Untersuchungszeitraum	Einzelfallspezifisch
Tonbandaufnahme	Ausgewählte Ärztinnen Ärzte und deren Patientinnen	Einzelfallspezifisch

Tab. 3: Die in der Evaluationsstudie eingesetzten Instrumente.

Mit diesen Instrumenten wurden die Wirkungen der Interventionen, wie sie oben beschrieben worden sind, erfasst:

- *Interviews mit Ärztinnen und Ärzten:* Die Ärztinnen und Ärzte wurden mit Interviews zu ihren Erfahrungen, Werten und Einstellungen in der Beratung befragt. Erhoben wurden unter anderem Fragen zur Beratungssituation oder auch zum Werteprofil. Die Gespräche wurden auf Tonband aufgenommen, damit die Interviewerin ihre Konzentration ganz auf das Gespräch ausrichten konnte. Mit allen involvierten Ärztinnen und Ärzten fanden jeweils zwei Interviews statt: eines vor der Intervention und das zweite danach.
- *Falldokumentation:* Die Falldokumentation bestand aus zwei A4-Blättern sowie einem Deckblatt und wurde von den Teilnehmenden pro Patientin geführt. Die beiden Seiten stellten gleichzeitig zwei Teile dar. Der erste Teil (d.h. die erste Seite) wurde nach jeder Konsultation mit einer Schwangeren kurz ausgefüllt, der zweite Teil (d.h. die zweite Seite) wurde nach Abschluss des ersten Schwangerschaftsdrittels ausgefüllt. Der Entscheid über die Inanspruchnahme von Methoden der Pränatalen Diagnostik ist zu diesem Zeitpunkt von der Patientin gefällt worden. Neben Angaben zur Patientin (anony-

misiert) und der Situation wurden auch Informationen zum Beratungsprozess, dem Verlauf und eine Abschlussreflexion erfasst.
- *Fragebogen für die Patientinnen:* Die Wahrnehmung der Entscheidungssituation durch die Patientin wurde mit einem Fragebogen erhoben, der Angaben über die in Anspruch genommenen Testmethoden und Angaben zum Beratungs- und Entscheidfindungsprozess enthielt. Die behandelnde Ärztin oder der Arzt gab den Fragebogen jeweils bei der letzten zur Beratung der Pränataldiagnostik gehörenden Konsultation ab – also in der Regel gegen Ende des ersten Schwangerschaftsdrittel. Das Ausfüllen des Fragebogens sollte maximal zehn Minuten in Anspruch nehmen, so dass dies im Wartezimmer der Arztpraxis geschehen konnte. Der Fragebogen war anonym auszufüllen und wurde mittels vorfrankiertem Rücksendecouvert direkt an eine neutrale Adresse (Psychologisches Institut der Universität Zürich) gesandt. Verständlichkeit und die angestrebte Zeitdauer für das Ausfüllen wurde vorgängig geprüft. Frauen mit ungenügenden Deutschkenntnissen jedoch konnten den Fragebogen nicht ausfüllen und wurden demnach nicht erfasst.
- *Tonbandaufnahme:* Um die Dynamik des Beratungsprozesses erfassen zu können, wurden exemplarisch einige Tonbandaufnahmen von Beratungsgesprächen gemacht. Die Ärzte und Ärztinnen liessen die Tonbandgeräte während möglichst allen Konsultationen mitlaufen und entschieden nach der Beratung selbst, ob sie die Tonbandaufnahme in die Untersuchung einreichen wollten oder nicht.

3.2 Datenaufbereitung und -auswertung

Das Datenmaterial sollte Auskunft geben über die mögliche Standardisierung und Straffung des Beratungsprozesses, die mögliche Unterstützung des Entscheidfindungsprozesses sowie die Erhöhung der Entscheidsicherheit. Die Daten wurden quantitativ und qualitativ ausgewertet. Die quantitativen Angaben wurden im Statistikprogramm SPSS erfasst, analysiert und mit Methoden der beschreibenden Statistik sowie, wenn möglich, interferenzstatistisch ausgewertet. Für die qualitativen Daten wurden Methoden der Evaluationsforschung eingesetzt. Eine Übersicht der insgesamt zur Verfügung gestandenen Daten gibt Tabelle 4.

Instrument / Teilnehmer	Anzahl Total	Evaluation 1		Evaluation 2	
		vor Intervention	nach Intervention	vor Intervention	nach Intervention
Falldokumentation	*192*	19	26	88	59
Fragebogen für die Patientin	*159*	14	21	71	53
Interview mit den Ärztinnen/Ärzten	*62*	8	8	23	23
Tonbandprotokolle von Beratungsgesprächen	*16*	6	2	7	1
Total ausgewertete Instrumente	*429*	47	57	189	136
Teilgenommene Ärztinnen und Ärzte	*31*	8	8	23	23

Tab. 4: Menge an ausgewerteten Daten, geordnet nach den eingesetzten Instrumenten.

4. Resultate

4.1 Standardisierung

Der Inhalt der vermittelten Wissenselemente (z.B. die Darlegung möglicher Testmethoden oder von Krankheitsbildern, für welche Tests vorhanden waren) wurde durch die Intervention kaum verändert. Lediglich drei Unterschiede waren feststellbar: Im Vergleich mit der ersten Evaluation wurde in der zweiten Evaluation der Erst-Trimestertest sowie das Risiko eines falsch-positiven Resultats häufiger genannt, während der AFP-Test seltener angesprochen wurde. Da sich bei den übrigen inhaltlichen Aspekten des Beratungsgesprächs (den vermittelten Krankheitsbildern und den Risiken der Testmethoden) ansonsten keine signifikante Veränderung ergab, kann davon ausgegangen werden, dass der Beratungsinhalt im Wesentlichen gleich geblieben ist.

Zum Zeitaspekt haben die Resultate betreffend Standardisierung ergeben, dass die Zeitdauer pro Patientin und pro Konsultation einheitlicher geworden ist – die Konsultationen und die Beratungen als Ganzes dauern also nach den Interventionen bei unterschiedlichen Patientinnen eher gleich lang. Betreffend der Anzahl Konsultationen pro Patientin hat sich keine Veränderung ergeben.

Insgesamt ist also der Beratungsprozess aufgrund der Interventionen einheitlicher geworden, indem ähnlichere Schritte erwähnt werden, die Strukturierung zugenommen hat und sich die Zeitdauer der einzelnen Konsultationen angenähert hat. Dieser Effekt ist allerdings nicht sehr gross. Die Interventionen hatten also einen, wenn auch nicht grossen, Einfluss auf die Standardisierung des Beratungsprozesses.

4.2 Straffung

Die Straffung des Beratungsprozesses wurde daran gemessen, ob sich die Menge an Wissenselementen in Abhängigkeit zur Zeitdauer oder zur Anzahl der Konsultationen verändert hat. Die Beurteilung der inhaltlichen Dimension (die Wissensvermittlung) ergab dabei keine signifikante Veränderung der Menge an vermittelten Wissenselementen. Nur in den Interviews wurde deutlich, dass in der Evaluation 2 mehr Informationen vermittelt wurden. Dies geschah aber zumindest teilweise über Broschüren, die vermehrt abgegeben worden waren. Die zeitliche Dimension zeigt für die erste Evaluation keine relevante Veränderung, während der zweiten Evaluation jedoch hat sich die Beratungszeit sowohl pro Patientin als auch pro Konsultation signifikant erhöht.

Insgesamt zeigte sich, dass aufgrund der Interventionen keine Straffung des Beratungsprozesses erfolgte – im Gegenteil: Während die Menge des vermittelten Wissens nur geringfügig anstieg, stieg der dafür aufgewendete Zeitbedarf stark an. Dies widerspiegelt sich auch im Empfinden der Teilnehmenden. Die Wahrnehmung der Komplexität des Themas ist gestiegen. Eine Straffung scheint demnach mit den zahlreichen besprochenen Aspekten kaum vereinbar zu sein.

4.3 Unterstützung

Insgesamt wurden 20 Kriterien (z. B. die Zufriedenheit mit dem Beratungsgespräch oder der Einbezug des Partners der Patientin) zur Wirkung der Unterstützung des Entscheidfindungsprozesses aufgestellt. Die einzelnen Kriterien können nicht gewichtet oder in eine Rangordnung gebracht werden, sie werden alle als gleich relevant angesehen. Diejenigen Kriterien, welche sich verändert haben, werden nachfolgend beschrieben.

Die Resultate zeigen, dass die Abfrage der Voreinstellungen einer Patientin zu den Entscheidoptionen der Pränatalen Diagnostik (z.B. Pro oder Contra eines Schwangerschaftsabbruchs) gezielter und detaillierter erfolgte. Auch das Eingehen auf die Lebensumstände hat sich aufgrund der Interventionen verändert, primär indem die Interventionen den Teilnehmenden das Bewusstsein für die Relevanz der Lebensumstände geschärft haben. Weiter haben sie den Zeitbedarf für die Beratungen erhöht und insbesondere das Bewusstsein geschaffen, dass die Beratungen und der Entscheidfindungsprozess viel Zeit brauchen. Auch wenn die Zeit für eine Beratung beispielsweise aufgrund organisatorisch-administrativer Rahmenbedingungen de facto nicht signifikant erhöht werden konnte, stieg doch das Bewusstsein, dass die Zeit nicht ausreichend sein könnte. Ein verändertes Bewusstsein zeigt sich auch bei der Frage, ob eine Ärztin oder ein Arzt die eigene Meinung zu einem Test oder Entscheid kommuniziert. Die Teilnehmenden sind zurückhaltender geworden in dieser Frage. Alternativen zu einem Test werden aufgrund der Intervention häufiger besprochen. Auch betreffend systematischem Prozedere und individuelleren Beratungsgesprächen hat die Intervention einen Einfluss gehabt. Das Bewusstsein für ein schrittweises Heranführen an die Entscheidung hat sich erhöht. Insgesamt hat sich damit bei sieben von 20 Kriterien eine interventionsrelevante Veränderung gezeigt, die mittels aller vier Instrumente nachgewiesen werden konnte. Die Intervention veränderte demnach den Entscheidfindungsprozess.

4.4 Erhöhung der Entscheidsicherheit

Die Veränderung in der Entscheidsicherheit wurde beurteilt, indem die Zufriedenheit der Patientin mit dem Entscheid, der Einbezug des Partners, die Berücksichtigung der Präferenzen der Patientin im Bezug auf den Entscheid und die Frage, ob für die Entscheidfindung genügend Zeit für den Entscheidfindungsprozess vorhanden war, untersucht wurden. Abgesehen von der längeren Zeitspanne, welche für den Entscheid zur Verfügung stand, fanden sich bei diesen Aspekten keine Veränderungen aufgrund der Intervention. Während der Datenerhebung betonten alle Akteure – die Ärztinnen und Ärzte wie auch die Patientinnen – häufig, dass der Entscheid über die Inanspruchnahme der Pränatalen

Diagnostik ein sehr schwieriger sei. Die Intervention konnte die Entscheidsicherheit demnach nicht erhöhen, obwohl sich die Akteure besser unterstützt fühlten.

5. Interpretation

Die zwei Evaluationen zeigen die Komplexität des Entscheidfindungsprozesses in der Pränatalen Diagnostik. Die vielen psychosozialen Aspekte wie der Entscheiddruck, die Unsicherheit, die Irreversibilität und das Risiko der Entscheidung machen den Prozess der Entscheidfindung zu einem besonderen Ereignis im Leben der Betroffenen. Dementsprechend anspruchsvoll ist die Beratung von Patientinnen oder Paaren.

Als besonders problematisch erwies sich die Betreuung von Ausländerinnen mit geringen Deutschkenntnissen. Die Untersuchung zeigte, dass diesen Frauen häufig nicht das ganze Testangebot offeriert worden ist. Es stellt sich demnach die Frage, ob diese Frauen medizinisch schlechter versorgt werden. Auch die allenfalls beschränkten kognitiven Fähigkeiten bzw. das tiefe Bildungsniveau einer Patientin kann für die Beratung ein Handikap darstellen. Die Interventionen konnten daran nichts ändern.

Viele Studien gehen bei der Beratung im Bereich Pränataler Diagnostik davon aus, dass der Zeitdruck von den Betroffenen als wichtiges Problem wahrgenommen wird. Die Resultate der Untersuchung legen jedoch nahe, dass es sich eher um einen Entscheid- als einen Zeitdruck handelt. Nur wenn eine Schwangere erst in der 10. bis 12. Schwangerschaftswoche zur ersten Konsultation erscheint, entsteht Zeitdruck. Kommt eine Schwangere gar erst bedeutend später, entsteht kein Zeitdruck mehr, weil kein Entscheid mehr gefällt werden kann oder muss. Häufig kommen die Schwangeren aber in der sechsten bis achten Woche. Dann entsteht kein eigentlicher Zeitdruck, sondern vielmehr ein Entscheiddruck: die Patientinnen und unter Umständen auch die Ärzteschaft empfinden einen Druck, den Entscheid fällen zu müssen, unabhängig vom zeitlichen Rahmen. Die Irreversibilität des Entscheides erhöht den Druck ebenfalls.

Betreffend den Testmethoden, die in der Beratung besprochen wurden, fiel auf, dass einige Ärztinnen und Ärzte den Erst-Trimester-test als Standard darstellen. Invasive Diagnostik sei im Vergleich zu diesem Test ein ‚Spezialverfahren'. Als Standard bezeichnete Tests bergen aber immer die Gefahr, dass sie unreflektiert angewendet werden. Das Ziel, einen bewussten Entscheid betreffend Pränataler Diagnostik zu fällen wird mit dem Vermitteln von Standards also erschwert. Zahlreiche Ärztinnen und Ärzte gaben zudem an, dass die Amniozentese als Testmethode sehr bekannt ist und von den Patientinnen oft erwähnt wird, auch ohne dass sie vom Berater oder der Beraterin überhaupt erwähnt worden ist. Auch hier besteht die Gefahr, dass eine Testmethode, welche einen hohen Bekanntheitsgrad hat, undifferenziert angewendet wird.

Auffallend ist ausserdem, dass eine Ultraschalluntersuchung im ersten Gespräch, bevor überhaupt eine Beratung hat stattfinden können, sehr verbreitet ist. Auch wenn die Vorteile der frühen Ultraschalluntersuchung, wie das Feststellen der Schwangerschaft überhaupt und das Feststellen, ob die Schwangerschaft am richtigen Ort stattfindet (also z. B. es sich um keine Eileiterschwangerschaft handelt), evident sind, handelt es sich hier eigentlich um Pränatale Diagnostik, die ohne Beratungsgespräch und dementsprechend möglicherweise ohne bewussten Entscheid seitens der Patientin, stattgefunden hat.

Die Unterschiede zwischen den einzelnen Ärztinnen und Ärzten sind gross, was die Tests, die Einschätzung der mit den Tests verbundenen Risiken sowie das Beratungspotential anbelangt. Es gibt also keine einheitliche Beratung zur Pränatalen Diagnostik, die Beratung ist von der Person des Beraters geprägt. Die Tonbandaufnahmen der Beratungsgespräche offenbaren, dass die Haltung des Arztes oder der Ärztin spürbar ist und sich in der Art und Weise der Aufklärung über die Testmethoden und in der Entscheidbegleitung zeigt. Die Interviews mit den Ärztinnen und Ärzten zeigten, dass sich nicht alle Ärzte dieses Umstandes bewusst sind. Eine häufig kommunizierte Haltung vieler Interviewpartner war beispielsweise, dass wenn man sich gegen einen Schwangerschafts-Abbruch entscheiden würde, keine Tests gemacht werden sollten. Es kann davon ausgegangen werden, dass diese grundsätzlich legitime Haltung bei einem Beratungsgespräch implizit oder explizit von der Patientin spürbar ist und diese in ihrem Entscheid beeinflusst.

Interessant ist in diesem Zusammenhang die unterschiedliche Wahrnehmung zwischen den Akteuren zur Frage, ob vor der Beratung eine vorgefasste Meinung bei der Patientin bestand oder nicht. Die Patientinnen selbst hatten eher das Gefühl, sie hätten eine vorgefasste Meinung gehabt. Dies war offensichtlich von den Ärztinnen und Ärzten aber nicht so erfasst worden. Es könnte beispielsweise untersucht werden, wie die vorgefasste Meinung durch den Arzt abgefragt wird, bis zu welchem Grad sie überhaupt explizit angesprochen wird oder wieweit ein Berater davon ausgeht, dass keine vorgefasste Meinung besteht zu einem Thema, in welchem er Experte ist. Ein anderer Erklärungsversuch liegt darin, dass einige der Teilnehmenden eine ernüchterte bis negative Einstellung hinsichtlich der kognitiven Fähigkeiten gewisser Patientinnen haben und dies ihre Wahrnehmung betreffend einer vorgefassten Meinung beeinflusst.

Tabelle 5 vermittelt einen zusammenfassenden Überblick über die erwarteten Wirkungen der Interventionen und die effektive Veränderung der Wirkungen aufgrund der Interventionen. Die Ergebnisse machen deutlich, dass die Interventionen die Beratung in der Pränatalen Diagnostik verändert haben – allerdings ist dieser Einfluss nicht sehr gross und erfolgte nicht immer in die von den Verantwortlichen gewünschte Richtung. Die Teilnehmenden sind auf der fachlich-inhaltlichen Ebene sicherer, auf der emotionalen Ebene aber stärker verunsichert, da ihnen die komplexe Problematik näher gebracht wurde. Inwieweit das für die Beratung zum Entscheidfindungsprozess von Vor- oder Nachteil ist, muss diskutiert werden. Obwohl die wahrgenommene Komplexität verwirren mag und unsicher machen kann, gibt sie der Entscheidproblematik das ihr zustehende Gewicht.

Wirkung	Erwartung vor den Interventionen	Effektive Wirkung aufgrund der Interventionen	Veränderte Kriterien
Standardisierung des Beratungsprozesses	+ Erhöhung	+ Geringe Erhöhung	– Prozess der Beratung – Zeitlich standardisiert
Straffung des Beratungsprozesses	+ Erhöhung	− Verminderung	– Zeitdauer der Beratung pro Konsultation und pro Patientin
Unterstützung des Entscheidfindungsprozesses	+ Erhöhung	+ Erhöhung	– Voreinstellung abfragen – Eingehen auf Lebenssituation – Zeitdruck – Zeit ausreichend – Meinung Arzt zum Entscheid – Alternativen besprochen – Schrittweises Vorgehen
Erhöhung der Entscheidsicherheit	+ Erhöhung	∅ Keine	Keine

Tab. 5: Erwartete und effektive Wirkungen der Interventionen

6. Diskussion

Die Verbindung der Schweizer Ärztinnen und Ärzte, FMH (2005) schätzt Leitlinien oder Guidelines als

> sinnvolle Hilfeleistung für die Ärztin und den Arzt in Praxis und Spital, [...] Sie helfen bei komplexen Fragestellungen in Diagnostik, Therapie und Medizintechnik, bei Anforderungen an Strukturen und bei Abläufen und Prozessen in der Medizin, dem Arzt, die richtige Entscheidung zu treffen.

Die FMH weist in ihrem Dokument auch darauf hin, dass die Komplexität in der Medizin die Bedeutung von solchen Leitfaden erhöht und dass Leitfäden für den Regelfall geschaffen werden und nicht jeden Einzelfall abdecken können.

Die beiden Evaluationen dieses Projektes haben den Wert des Leitfadens und der Schulung für die Begleitung einer schwangeren Frau und ihres Partners aufzeigen können. Während nicht alle geplanten Wirkungen eingetreten sind, haben die Interventionen doch in jedem Fall den Beratungsprozess verändert und bewirkt, dass einzelne Aspekte im Beratungsgespräch neu aufgenommen wurden oder andere mehr gewichtet wurden. In den Interviews mit den Ärztinnen und Ärzten wurde deutlich, dass der Leitfaden mittels Schulung eingeführt werden sollte.

Es erscheint zudem wichtig, über Möglichkeiten, welche den Entscheiddruck der Patientinnen vermindern könnten, nachzudenken. Wie erwähnt, hängt der Entscheiddruck nicht wesentlich mit dem Zeitdruck zusammen. Die Lösung kann demnach nicht darin liegen, den Prozess so zu gestalten, dass ein Paar lediglich mehr Zeit für den Entscheid hat. Auch am Umstand, dass ein getroffener Entscheid grundsätzlich irreversibel ist, lässt sich nichts ändern. Dem Entscheiddruck kann man vermutlich begegnen, indem ein Paar optimal begleitet wird. Das bedeutet, dass ein Paar geeignete Informationen frühzeitig erhält (insofern spielt der Zeitaspekt eine Rolle), damit seine Entscheidungskompetenz gefördert wird. Die geeigneten Informationen (das heisst nicht zu viel an Information) sind im Leitfaden aufgeführt. Der Anspruch nach frühzeitiger Information bedingt, dass in der ersten Konsultation ein Zeitfenster für diese Informationsvermittlung besteht. Ein Praxisablauf müsste vorsehen, dass eine Erstkonsultation länger dauert als eine normale Konsultation. Patientinnen könnten so kaum im Viertelstundentakt eingeschrieben werden. Zum Thema Information wurde von den Teilnehmenden immer wieder hervorgehoben, dass ein Paar schon möglichst frühzeitig mit dem Thema in Berührung kommen sollte, weshalb die Aufklärung beispielsweise via Medien oder in den Schulen standardisiert werden sollte im Sinne einer breiteren Kommunikation in der Öffentlichkeit. Ein Paar hätte so die Möglichkeit, sich mit dem Thema Pränatale Diagnostik auseinanderzusetzen, bevor es selber in der Entscheidsituation ist. Natürlich kann man einen Entscheid über die Inanspruchnahme von Tests nicht vorholen, in der Situation entscheidet man sich vermutlich anders, aber man kann sich bereits mit den Rahmenbedingungen eines solchen Entscheides auseinandersetzen.

Der Entscheiddruck kann vermutlich auch verringert werden, wenn den Beratern und Beraterinnen Kompetenzen vermittelt werden, den Entscheidfindungsprozess optimal zu begleiten. Diese Kompetenzen waren in den untersuchten Interventionen thematisiert worden, die Resultate zur Entscheidsicherheit und zur Unterstützung des Entscheidungsprozesses legen jedoch den Schluss nahe, dass hier noch ein Schritt weiter gegangen werden müsste. In einem von den untersuchten Interventionen unabhängigen Rahmen sollten diese Kompetenzen vermittelt werden können. Einer Studie zufolge (Little, Dorward, Warner, Moore, Stephens, Senior & Kendrick, 2004) hat die Abgabe von Merkblättern mit Informationen für die Patienten einen positiven Effekt auf die Patientenzufriedenheit, ohne die Sprechstundendauer zu verlängern. Denkbar wäre demzufolge, dass den Patientinnen spätestens im Wartezimmer ein sorgfältig aufbereitetes Merkblatt mit Informationen und Fragen zum Entscheidfindungsprozess abgegeben wird. Ärzte und Ärztinnen können so auch mehr Unterstützung im Umgang mit Patientinnen mit schlechten Deutschkenntnissen oder tiefem Bildungsniveau erhalten. Auch dies scheint einem grossen Bedürfnis zu entsprechen.

Aus sozialer und ökonomischer Sicht ist schliesslich anzumerken, dass die Untersuchung dem Aspekt der Beratung mehr Gewicht verliehen hat. Die Debatte um die Legalisierung des Schwangerschaftsabbruchs hat nicht zuletzt aufgezeigt, dass das Bedürfnis für eine qualitativ gute Beratung besteht. Einem gewissen Sicherheitsbedürfnis seitens der Ärzteschaft (Haftpflichtfälle) wurde mit den evaluierten Interventionen begegnet. Die Beratung um genetische Untersuchungen ist politisch sehr aktuell. Diese Untersuchung zeigt, dass dem Beratungsaspekt eine angemessene Rolle zugeordnet werden muss, damit dieser die angestrebten Ziele erreichen kann.

Literatur

Little P., Dorward M., Warner G., Moore M., Stephens K., Senior J., Kendrick T. (2004): Randomised controlled trial of effect of leaflets to empower patients in consultations in primary care. British Medical Journal, 328: 441.
Verbindung der Schweizer Ärztinnen und Ärzte (FMH) (2005): FMH Leitlinie für Leitlinien [on-line]. Available: http://www.fmh.ch/ww/de/pub/dienstleistungen/qs/gl_aktivitaeten_fmh/content1634.htm.

Wie können Ärztinnen und Ärzte Risiko kommunizieren? Risikowahrnehmung in der Beratung zur Pränatalen Diagnostik

Carmen Keller, Michael Siegrist

Werdende Eltern haben Schwierigkeiten, Risiken und Testresultate zu interpretieren und zu verstehen. Ihr Wissen ist in den meisten Fällen ungenügend, um im Zusammenhang mit dem pränatalen Screening und der Pränatalen Diagnostik informierte Entscheidungen treffen zu können. Eine Beratung, die dieses Wissen auf verständliche Weise vermittelt, ist deshalb von grosser Notwendigkeit. Bisher unterscheiden sich die Beratungspraktiken zwischen den Ärzten und Ärztinnen erheblich. Es fehlt ein standardisiertes Kommunikationsformat. Die in diesem Beitrag beschriebenen Studien weisen darauf hin, dass sich die Paling-Skala eignet, um Laien Risiken und Testresultate zu kommunizieren. Allerdings bleibt die Frage offen, ob sich die Paling-Skala auch für Personen mit geringen mathematischen Fähigkeiten eignet.

1. Herausforderungen der Risikokommunikation in der Pränatalen Diagnostik

Pränatales Screening und Diagnostik bilden heute einen selbstverständlichen Bestandteil von Schwangerschaftsuntersuchungen. Werdende Eltern über Risiken und Zuverlässigkeit von pränatalen Tests verständlich zu informieren, ist eine sehr schwierige Aufgabe. Es kann deshalb nicht überraschen, dass das Ziel, den Eltern eine kompetente Entscheidung zu ermöglichen, in vielen Fällen nicht erreicht wird. Nur wenige Patienten entscheiden auf der Basis eines angemessenen Verständnisses der Fakten gemäss ihren eigenen Wertvorstellungen, ob sie die vorgeschlagenen Behandlungen oder Tests durchführen oder ablehnen wollen (Peters et al. 2006).

In der Pränatalen Diagnostik werden häufig Screenings eingesetzt, um Hinweise auf genetische Anomalien zu finden. Zu diesem Zweck werden nicht-invasive Tests wie Ultraschall oder Bluttests durchgeführt (Müller et al. 2005). Diese Tests können ohne Risiko für Mutter und Kind durchgeführt werden, allerdings ist die falsch positive Rate dieser Verfahren relativ hoch. Das heisst: Obwohl das Kind gesund ist, wird einem Teil der schwangeren Frauen mitgeteilt, ein erhöhtes Risiko zu tragen, ein Kind mit Down-Syndrom zu gebären. Falsch positive Testresultate können einen negativen Einfluss auf das Wohlbefinden der betroffenen Frauen haben (Georgsson-Öhman et al. 2006). Um unnötige Ängste zu vermeiden, ist es besonders wichtig, den schwangeren Frauen im Voraus die Möglichkeit eines falschen positiven Befunds verständlich zu machen. Auch betreffend der Entscheidung für oder gegen ein Screening benötigen die betroffenen Frauen Informationen über die Zuverlässigkeit der Tests bzw. die Genauigkeit der Testresultate.

Nach einem positiven Screening-Resultat wird häufig ein genauerer invasiver Test durchgeführt, z.B. Amniozentese, Chorionzottenbiopsie oder Plazentapunktion (Müller et al. 2005). Für die grössere Zuverlässigkeit muss allerdings unter Umständen ein hoher Preis bezahlt werden: Bei diagnostischen Tests tritt das Risiko eines spontanen Aborts auf.

Am Anfang einer Schwangerschaft gilt es sich nicht nur für oder gegen Pränatale Diagnostik zu entscheiden. Bei einem positiven Resultat müssen die Eltern auch entscheiden, ob sie die Schwangerschaft abbrechen wollen oder nicht. In Anbetracht der vielen Entscheidungen, die die Eltern unter Zeitdruck fällen müssen, ist es wichtig, sie dahingehend zu unterweisen und mit den entsprechenden Informationen auszustatten. Eine angemessene kompetente Risikokommunikation ist in der Pränatalen Diagnostik von grösster Bedeutung.

Ausgangspunkt einer guten Risikokommunikation sind Informationen darüber, was werdende Eltern über die Risiken von pränatalen Tests wissen, sowie, auf welche Weise Testergebnisse verständlich vermittelt werden können. Im folgenden Beitrag werden diese beiden Aspekte erläutert.

2. Risikowahrnehmung und Testwissen der betroffenen Frauen

Studien, in denen untersucht wurde, ob Entscheidungen zugunsten der Pränatalen Diagnostik durch sachgerechte Informationen zustande gekommen waren, lieferten ernüchternde Ergebnisse (Jaques et al. 2005). Nur bei zwei Drittel der Frauen konnte festgestellt werden, dass sie tatsächlich eine kompetente Entscheidung getroffen hatten.

Im Rahmen des EU-Projekts SAFE führten wir zur Risikowahrnehmung in der Pränatalen Diagnostik verschiedene Studien durch. Wir untersuchten, inwieweit schwangere Frauen diesbezüglich gut informiert waren und das für eine kompetente Entscheidung erforderliche Wissen hatten (Siegrist, Cousin et al. in press). Wir befragten dazu 35 Frauen, die schwanger waren oder bereits ein Kind geboren hatten. Alle Frauen hatten Erfahrungen mit pränatalem Screening oder Pränataler Diagnostik. Sie wurden von verschiedenen Ärztinnen und Ärzten informiert. Die befragten Frauen waren im Durchschnitt 34 Jahre alt und alle überdurchschnittlich gut ausgebildet.

Die meisten Frauen überschätzten ihr altersspezifisches Risiko, ein Kind mit einem Down-Syndrom zu gebären. Ihr Wissen über die Tests war mehrheitlich unvollständig oder falsch. Zwar wussten die meisten Frauen, dass pränatale Screeningtests probabilistische Resultate hervorbringen. Sie wussten also, dass bei einem gegebenen Risiko die Wahrscheinlichkeit besteht, ein gesundes Kind zu gebären. Allerdings wussten die meisten nicht, wie gross diese Wahrscheinlichkeit ist. Im Fall der invasiven Tests wusste die Mehrheit der befragen Frauen nicht, dass falsch positive oder falsch negative Ergebnisse auch bei diesen Verfahren möglich sind. Dabei unterschieden sich Frauen, die einen invasiven Test gemacht hatten, mit ihren Ergebnissen nicht von jenen, die keinen gemacht hatten. Das Risiko einer Fehlgeburt, das mit dem medizinischen Eingriff eines invasiven Tests verbunden ist, schätzten die meisten Frauen jedoch richtig ein.

Im Anschluss an die Wissensfragen erhielten die befragten Frauen Informationen über ihr altersspezifisches Risiko, ein Kind mit Down-Syndrom zu bekommen und die Test-Sensitivität eines Screeningtests. Unter Verwendung eines Entscheidungsbaums (Sedlmeier & Gigerenzer 2001) erklärten wir die Bedeutung eines positiven und eines negativen Resultats. Als Basisrate verwendeten wir das altersspezifische Risiko der befragten Frau. Zusätzlich illustrierten wir die falsch positive Rate mit Hilfe einer Graphik. Wir erklärten den Befragten, wie viele von 1'000 Frauen ihres Alters ein positives Testresultat erhalten, obwohl sie ein gesundes Kind zur Welt bringen. Sie wurden ebenfalls darüber informiert, wie viele der 1'000 Frauen ein negatives Testresultat ausweisen, obwohl sie ein Kind mit Down-Syndrom bekommen. Nachdem die Frauen diese Informationen erhalten hatten, wurden sie über die angenommene Testgenauigkeit von Bluttests befragt. Die Mehrheit gab an, vor den erhaltenen Informationen eine höhere Testgenauigkeit angenommen zu haben. Dagegen ging eine kleine Minderheit von einer kleineren Testgenauigkeit aus. Insgesamt zeigen die Resultate, dass es bislang in der deutschsprachigen Schweiz keinen einheitlichen Beratungsstandard gibt. Die Frauen wurden von ihren Ärzten und Ärztinnen, wenn überhaupt, mit Hilfe von unterschiedlichen Kommunikationsformaten informiert.

Zusammenfassend können wir aufgrund unserer Studie sagen, dass viele schwangere Frauen das erforderliche Wissen für eine informierte Entscheidung nicht haben. Wir befragten gut ausgebildete und interessierte Frauen, die Erfahrungen mit dem pränatalen Screening und Pränataler Diagnostik hatten. Dennoch war ihr Wissen für eine informierte Entscheidung nicht ausreichend. Es ist anzunehmen, dass weniger gut gebildete Frauen sogar noch weniger in der Lage sind, eine informierte Entscheidung zu treffen. Die Forschungsresultate weisen somit auf die enorme Wichtigkeit einer guten Beratung hin. Das fehlende Wissen muss auf verständliche Weise vermittelt werden. Es wäre für die Ärztinnen und Ärzte einfacher und ökonomischer, wenn sie dazu ein Standardformat verwenden könnten.

3. Verschiedene Möglichkeiten der Risikokommunikation

Das ideale Kommunikationsformat bringt diejenige Risikowahrnehmung hervor, welche für eine informierte Entscheidung erforderlich ist bzw. die dem Sachverhalt optimal entspricht und mit den Wertvorstellungen der sich entscheidenden Person übereinstimmt. In der Risikokommunikation gibt es verschiedene Ansätze, Risiken und Testresultate verständlich zu vermitteln. Ein Vorschlag ist die Kommunikation der Resultate in Worten anstelle von Zahlen (z. B. „Es ist ziemlich wahrscheinlich, dass Sie ein Kind mit einem Down Syndrom haben"). Allerdings haben verbale Umschreibungen von Wahrscheinlichkeiten für verschiedene Personen eine unterschiedliche Bedeutung (Beyth-Marom 1982). Die Verwendung von verbalen Umschreibungen ist auch deshalb problematisch, weil Personen mehr Vertrauen in numerische Formate als in verbale Umschreibungen haben (Gurmankin et al. 2004).

In der ärztlichen Praxis werden verschiedene numerische Formate verwendet: Wahrscheinlichkeiten von Einzelereignissen (z. B. 30 % Wahrscheinlichkeit ein Kind mit Down Syndrom zu haben), bedingte Wahrscheinlichkeiten (z. B. Sensitivität eines Tests) oder relative Wahrscheinlichkeiten (z. B. Wahrscheinlichkeit ein Kind mit einem Down Syndrom zu bekommen verglichen mit der Basisrate). Diese Formate sind allerdings verwirrend, da es schwierig ist zu verstehen, auf welche Klasse von Ereignissen sich die Wahrscheinlichkeiten beziehen (Gigerenzer & Edwards 2003). Numerische Informationen werden besser verstanden, wenn sie als Häufigkeiten und nicht als Wahrscheinlichkeiten präsentiert werden, da Häufigkeiten unter anderem eine Referenzklasse spezifizieren (Gigerenzer & Edwards, 2003; Gigerenzer & Hoffrage 1995). Es ist deshalb wiederholt empfohlen worden, in der Risikokommunikation Häufigkeiten und nicht Wahrscheinlichkeiten zu benutzen.

Ob Wahrscheinlichkeiten oder Häufigkeiten benutzt werden, kann auch einen Einfluss auf die Risikowahrnehmung haben (Siegrist 1997). Personen machten sich über ein Risiko, das als „1 in x" präsentiert wurde mehr Sorgen, als über ein Risiko, das als Prozentzahl dargestellt wurde (Abramsky & Fletcher 2002); ähnliche Ergebnisse wurden auch von Slovic et al. (2000) berichtet. Wenn beispielsweise Kliniker Informationen über das Risiko der Gewalttätigkeit eines Patienten in Form einer Häufigkeit erhielten, schätzten sie den Patienten gefährlicher ein als Kliniker, die identische Informationen in Form einer Wahrscheinlichkeitsangabe erhielten. Gemäss den Autoren evozierte das Häufigkeitsformat eine bildliche Vorstellung und konkrete Befürchtungen, im Gegensatz zum Wahrscheinlichkeitsformat, das keine emotionale Reaktion auslöste.

Verschiedene Autoren schlagen für die Verbesserung der Risikokommunikation grafische oder visuelle Darstellungen vor (Edwards et al. 2002; Gigerenzer & Edwards 2003; Paling 2003; Singh & Paling 1997; Stallings & Paling 2001). Slovic und Kollegen (Finucane et al. 2003; MacGregor & Slovic, 1986) argumentieren, dass grafische Darstellungen die Information affektiv evaluierbar machen würden. Durch grafische Darstellungen würden Affekte und Emotionen angesprochen, mit deren Hilfe die erhaltenen Informationen besser beurteilt und eingeordnet werden könnten. Leider gibt es nur wenige empirische Studien, in denen überprüft wurde, ob grafische Darstellungsformen zu anderen Entscheidungen führen als numerische Informationen.

In unseren Untersuchungen (Siegrist, Orlow et al. in press) haben wir deshalb verschiedene Kommunikationsformate verglichen. Es ist schwierig zu sagen, ob ein bestimmtes Format die richtige Wahrnehmung des Risikos auslöst. Wir untersuchten deshalb, in welchem Ausmass verschiedene Formate bewirken, dass grosse und kleine Risiken bei den Probanden auch tatsächlich zu unterschiedlichen Risikoeinschätzungen führen. In diesem Experiment wurden die Einschätzungen von 400 Studentinnen mit einem Durchschnittsalter von 23 Jahren berücksichtigt. Die Teilnehmerinnen wurden über das Ergebnis eines Screening-Tests bei einer 35 Jahre alten Frau informiert. Ein Teil der Probandinnen wurde informiert, dass die Frau ein Risiko von 1:112 (grosses Risiko) habe und die anderen Teilnehmerinnen erhielten die Information, dass das Risiko 1:909 (kleines Risiko) betrage. Für die Kommunikation der Risiken wurden vier verschiedene Formate benutzt. Per Zufall wurde bestimmt, welches Format bei den einzelnen Teilnehmerinnen benutzt wurde. Bei den numerischen Formaten war entweder der Zähler (z.B. 1:112) oder der Nenner (z.B. 9:1000) konstant. Ein Piktogramm verwendeten wir für die grafische Darstellung der Häufigkeiten. Dabei wurden 1'000 Babies dargestellt, wovon 9 in roter Farbe gezeigt wurden. In der Paling-Skala (Paling 2003) wurden neben dem individuellen Risiko, ein Kind mit Down Syndrom zu gebären, auch noch die Basisrate und andere Risiken im Zusammenhang mit einer Schwangerschaft aufgeführt (siehe Abb. 1). Es handelt sich bei der Paling-Skala um ein grafisches Format, und es wird eine logarithmische Skala verwendet.

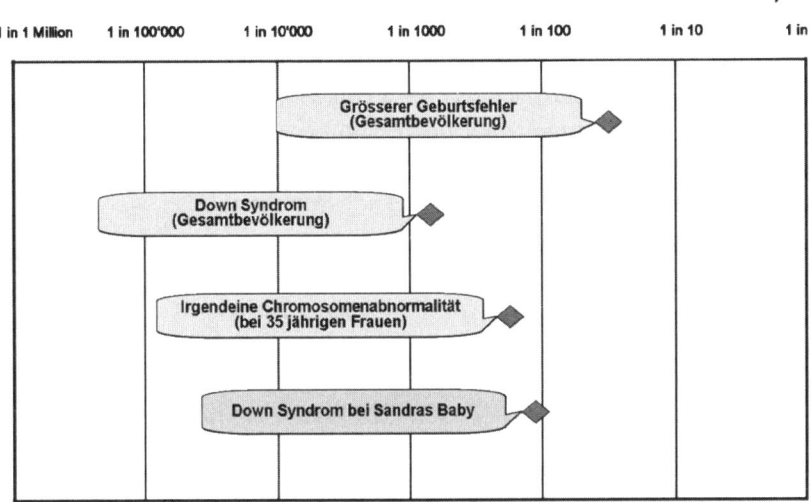

Abb. 1: Paling-Skala zur Darstellung des individuellen Risikos einer 35-jährigen Frau namens Sandra (Version mit hohem Risiko von 1 : 112; adaptiert von Paling 2003)

Nachdem die Teilnehmerinnen die Information über das individuelle Risiko von Sandra erhalten hatten, mussten sie ihr subjektiv wahrgenommenes Risiko einschätzen, wonach beim kommunizierten Testresultat tatsächlich ein Kind mit einem Down Syndrom auf die Welt kommt. Die Risikoeinschätzungen der Gruppe mit hohem und der Gruppe mit tiefem kommuniziertem Risiko unterschieden sich dabei nur, wenn die Paling-Skala benutzt wurde. Die Gruppe mit tiefem Risiko schätzte Sandras Risiko, ein Kind mit Down Syndrom zu bekommen, signifikant tiefer ein als die Gruppe, die das grosse Risiko von Sandra zur Einschätzung vorgelegt bekam. Die Studienteilnehmerinnen in der Bedingung mit dem hohen Risiko hatten eine höhere Risikowahrnehmung als die Studienteilnehmerinnen mit dem tiefen Risiko. Bei den drei anderen Formaten konnten demgegenüber keine solchen Unterschiede beobachtet werden.

Weshalb konnten bei der Paling-Skala andere Effekte beobachtet werden als bei den anderen Formaten? Eine Erklärungsmöglichkeit wäre der grafische Aspekt der Paling-Skala. Dagegen spricht allerdings, dass das andere grafische Format, das Piktogramm, gerade keine Unterschiede hervorbrachte. Eine andere Möglichkeit ist der dargebotene Vergleichsrahmen, der es den Teilnehmerinnen erleichtert, die Risikoinformation einzuordnen. Die meisten Betroffenen haben grundsätzlich keine Ahnung, ob ein Risiko von 1:112 oder ein Risiko von 1:909 ein grosses oder kleines Risiko ist. Dank den Vergleichsrisiken kann das Risiko jedoch eingeordnet und evaluiert werden.

Um zu prüfen, ob das bessere Verständnis der Paling-Skala mit dem grafischen oder mit dem Vergleichsaspekt erklärt werden kann, führten wir mit 200 Studentinnen eine weitere Studie durch. Wir verglichen die Paling-Skala mit einem numerischen Wahrscheinlichkeitsformat. Dabei präsentierten wir bei beiden Formaten das vorgelegte Risiko im Kontext der anderen Schwangerschaftsrisiken. Beide Formate führten nun dazu, dass sich die Risikoeinschätzungen der beiden Gruppen signifikant unterschieden. Die Skala führte allerdings zu einem grösseren Unterschied als das Wahrscheinlichkeitsformat mit Referenzrisiken. Aufgrund unserer Studien können wir also sagen, dass sich die Paling-Skala am besten für die Kommunikation der Resultate von Bluttests eignet. Der Grund liegt nicht in der grafischen Darstellung der Paling-Skala, sondern darin, dass sie Referenzrisiken zur besseren Einordnung und Beurteilung eines Risikos liefert.

Bei einer isolierten Betrachtung eines Risikos fällt es uns meist schwer, dieses richtig einzuordnen. Bei vielen Risiken haben wir keine Ahnung, ob ein bestimmter Risikolevel hoch oder niedrig ist. Wenn ein Risiko jedoch in den Kontext von vergleichbaren Risiken gestellt wird, wird es evaluierbar. Das nichts sagende Einzelrisiko wird durch den Vergleich in eine genauere gut-schlecht Antwort übersetzt (Hsee 1998; Slovic et al. 2007). Durch die affektive gut-schlecht Reaktion können sich Personen indes eine bessere Vorstellung vom Risiko machen. Mit Hilfe dieser neu gewonnen Information in Form von positiven oder negativen Affekten, können sie dann beurteilen, ob das Risiko insgesamt als positiv oder negativ beziehungsweise als gross oder klein zu interpretieren ist. Neuere, noch unveröffentlichte Studien von uns weisen jedoch darauf hin, dass das Bildungsniveau auch bei der Paling-Skala eine wichtige Rolle spielt. Bei Personen mit einem relativ hohen Bildungsniveau führten grosse Risiken zu einer höheren subjektiven Risikoeinschätzung als kleinere Risiken. Keine Unterschiede konnten aber bei Personen mit einem relativ tiefen Bildungsniveau beobachtet werden.

4. Praktische Implikationen für die Risikokommunikation

In der Risikokommunikation wird häufig empfohlen, grafische Darstellungen und Visualisierungen zu verwenden. Diese Empfehlungen basieren aber kaum auf empirischen Befunden. Es gibt nämlich nur wenige Studien, welche den Einfluss des Darstellungsformats auf die Risikowahrnehmung oder die Entscheidung untersucht haben. Deshalb ist es auch schwierig, generelle Empfehlungen abzugeben. Eine offene Frage ist zudem nach wie vor, wie die Testresultate bei Personen mit geringen mathematischen Fähigkeiten kommuniziert werden sollen. Aus unseren Studien lassen sich aber dennoch einige Schlussfolgerungen für die Vermittlung von Risiken und Testresultaten im pränatalen Screening und der Pränatalen Diagnostik ableiten. Es empfiehlt sich, keine abstrakten Risikoaussagen oder Testresultate zu präsentieren, da Laien in der Regel ausserstande sind, abstrakte Risikoeinschätzungen zu machen. Das zu beurteilende Risiko ist im Kontext von vergleichbaren Risiken darzustellen, da dieser Vergleich ein Risiko affektiv evaluierbar macht. Um den Kontext darzustellen, eignen sich grafische Formate wie die Paling-Skala genau so gut als Wahrscheinlichkeitsformate. Eine offene Frage ist aber nach wie vor, wie die Testresultate Personen mit geringen mathematischen Fähigkeiten kommuniziert werden sollten.

Dieser Artikel basiert auf Forschung, die vom 6. EU-Rahmenprogramm (EC contract No LSHB-CT-2004-5053243, NoE SAFE) unterstützt wurde.

Literatur

Abramsky L., Fletcher O. (2002): Interpreting information: What is said, what is heard – a questionnaire study of health professionals and members of the public. Prenatal Diagnosis, 22: 1188–1194.

Beyth-Marom R. (1982): How probable is probable? A numerical translation of verbal probability expressions. Journal of Forecasting, 1: 257–269.

Edwards A., Elwyn G., Mulley A. (2002): Explaining risks: Turning numerical data into meaningful pictures. British Medical Journal, 324: 827–830.

Finucane M.L., Peters E., Slovic P. (2003): Judgment and decision making: The dance of affect and reason. Cambridge, UK: Cambridge University Press.

Georgsson-Öhman S., Saltvedt S., Waldenström U., Grunewald C., Olin-Lauritzen S. (2006): Pregnant women's responses to information about an increased risk of carrying a baby with Down syndrome. Birth, 33: 64–73.

Gigerenzer G., Edwards A. (2003): Simple tools for understanding risks: From innumeracy to insight. British Medical Journal, 327: 741–744.

Gigerenzer G., Hoffrage U. (1995): How to improve Bayesian reasoning without instruction: Frequency format. Psychological Review, 102: 684–702.

Gurmankin A. D., Baron J., Armstrong K. (2004): The effect of numerical statements of risk on trust and comfort with hypothetical physician risk communication. Medical Decision Making, 24: 265–271.

Hsee C. K. (1996): The evaluability hypothesis: An explanation for preference reversals between joint and separate evaluations of alternatives. Organisational Behavior and Human Decision Process, 67: 247–257.

Hsee C. K. (1998): Less is better: When low-value options are valued more highly than high-value options. Journal of Behavioral Decision Making, 11: 107–121.

Jaques A. M., Sheffield L. J., Halliday J. L. (2005): Informed choice in women attending private clinics to undergo first-trimester screening for Down syndrome. Prenatal Diagnosis, 25: 656–664.

MacGregor D. G., Slovic P. (1986): Graphic representation of judgmental information. Human Computer Interaction, 2: 179–200.

Müller H., Imhasly P., Leuthold M. (2005): Pränatales Screening und Pränatale Diagnostik. Medizinische Genetik, 5: 696–697.

Paling J. (2003): Strategies to help patients understand risks. British Medical Journal, 327: 745–748.

Peters E., Lipkus I., Diefenbach M. A. (2006): The functions of affect in health communications in the construction of health preferences. Journal of Communication, 56: 140–162.

Sedlmeier P., Gigerenzer G. (2001): Teaching Bayesian reasoning in less than two hours. Journal of Experimental Psychology: General, 130: 380–400.

Siegrist M. (1997): Communicating low risk magnitudes: Incidence rates expressed as frequency versus rates expressed as probability. Risk Analysis, 17: 507–510.

Siegrist M., Cousin M. E., Keller C. (in press.): Risk communication and prenatal diagnosis in Switzerland. Journal of Risk Research.

Siegrist M., Orlow P., Keller C. (in press): The effect of graphical and numerical presentation of prenatal diagnosis results on risk perception. Medical Decision Making.

Singh A. D., Paling J. (1997): Informed consent: Putting risks into perspectives. Survey Ophthalmology, 42: 83–86.

Slovic P., Finucane M. L., Peters E., MacGregor D. G. (2007): The affect heuristic. European Journal of Operational Research, 177: 1333–1352.

Slovic P., Monahan J., MacGregor D. G. (2000): Violence risk assessment and risk communication: The effects of using actual cases, providing instruction, and employing probability versus frequency formats. Law and Human Behavior, 24: 271–296.

Stallings S. P., Paling J. (2001): New tool for presenting risks in obstetrics and gynecology. Obstericst and Gynecology, 98: 345–349.

Kinder, die es nicht geben darf – Ein ethischer Grundlagentext zur Pränatalen Diagnostik

Jürg Spielmann[1]

Die modernen Möglichkeiten der Pränatalen Diagnostik werfen das ethische Problem auf, inwieweit es zulässig oder gar geboten sein soll, Schwangerschaften aufgrund festgestellter Krankheiten oder Krankheitsrisiken beim werdenden Kind abzubrechen (selektive Abtreibung). Dieses Problem wird hier aus einer ethischen Perspektive umfassend beleuchtet, wobei drei Thesen im Zentrum stehen: Erstens gebe es zwar in vielen Fällen gute moralische Gründe für oder gegen die Geburt eines behinderten Kindes, die aber nicht die eine oder andere Handlungsoption zur absoluten Pflicht erheben können. Zweitens gebe es keine rein objektive Definition von Leiden, sondern Leiden könne nur aus der Perspektive des Betroffenen hinsichtlich seiner Lebensbedeutsamkeit beurteilt werden. Drittens können von selektiver Abtreibung ernst zu nehmende negative Nebenwirkungen ausgehen (sozialer oder staatlicher Druck auf Eltern, ein behindertes Kind abzutreiben, oder Kränkung und Diskriminierung von behinderten Menschen). Daraus kann ein wachsender Druck in Medizin und Gesellschaft auf Eltern entstehen, die sich trotz pathologischem Befund gegen Abortion entschliessen. Dieser Druck kann abgebaut werden, wenn etwa in der humangenetischen Beratung von objektivierenden und einseitig negativen Bewertungen von Leiden und Behinderung abgesehen, der Einzelfall in den Mittelpunkt gestellt und die subjektive Befindlichkeit und Sichtweise der Eltern angemessen gewichtet wird.

---

1   Bei diesem Text handelt es sich um die leicht gekürzte, gleichnamige Diplomarbeit von Jürg Spielmann, welche im Rahmen des Studienganges „Master of Advanced Studies in Applied Ethics" im Jahr 2003–2005 absolviert wurde.

1. Einleitung

Frau M. liegt im Sterben. Sie hat Krebs. Vom Spitalbett aus kann sie durchs Fenster die Bäume sehen und ihre kleine Tochter Vera, die auf einer Wolldecke mit Bauklötzchen spielt. Vera plaudert leise vor sich hin. Sie ist behindert. Sie hat das Downsyndrom. Vera weiss nicht, was ihre Mutter hat. Aber sie merkt, dass es ihr schlecht geht. Eine Frau tritt ein, irgendjemand vom Personal – offensichtlich zum ersten Mal auf diesem Zimmer. Gebannt blickt sie auf das Kind am Boden, dessen Symptome nicht zu übersehen sind. Die Mutter kennt das. Sie hat die Augen jetzt wieder geschlossen, aber sie hört sehr wohl den spontanen Ausspruch der Frau in der Tür: „So etwas muss es doch heute nicht mehr geben." Kaum hörbar und doch nicht zu überhören, sagt Frau M.: „Solche Kinder wie meine Tochter muss es immer geben." Und Vera spielt immer noch zufrieden mit ihren Bauklötzen.

Zwei Welten prallen da aufeinander in den knappen Sätzen, zwei ganz verschiedene Auffassungen von Leiden und von einem guten Leben. Der eine Satz drückt aus, was heute viele denken, auch wenn sich sicher einige um mehr Takt bei solchen Aussagen bemühen. Bei den modernen medizinischen Möglichkeiten der vorgeburtlichen Untersuchung müsste es doch keine Kinder mit Downsyndrom mehr geben. Downsyndrom lässt sich während der Schwangerschaft diagnostizieren. Wer noch dazu der bekannten Risikogruppe der über 35-jährigen Frauen angehört und trotzdem ein Kind mit Downsyndrom zur Welt bringt, ist *„selber schuld"* (an seinem Schicksal bzw. am Leiden seines Kindes, vgl. Mürner 1991: 152).

Frau M. hatte den Fruchtwassertest gemacht. Es wurde Downsyndrom diagnostiziert, doch trotz der Empfehlungen der Ärzte sowie einiger Freunde rangen sich Frau M. und ihr Mann schliesslich zur Entscheidung durch, das Kind zu behalten. Frau M. wusste damals noch nichts von ihrem Krebs und war fest entschlossen, dem nichtbehinderten älteren Sohn und der behinderten Tochter eine gute Mutter zu sein. Der Start war nicht leicht. Aber es kam immer besser und Liebe und Glück blieben nicht aus, im Gegenteil. Für Frau M. war Vera nicht „so etwas", sondern ihr geliebtes Kind.

Selektive Abtreibung (Abtreibung wegen Behinderung) gilt in breiten Kreisen als moralisch akzeptiert, ja geboten, und ist auch rechtlich bis kurz vor der Geburt erlaubt. Eltern, die ihr behindertes Kind trotzdem haben wollen, sehen sich von Seiten der Arztpersonen sowie der Gesellschaft einem grossen moralischen Druck gegenüber, kein unnötiges Leiden auf sich zu nehmen bzw. in die Welt zu setzen. Es sind vor allem behinderte und ihnen nahestehende Menschen, die sich dagegen zur Wehr setzen. Sie fühlen sich von der Praxis selektiver Abtreibung, in der Behinderung pauschal negativ gewertet wird, verletzt, ja in ihrem eigenen Lebensrecht bedroht. Angesichts dieser kontroversen Situation stellen sich folgende Fragen:

1. Ist es moralisch erlaubt, ein Kind wegen einer vererbten Behinderung (also selektiv) abzutreiben?
2. Ist es moralisch erlaubt, ein Kind trotz Behinderung zur Welt zu bringen?
3. Dürfen Eltern gar daran gehindert werden, das eine oder das andere zu tun, so dass ihre Freiheit in der Erfüllung des Kinderwunsches, ihre reproduktive Freiheit, eingeschränkt würde?

Die Handlungsoptionen reproduktiver Freiheit werdender Eltern haben in den letzten fünf Jahrzehnten stark zugenommen. Im Unterschied zu früher wählen heute in modernen demokratischen Gesellschaften die Menschen in der Regel ihre Partnerin oder ihren Partner selber. Entscheidend erweitert wurde die reproduktive Freiheit durch das zunehmende Wissen über das menschliche Erbgut und die Entwicklung der damit zusammenhängenden Gentechnologie, die seit der Entschlüsselung der chemischen Struktur der menschlichen DNA durch Watson und Crick im Jahre 1953 rasant fortgeschritten ist und sich im Zusammenhang mit dem Humangenomprojekt[2] der letzten 20 Jahre noch beschleunigt hat. Das humangenetische Wissen, das sich vorab die prädiktive Medizin zunutze machte, eröffnete werdenden Eltern die Perspektive, entsprechend dem Stand der wissenschaftlichen Forschung und des gesetzlichen Rahmens auf die genetische Ausstattung ihrer Kinder Einfluss zu nehmen.[3]

2   Humangenomprojekt (HGP): Internationales Forschungsprojekt zur vollständigen Entschlüsselung / Sequenzierung des menschlichen Erbguts, was für das Verständnis sowohl von Krankheiten als auch von normalen physiologischen Funktionen von grossem Nutzen sein wird.
3   Es ging bislang vor allem um die Diagnose von Erbkrankheiten bzw. der Veranlagung dazu oder die Spezifikation/Selektion des Geschlechts von Embryonen *in vitro*, doch auch die Verbesserung (Enhancement) weiterer Erbfaktoren wie Haarfarbe, Körpergrösse und anderes mehr rücken mit dem Schlagwort „Designer-Babies" allmählich ins Blickfeld (Buchanan 2000: 156).

Philosophen wie Jonathan Glover, John Harris, Allen Buchanan, Dan Brock, Hans Jonas, Jürgen Habermas und andere machten sich daran, potentielle Auswirkungen solcher Einflussnahme auf die zukünftige Menschheit in teilweise utopieartigen Szenarien vorwegzunehmen, um ebenso auf Chancen wie auf Gefahren aufmerksam zu machen. Im Zentrum des weiten Spektrums neuer gentechnischer Möglichkeiten steht die Frage, die Glover im Titel seines 1984 erschienenen Buchs stellt: *„What sort of people should there be?"*

In der Diskussion über das Pro und Contra genetischer Interventionen durch „Genetic Engineering"[4] sind viele Autoren der Ansicht, dass der Einsatz der Gentechnik zur Behandlung oder Behebung genetischer Defekte moralisch nicht nur erlaubt, sondern geboten sei. Krankheiten oder Behinderungen wirkten sich negativ auf die Lebensqualität aus und sollten darum, soweit sie genetisch bedingt und behandelbar sind, durch „Genetic Engineering" genauso bekämpft werden, wie es die Medizin aufgrund des medizinethischen Fürsorgeprinzips seit jeher tut. Diese Art genetischer Interventionen wird als negatives „Genetic Engineering"[5] oder auch als negative Eugenik bezeichnet. Im Unterschied dazu geht es beim positiven „Genetic Engineering" um die Verbesserung des menschlichen Erbguts, ohne dass ein genetischer Defekt vorliegt. Diese Arbeit konzentriert sich auf das negative „Genetic Engineering", insbesondere auf die Eliminierung genetisch bedingter Behinderungen. Gentechnologische Testverfahren machen es heute möglich, vor der Geburt eine Behinderung, das Risiko oder die Veranlagung dazu zu diagnostizieren. Da es aber kaum Therapiemöglichkeiten gibt, ist Abtreibung praktisch das einzige Mittel zur Prävention vererbter Behinderungen bzw. der Geburt eines Kindes mit einer genetisch bedingten Behinderung.

Genau davon fühlen behinderte Menschen sich bedroht. Sie widersprechen der einseitigen Wahrnehmung und Definition von Behinderung als Leiden und Defekt, mit der Prävention und Selektion am Lebensbeginn gerechtfertigt werden. Behinderung sei nicht pauschal

---

4 Englischer Fachausdruck bei Glover und anderen für die Wissenschaft und Technik, welche sich mit der gentechnologischen Forschung und deren Applikation befasst.

5 Vgl. die Unterscheidung von positivem und negativem „Genetic Engineering" oder positiver und negativer Eugenik, Glover 1984: 30ff.

als Defizit zu bezeichnen, sondern könne auch ein Potential sein (Reinders 2000: 2), erlaube ein lebenswertes Leben mit positiver Lebensqualität und leiste als solches einen wertvollen Beitrag zur Vielfalt von Lebenskonzeptionen, die in demokratisch pluralistischen Gesellschaften sonst doch so hochgehalten würden. Das ist keine Beschönigung von Behinderung oder gar eine Ablehnung jeglicher Form von Therapie. Behinderte Menschen haben wie nichtbehinderte eine natürliche Präferenz für Gesundheit, würden bei Krankheit oder Unfall ärztliche Hilfe in Anspruch nehmen und dasselbe jedem anderen zugestehen, selbst wenn dadurch eine Behinderung therapiert werden könnte. Es ist nicht einzusehen, warum aus der Wertschätzung ihres Lebens als behinderte Menschen gleichsam die „Kultivierung" von Behinderung oder die Ablehnung von Therapie derselben folgen sollte, dort wo dies möglich ist. Zu ihrer Ansicht eines guten Lebens mit einer Behinderung sind sie durch einen Prozess der Annahme, Verarbeitung und Bewältigung von Leiden gelangt, das nicht therapierbar war – eine Erfahrung, welche sie sicher niemandem wünschten, dem sie durch Therapie erspart werden könnte. Leiden ist auch für sie negativ, durch rezeptiv-reaktive Leidensbewältigung aber etwas kreativ Veränderbares.

Nicht die Prävention genetischer Behinderungen als solche wird also in Frage gestellt, sondern die Mittel dieser Prävention. Die sogenannte selektive Abtreibung ist denn auch der problematische Punkt, und zwar nicht wegen des Streits um die Abtreibung im Allgemeinen, sondern wegen der Selektion werdenden menschlichen Lebens aufgrund des Kriteriums einer drohenden Behinderung. Es ist etwas kategorial Verschiedenes, eine einschränkende Lebensbedingung durch Therapie zu verbessern oder behindertes Leben zu beenden, nur weil es keine Therapiemöglichkeit gibt. Die Befürworter der selektiven Abtreibung argumentieren mit der Vermeidung unnötigen Leidens im Sinne individueller medizinischer Fürsorge, Hilfestellung und Prävention. Diese Art Prävention ist für sie implizit oder explizit eine moralische Pflicht. Die Gegner wehren sich gegen den steigenden Druck zur Prävention der Geburt eines behinderten Kindes. Sie befürchten, dass durch die Abwertung und Eliminierung entstehenden menschlichen Lebens mit einer Behinderung auch lebende behinderte Menschen abgewertet und diskriminiert werden. Es geht kaum eine der beiden Seiten soweit, Eltern an der einen oder anderen Handlungsoption hindern zu wollen. Formal gestehen sie einander also volle reproduktive Freiheit zu. Sie verurteilen jedoch die Handlungsoption der Gegenseite als moralisch falsch, deklarieren das auch öffentlich und erzeugen damit einen Druck (schlechtes Gewissen), der sich je nachdem zur moralischen und sozialen Norm verdichten und reproduktive Freiheit substanziell begrenzen kann. Konstruktiver wäre der Respekt vor dem individuell je verschiedenen moralischen Dilemma. Vor dem Hintergrund dieser Kontroverse werde ich in meiner Arbeit folgende Thesen vertreten:

T1 In vielen Fällen gibt es gute moralische Gründe für oder gegen die Geburt eines behinderten Kindes. Diese Gründe erlauben es nicht, die eine oder andere Handlungsoption zur absoluten Pflicht zu erheben, noch die je verschieden handelnden Personen moralisch unter Druck zu setzen (auch nicht bei Diagnosen schwerster Behinderungen). Werdende Eltern sollen frei entscheiden dürfen, ob sie ein Kind mit einer vererbten Behinderung zur Welt bringen oder abtreiben wollen. Sie dürfen auf jeden Fall weder an der einen noch an der anderen Handlungsoption gehindert werden. Ihre reproduktive Freiheit darf in dieser Frage mit einer Ausnahme weder formal, noch substanziell eingeschränkt werden. Die Ausnahme betrifft die gezielte Herbeiführung der Geburt eines behinderten Kindes durch entsprechende Embryoselektion in vitro.

T2 Es gibt keine rein objektive Definition von Leiden. Wie sehr eine Person unter einer Behinderung oder irgendeinem Zustand leidet, kann nur unter Berücksichtigung der subjektiven Perspektive dieser Person angemessen beurteilt werden oder aus der mutmasslich subjektiven Sichtweise, wenn ein Individuum nicht zu urteilen in der Lage ist. Das heisst nicht, dass es keine interpersonale Verständigung über Leiden und Behinderung geben oder sich die subjektive Wahrnehmung nicht verändern kann, sei es durch persönliche Auseinandersetzung oder Lebensbewältigung, sei es durch Begegnung und Kommunikation.

T3 Von selektiver Abtreibung können negative Nebenwirkungen ausgehen (sozialer oder staatlicher Druck auf Eltern, ein behindertes Kind abzutreiben, oder Kränkung und Diskriminierung von behinderten Menschen). Diese Nebenwirkungen sind ernst zu nehmen und nicht restriktiv, sondern konstruktiv abzuwenden.

2. Begriffe

2.1 Prävention, selektive Abtreibung und Reproduktive Freiheit

Zusätzlich zu den Wahlmöglichkeiten mit wem sie, wann, mit welchen Mitteln und wie viele Kinder Eltern haben wollen, stellt das „Genetic Engineering" folgende Optionen zur Verfügung: Genetische Testverfahren zur Erkennung von Erbkrankheiten oder entsprechenden Veranlagungen vor der Empfängnis, nach der Empfängnis in vitro am Embryo (Präimplantationsdiagnostik PID) oder in utero während der Schwangerschaft (Pränataldiagnostik PND). Wenn bei einem werdenden Kind eine genetisch bedingte Behinderung festgestellt wird, sind theoretisch folgende medizinische Handlungsmöglichkeiten vorstellbar (Buchanan 2000: 6):

Direkte genetische Interventionen

A) Gentherapie
B) Genchirurgie

Indirekte genetische Interventionen

C) Pharmazeutische Gentherapie
D) Selektion von Embryonen *in vitro*, von Föten *in utero*

Von den Varianten A bis C ist in Sachen Korrektur von genetischen Defekten erst in Zukunft etwas zu erwarten. Zum gegenwärtigen Zeitpunkt stehen der Medizin bei einer relativ grossen Zahl diagnostizierbarer Gendefekte praktisch keine Therapiemöglichkeiten zur Verfügung. So bleibt den Eltern „nur" Variante D zur Prävention übrig. Das heisst, sie müssen sich entweder für das Leben ihres werdenden Kindes mit der vererbten Behinderung entscheiden oder aber gegen sein Leben, was in den wenigen Ländern mit gesetzlich erlaubter PID Embryoselektion oder Abtreibung, in Ländern mit gesetzlich verbotener PID Abtreibung bedeuten würde.

Befürworter von Variante D bezeichnen die Selektion von Embryonen oder Föten als Prävention und Gesundheitsvorsorge im Sinne der Vermeidung unnötigen Leidens. Die Gegner kritisieren diese Bezeichnung als verharmlosenden Euphemismus (Beck-Gernsheim 1993: 75) und sprechen darum von selektiver Abtreibung. Der Streit entzündet sich nicht primär an der Frage nach dem moralischen Status von Föten und deren Lebensrecht, sondern an der Selektion behinderter Föten. Bei der Abtreibung gesunder Föten steht ein Weiterleben des Fötus so oder so ausser Frage, weil andere, vom Fötus unabhängige Interessen den Ausschlag geben. Im Gegensatz dazu wäre bei Föten mit einem genetischen Defekt ein Fortexistieren erwünscht, bestünde dieser Erbschaden nicht oder liesse er sich gentherapeutisch korrigieren. Die Entscheidung für eine selektive Abtreibung hat unmittelbar mit dem Fötus selbst zu tun und zwar mit seinem unerwünschten Merkmal der genetisch bedingten Behinderung. Von diesem Selektionskriterium können negative Nebenwirkungen für behinderte oder ihnen nahestehende Menschen ausgehen, was von der „Pro-Selektion"-Seite bestritten, der „Contra-Selektion"-Gruppierung jedoch befürchtet und als Argument gegen selektive Abtreibung vorgebracht wird. Was heisst das nun in Bezug auf die reproduktive Freiheit werdender Eltern?

Mit dem Begriff „Reproduktive Freiheit" sind die individuellen Handlungsoptionen von Eltern gemeint, die sie hinsichtlich ihres Kinderwunsches oder bewusst gewählter Kinderlosigkeit autonom wählen können. Die Erfüllung des elterlichen Kinderwunsches ist fast universal als eine der wertvollsten Erfahrungen und als wichtigster Gewinn (benefit) des Lebens anerkannt. Kinder zu haben, bedeutet für Eltern grosses Glück, weshalb sich Eltern mitunter gegen (selektive) Abtreibung entscheiden (Harris 1998: 69).

Dan Brock begründet die Wichtigkeit des Kinderwunsches u.a. mit dem Moralprinzip der Förderung des „individual Good or Wellbeing" (Prinzip der Glücksmaximierung), umso mehr als Kinder in der Verwirklichung des eigenen Lebensplans sowie der Entfaltung der Individualität und Identität eine wichtige Rolle spielen (Buchanan 2000: 214f.). Auf Einmischung von aussen reagieren Eltern in diesem Zusammenhang besonders empfindlich. Der Kinderwunsch gehört zum persönlichsten und sensiblen Bereich elterlicher Privatsphäre, wo eigene, autonome Entscheidungen gemäss den individuellen Vorstellungen eines guten Lebens von zentraler Bedeutung sind. Insofern ist Autonomie das wichtigste Moralprinzip, das zur Begründung reproduktiver Freiheit vorgebracht wird. Gegner und Befürworter von selektiver Abtreibung sind sich denn auch darin einig, dass staatlicher Zwang in Form eines Verbots oder einer Vorschrift von selektiver Abtreibung bei drohender Behinderung zu massiv in die persönliche elterliche Freiheit eingreifen würde und darum abzulehnen ist. Die Kontroverse dreht sich um die moralische Beurteilung der verschiedenen Handlungsoptionen und insbesondere um die sozialen Wirkungen, die davon ausgehen können.

Vorgeburtliche Untersuchungen und selektive Abtreibungen sind heute an der Tagesordnung. Behinderung wird, wie erwähnt, weithin pauschal negativ gewertet und gilt als ein durch Prävention vermeidbarer und darum zu verhindernder Schaden. Nach Dan Brock ist das moralische Argument der Selbstbestimmung einer schwangeren Frau, die ein behindertes Kind zur Welt bringen will, umso schwächer, je grösser die zu erwartende Schädigung des Kindes ist. „... The greater the harm would be to another as a result of respecting a particular reproductive choice, the weaker is the overall moral case provided by self-determinism for respecting that choice" (Buchanan 2000: 218). Ähnlich wird in breiten Kreisen von Medizin und Gesellschaft sowie in der humangenetischen Beratung argumentiert. Rechtfertigen müssen sich heute jene Eltern, die das Risiko eines behinderten Kindes durch Verzicht auf Pränatale Diagnostik auf sich nehmen oder sich nach einer Diagnose von Behinderung gegen die Abtreibung entscheiden. Sie sehen sich mit erheblichem gesellschaftlichem Druck konfrontiert und in ihrer reproduktiven Freiheit substantiell beeinträchtigt. Wenn Behindertenrechtsvertreter diesen Umstand zusammen mit dem Vorwurf der Diskriminierung behinderter Menschen gegen selektive Abtreibung vorbringen, können sie ebenfalls moralischen Druck erzeugen und den Befürwortern ein schlechtes Gewissen machen, was angesichts der erwähnten Mehrheitsverhältnisse allerdings nur punktuell als Einschränkung reproduktiver Freiheit zu werten ist. Ich werde dafür plädieren, dass werdende Eltern bezüglich selektiver Abtreibung moralisch frei entscheiden können und nicht unter Druck gesetzt werden sollen und dass negative Nebenwirkungen ihrer Handlungsweisen anders abgewendet werden können als durch die Begrenzung reproduktiver Freiheit.

Wie werdende Eltern ihre reproduktive Freiheit nutzen, hängt wesentlich von ihren Interessen, Wünschen und Überzeugungen ab. So kann die Sorge um die eigene Gesundheit oder die Belastung für die Partnerschaft und Familie beim Entschluss zur Abtreibung eines behinderten Fötus von grosser Bedeutung sein. Bei der Entscheidung gegen die Abortion gilt das Gleiche für die Verletzung eigener Überzeugungen (mit unabsehbaren psychischen Folgen), oder aber es überwiegt die Zuversicht, auch unter erschwerten Bedingungen gemeinsam einen guten Weg zu finden.

Da Autonomie und Selbstbestimmung dort Grenzen erwachsen können, wo andere davon in ihrer eigenen Freiheit oder Integrität beeinträchtigt werden, sind im Zusammenhang mit selektiver Abtreibung und reproduktiver Freiheit weitere Interessenträger zu nennen:[6]

- An erster Stelle steht da das Interesse des werdenden Kindes mit einer genetisch bedingten Behinderung. Das Urteil über sein Lebensinteresse und die damit eng verbundene Lebensqualität wird vorab ihm selber zustehen. Welchen Wert es seinem Leben einmal zumisst, ist nicht eindeutig, zumal dies von zahlreichen interdependenten Faktoren abhängt wie Akzeptanz und Förderung von Seiten der Eltern und der Gesellschaft, subjektiver Einschätzung des Schweregrads der Behinderung, eigenem Charakter, Stärken und Schwächen, medizinischen Möglichkeiten, technischen Hilfsmitteln usw. Alle mutmasslichen Aussagen über das Lebensinteresse des zum Zeitpunkt der Diagnose ja noch lange nicht (und vielleicht gar nie) urteilsfähigen behinderten Kindes müssen diese subjektiv individuellen Parameter einbeziehen, soll die Vertretung des Lebensinteresses des werdenden Kindes angemessen wahrgenommen werden. Die deutlichsten Aussagen von Harris, Brock und Singer betreffen das Nichtbestehen eines Lebensinteresses in Fällen schwerster Schädigung, bei denen mit der Präferenz des geschädigten Kindes für Nichtexistenz zu rechnen sei. Bei einem vorstellbaren lebenswerten Leben trotz Behinderung scheint ihnen dagegen zumindest aus der anzunehmenden Sicht des werdenden Kindes Existenz besser zu sein als Nicht-Existenz.
- Auch allfällige Geschwister sind zu erwähnen, nimmt doch ein behindertes Kind in der Regel viel Zeit und Kraft der Eltern in Anspruch. Kuhse und Singer sprechen sodann vom Interesse des nächsten (noch ungeborenen, aber gesunden) Kindes, das mit grösserer

---

6   Helga Kuhse und Peter Singer führen wichtige Interessenträger an (Kuhse 1993: 188 ff.). Sie besprechen zwar nicht die selektive Abtreibung, sondern den Infantizid schwerstbehinderter Neugeborener. Die konsequentialistische Argumentationsweise verläuft bei schwersten Behinderungen jedoch in beiden Fällen parallel, weil ihrer Ansicht nach Föten wie Neugeborenen der moralische Status von Personen nicht zukommt.

Wahrscheinlichkeit zur Welt kommen wird, wenn sich die Eltern für die Abtreibung des behinderten Kindes entschieden haben.
– Die Interessen der Gesellschaft haben vor allem mit den Lasten und Kosten zu tun, die ihr je nach Art des Handicaps durch (zusätzliche) Menschen mit einer Behinderung entstehen können. Aufgrund der modernen medizinischen Möglichkeiten in der Neonatologie war in den letzten Jahrzehnten ein deutlicher Zuwachs schwerst- und mehrfachbehinderter Kinder zu verzeichnen, welche früher gestorben wären.[7] Auf der anderen Seite bietet die prädiktive Medizin in Kombination mit der selektiven Abtreibung die Möglichkeit, die Zahl künftiger behinderter Menschen zu verkleinern. Das wiederum tangiert laut Vertretern von Behindertenrechtsbewegungen oder von Sonderpädagoginnen die Interessen lebender, behinderter Menschen, wobei Dieter Birnbacher es als Fehlschluss bezeichnet, „dass sich die gesellschaftliche Akzeptanz hereditär chronisch Kranker und Behinderter durch die Steigerung von deren Zahl steigern liesse" (Birnbacher 2000: 470).
– Schliesslich spricht Brock auch von den Interessen künftiger Generationen, welche eine plausible Präferenz für die Prävention genetisch übertragener Schädigungen geltend machen könnten (Buchanan 2000: 230ff.).

Zusätzlich zu den vorstellbaren oder bereits bestehenden Interessenkonflikten wird die moralische Dilemmasituation werdender Eltern noch unterstrichen durch den Risikofaktor, der in zweifacher Hinsicht ins Gewicht fällt. Zum einen besteht die Möglichkeit von Fehldiagnosen. Es kann vorkommen, dass z. B. durch Pränatale Diagnostik Spina Bifida diagnostiziert wird, das Kind aber, sofern sich die Eltern gegen die Abtreibung entscheiden, dann doch gesund zur Welt kommt. Bei gegenteiliger Entscheidung wäre also ein gesundes Kind abgetrieben worden. Zum anderen liefern die gentechnologischen Tests nicht immer eindeutige Diagnosen für die Behinderung X oder Y, sondern mitunter „nur" für ein je nachdem höheres oder geringeres Risiko für das Eintre-

---

7 Kleinstkinder extremer Frühgeburten mit einem Körpergewicht von weniger als 1000 Gramm können heute gerettet werden, was allerdings mit enormen Kosten und nicht selten mit schweren Schädigungen dieser Kinder verbunden ist. Dasselbe gilt für schwerstbehinderte Neugeborene, welche durch Operationen am Leben erhalten werden können, dann aber oftmals sehr schwer oder mehrfachbehindert sind (Hoerster 1995: 72; Kuhse 1993: 82ff., 217, 223ff.).

ten der betreffenden Behinderung, sei es von der Geburt an oder erst zu einem späteren Zeitpunkt.

Rechtlich gesehen, kann in der Schweiz aufgrund der sogenannten medizinischen Indikation eine Schwangerschaft jederzeit straflos abgebrochen werden, wenn dadurch, nach ärztlichem Urteil, eine schwerwiegende körperliche Schädigung oder eine schwere seelische Notlage von der Schwangeren abzuwenden ist. Die Gefahr muss umso grösser sein, je fortgeschrittener die Schwangerschaft ist (Art. 119 Abs. 1 StGB). Ähnlich wird in Deutschland der Schwangerschaftsabbruch aufgrund der sogenannten eugenischen Indikation (Zwierlein Hrsg. 1993: 68) gutgeheissen: Die Abtreibung wird innerhalb der gesetzlichen Frist (vor 1995 bis zur 22. Woche) erlaubt, wenn das künftige behinderte Kind eine für die Gesundheit der Mutter unzumutbare Gefährdung bzw. Schädigung darstellt. Nach der Revision des entsprechenden § 218 des deutschen Strafgesetzbuches 1995 ging die embryopathische Indikation in der medizinischen Indikation auf, wonach die Abtreibung eines behinderten Fötus bei entsprechender Indikation für die Mutter bis kurz vor der Geburt erlaubt wurde.

2.2 Behinderung[8]

„Behinderung" ist ein so vielschichtiger Begriff, dass es nicht erstaunt, wenn beim Thema Behinderung oft aneinander vorbeigeredet wird. Ein wesentlicher Fehler besteht darin, dass von Behinderung oft verallgemeinernd gesprochen wird, als wäre Behinderung eine von betroffenen Individuen losgelöste, objektiv fassbare Entität. Diese Denk- und Sprachpraxis wird der Realität nicht gerecht. Behinderung ist ein Wesensmerkmal eines real existierenden behinderten Menschen, das seine Identität prägt und ihm untrennbar anhaftet, ob es ihm gefällt oder nicht. Eine authentische Bewertung des Lebens mit einer Behinderung ist darum nur unter Berücksichtigung der subjektiven Perspektive Betroffener oder sie angemessen vertretender Personen möglich.

Humangenetiker nehmen tendenziell einen prospektiven Standpunkt ein und beurteilen die zu erwartende negative Lebensqualität, je

---

8 Vgl. Reinders 2000: 42 ff. (S.42 Definition von Behinderung durch die WHO von 1980), Buchanan 2000: 285 und Feuser 1992: 60.

nachdem, welche einschränkende Wirkung die eine oder andere Behinderung mutmasslich haben wird[9] (Beurteilung der Behinderung ex ante). Auch wenn sie dazu das aktuelle Leben behinderter Menschen betrachten, geschieht dies in der Regel aus der Distanz. Dieser Blickwinkel leistet nicht selten vorgefassten Meinungen oder falschen Vorstellungen Vorschub, weil er die Einheit von Bedingung und Person ignoriert und somit der subjektiven Perspektive Betroffener nicht oder zu wenig Rechnung trägt. Menschen, die selber behindert sind oder mit dem Thema beruflich oder persönlich direkt zu tun haben, urteilen von einem aktuellen Standpunkt der Gegenwart aus oder argumentieren aus der Retrospektive (Beurteilung der Behinderung ex post). Gegenstand ihrer Überlegungen ist nicht vermeintlich zu Erwartendes, sondern de facto Eingetroffenes. Ihre nicht selten positive Betroffenensicht von Lebensqualität stellt eine reaktive, d.h. reagierende Perspektive aus der Nähe dar, was nicht Garantie, doch ein glaubwürdiger Hinweis auf Authentizität ist.

Im deutschen Sprachgebrauch ist „Behinderung" ein grosser Sammelbegriff für unterschiedlichste Phänomene, deren kleinsten gemeinsamen Nenner man mit leiblich- seelischen Einschränkungen aller Art bezeichnen könnte, seien sie physischer, mentaler (geistiger) oder psychischer Natur. Wenn man durch geeignete Brillengläser korrigierbare Kurzsichtigkeit mitunter als Behinderung bezeichnet und für Tetraplegie denselben Begriff verwendet, wird deutlich, dass sich eine Differenzierung aufdrängt. Diese steht, wie gesagt, in jedem Fall unter dem Vorbehalt bzw. dem Korrektiv der subjektiven Perspektive Betroffener, deren eigene Beurteilung ihrer Situation als behinderte Menschen jedoch erfahrungsgemäss wesentlich von den folgenden Unterscheidungen mitbestimmt wird:

Ein hilfreiches, wenn auch nicht in jedem Fall trennscharfes Unterscheidungskriterium ist der *Schweregrad* der Behinderung:

A) *Beeinträchtigungen (Impairments):* Damit sind leichte Behinderungen gemeint, die sich kaum als behindernde Faktoren im täglichen Leben auswirken und damit keine eigentliche Behinderung im Sinne verringerter Chancen *(less opportunity)* darstellen (z.B. Kurz-

---

9 Zudem handelt es sich dabei oft um die Beurteilung einer Behinderung aus der Perspektive des medizinischen Paradigmas unter Ausblendung der sozialen Komponente von Behinderung (vgl. 2.2. III, S. 142). Nach Reinders ist es kennzeichnend für das medizinische Paradigma, Behinderungen negativ zu bewerten.

sichtigkeit, leichte Schwerhörigkeit usw.). Wenn in dieser Arbeit pauschal von Behinderung die Rede ist, sind nicht Einschränkungen der Kategorie A, sondern Behinderungen der folgenden Kategorien B und C gemeint.

B) *Schwere Behinderungen (handicap, disability):* Diese Art von Behinderungen (wie Taubheit, Blindheit, Querschnittlähmung, cerebrale Behinderungen usw.) bedeutet klar eine Reduktion der Möglichkeiten zur Verwirklichung verschiedener Lebenspläne. Technische Hilfsmittel, Anpassungs- und Kompensationsleistungen von Seiten der behinderten Personen selbst, des nächsten Umfelds (Familie, Schule, Nachbarschaft, Mitarbeitende am Arbeitsplatz) sowie des weiteren Umfelds der Gesellschaft (Abbau von Vorurteilen, baulichen und anderen Barrieren, Unterstützung durch die Invalidenversicherung) machen ein Leben mit zufrieden stellender Lebensqualität nach rezeptiv kreativer Leidensbewältigung dennoch möglich.

C) *Schwerste Behinderungen (severe disabilities):* Hier geht es um Behinderungen, die mit schwerstem Leiden, vollständiger Abhängigkeit oder Pflegebedürftigkeit, mit Schmerzen oder nur geringer Lebenserwartung verbunden sind. In solchen Fällen sprechen viele kaum noch von lebenswertem oder menschenwürdigem Leben und nur wenige vermögen derart schweren Herausforderungen in anerkennungswürdiger Hingabebereitschaft einen Sinn abzugewinnen. Beispiele sind schwerste Formen körperlicher Behinderungen (Anenzephalie,[10] schwerste Arten von Spina Bifida[11]) oder geistiger Behinderung (Lesch-Nyan[12]) sowie gravierende Mehrfachbehinderungen.

Eine weitere Differenzierung betrifft die *Ursache* von Behinderungen:

a) *Natürliche Ursachen:* Alle drei Behinderungsarten (A, B und C) können verursacht sein durch einen genetischen Defekt, durch eine Krankheit oder durch einen Unfall. Ist Krankheit die Ursache, so fallen Krankheit und Behinderung zusammen, zumindest so lange,

---

10   Anenzephalos: Neugeborenes Kind, das praktisch ohne Gehirn zur Welt kommt.
11   Spina Bifida: wörtlich „offener Rücken", in schweren Fällen verbunden mit weiteren Komplikationen und Behinderungen.
12   Schwere geistige Behinderung infolge eines Gehirnschadens, verbunden mit Gliedersteifheit, stereotypen Bewegungen und der Neigung zur Selbstverstümmelung.

als medizinisch zu behandelnde Symptome vorliegen. Es gibt aber auch Behinderungen, die nichts[13] oder nichts mehr[14] mit dem medizinischen Krankheitsparadigma zu tun haben.

b) *Künstliche Ursachen:* Aufgrund der technischen Optionen der Präimplantationsdiagnostik ist es heute möglich, durch die Selektion eines Embryos mit einer vererbten Schädigung Behinderung gezielt herbeizuführen, was auf Wunsch von gehörlosen Eltern in den USA bereits vorgekommen ist.

Schliesslich sind auch die *sozialen Dimensionen* von Behinderungen zu nennen. Im Unterschied zur deskriptiven Definition von Krankheit als Störung der normalen, speziestypischen Funktionsfähigkeit (Christopher Boorse) haben Behinderungen eine sie mitbestimmende soziale und normative Dimension. Das Ausmass oder der Schweregrad der Behinderung wird zusätzlich zur behindernden Bedingung *(condition)* als solcher wesentlich beeinflusst vom gesellschaftlichen Rahmen sozialer Kooperation. Je nachdem, welche Wert- und Leistungsmassstäbe vorherrschen, fallen Behinderungen mit Blick auf Integration oder Ausgrenzung mehr oder weniger ins Gewicht. In einer Gesellschaft, wo der genetisch perfekte Mensch das Mass aller Dinge verkörperte, könnten bereits genetisch bedingte Beeinträchtigungen der Kategorie A als schwere Behinderungen der Kategorie B gelten. In einer ausgeprägt inklusiven Gesellschaft dagegen wäre es denkbar, dass Behinderungen der Kategorie B sowohl im Erleben Betroffener als auch in der Wahrnehmung Nichtbetroffener in Richtung Kategorie A rückten oder solche von C Richtung B.

Es ist wichtig zu sagen, was man meint, wenn man von Behinderungen spricht – gerade in der Debatte um das Pro und Contra der Geburt eines Kindes mit einer genetisch bedingten Behinderung. Es macht moralisch einen Unterschied, ob es dabei um Beschreibungen oder Bewertungen, um Behinderungen der Kategorie A, B oder C geht, um

---

13 Z. B. Geburtsblindheit: Ein blindgeborener Mensch, der aufgrund einer Missbildung Augenprothesen erhält, würde sich wohl als behindert im Sinne von Kategorie B, aber sicher nicht als krank bezeichnen, weil da medizinisch nichts zu tun noch zu machen wäre.

14 Querschnittlähmung ist Gegenstand medizinischer Behandlung und Pflege, bis die unmittelbaren Unfallfolgen kuriert und die Phasen der Rehabilitation abgeschlossen sind. Danach gilt Paraplegie als Behinderung (der Kategorie B), unabhängig vom medizinischen Paradigma.

Behinderungen im Stadium leidvoller Krankheit, um behindernde Ausgrenzung in der Gesellschaft oder um verarbeitete, integrierte Behinderung mit positiver Lebensqualität in einem inklusiven Umfeld. Reinders macht darauf aufmerksam, dass Verfechter der klinischen Genetik oftmals mit schweren Krankheitssymptomen verbundene Handicaps wie Muskeldystrophie vor Augen hätten, wenn sie von der Prävention vererbter Behinderungen sprächen. Demgegenüber dächten Betroffene (Kategorie B), die sich gegen negative Bewertungen von Behinderungen als Begründung zur vorgeburtlichen Prävention wehrten, vielmehr an ihr eigenes Handicap, mit dem sich in einer inklusiven Gesellschaft trotz allem gut leben lasse (Reinders 2000: 54f.). Es wäre mehr Verständigung möglich, würde deutlicher ausgesprochen, was man bei seinen Argumentationen im Hinterkopf hat.

So stellt sich mit Blick auf die Abschnitte 3 bis 5 die gesellschafts- wie behindertenpolitisch wichtige Frage, welche aus individueller Sicht von Genetikern und Medizinerinnen oft übersehen oder ausgeblendet wird: „Should we prevent lives that will be handicapped because they suffer from severe illness? ... (or) Should we prevent lives that will be handicapped because of societal standards of normal functioning" (ebd. 54)?

2.3 Eugenikbewegung, Humangenetik und genetische Beratung

Die Wurzeln der Eugenikbewegung reichen weit hinter das dritte Reich in Deutschland zurück (Wickler in Buchanan 2000: 27ff.). Der Begriff der Eugenik (griechisch: eugenes = wohlgeboren) stammt aus der zweiten Hälfte des 19. Jahrhunderts und geht auf den Engländer Sir Francis Galton, einen Cousin von Charles Darwin, zurück. Galton war vor allem an der erblichen Genialität in seiner Familie interessiert und glaubte, diese durch reproduktive Optimierung der Erbanlagen zu steigern. Auf dem Nährboden des Sozialdarwinismus und des damals vorherrschenden Herren-, Rassen- und Klassendenkens der weissen Kolonialmächte fand die Idee der genetischen Perfektionierung namentlich des liberalen, wohlhabenden und gebildeten Bürgertums in Gesellschaft, Politik und Wissenschaft schnelle Ausbreitung. Zu Beginn des 20. Jahrhunderts war nahezu weltweit eine eigentliche Eugenikbewegung entstanden, deren Zentren sich in England, Deutschland und den USA befanden.

Begriffe wie Klasse, Rasse und später Volk machen deutlich, dass es der Eugenikbewegung nicht wie der heutigen Humangenetik um persönliche Verbesserung für den individuellen Erfolg, sondern um kollektiven Fortschritt im Sinne jener Werte ging, die das Denken prägten und Vorurteile gegenüber sogenannten inferioren Individuen nährten. Zu diesen Werten gehörten an erster Stelle Gesundheit, dann Intelligenz sowie charakterliche Qualitäten wie Freundschaftlichkeit, Selbstbeherrschung, soziales Benehmen usw. Nach der negativen Eugenik sollten Menschen mit unerwünschten oder defekten Erbanlagen möglichst an der Reproduktion gehindert werden, während die positive Eugenik die Verbesserung der Menschheit durch die Fortpflanzung idealer Paare zu erreichen suchte. Auf nationalen Ausstellungen wurden die stolzen „Produkte" eugenischer Menschenzucht vorgeführt. In der negativen Eugenik kam auch staatlicher Zwang zur Anwendung und zwar in der Gestalt von Zwangssterilisationen hunderttausender kranker, geistig behinderter oder krimineller Menschen in England, Deutschland, Skandinavien und den USA. In den Jahren 1911 bis 1930 erliessen 24 Staaten der USA Gesetze, welche diese Zwangssterilisationen vorschrieben oder die Heirat zwischen Angehörigen verschiedener Rassen untersagten. Ihre pervertierte Steigerung erfuhr die Eugenikbewegung im Hitlerdeutschland 1933 bis 1945, wo den Zwangssterilisationen die Inhaftierung und Liquidierung zehntausender missliebiger Individuen, namentlich auch von behinderten Menschen folgte, deren Erbanlagen aus Sicht der Nazis die genetische Volksgesundheit bzw. die Rassenhygiene zu schädigen drohten.

Nach dem Zusammenbruch des dritten Reichs fiel die Eugenikbewegung bald in sich zusammen, bis das Thema der Veränderung der menschlichen Erbanlagen nach dem Durchbruch in der Molekularbiologie durch Watson und Crick in den 1950er Jahren in der Humangenetik neu auflebte.

Daniel Wikler bezeichnet die von Vorurteilen geleitete Diskriminierung von Menschen, die nicht ins eugenische Schema passten, sowie die erniedrigende Verletzung reproduktiver Freiheit durch staatlich verordnete Zwangssterilisationen als grösstes Unrecht der Eugenikbewegung (Wickler in Buchanan 2000: 46). Auf der andern Seite plädiert er dafür, das Kind nicht mit dem Bade auszuschütten: Das soziale Anliegen der Eugenik, nämlich die Verbesserung der künftigen Menschheit vorab durch die Bekämpfung von genetisch verursachten Krankheiten, Behinderungen und Leiden, wie es die Medizin schon immer getan habe, sei gutzuheissen und weiter zu verfolgen, wobei die Fehler der Eugenikbewegung natürlich vermieden werden müssten. Genau dies hat sich die in der zweiten Hälfte des letzten Jahrhunderts entstandene Humangenetik in der humangenetischen Beratung (genetic counselling)[15] zum Ziel gesetzt. In der humangenetischen Beratung der klinischen Genetik sollten Rat suchende Menschen – naturgemäss meistens werdende Eltern – auf mögliche Risiken von übertragbaren Erbschäden aufmerksam gemacht werden, um verantwortliche reproduktive Entscheidungen treffen zu können. Die prädiktive Medizin will humangenetisches Wissen im Sinne der ärztlichen Fürsorgepflicht und Prävention in den Dienst hilfesuchender Patientinnen und Patienten stellen. Im Unterschied zur Eugenikbewegung geht es in der Humangenetik also nicht um kollektive eugenische Absichten mit Blick auf die Zementierung von Rassen- und Klassenvorurteilen, womöglich gar durch staatlichen Zwang, sondern um individuelle Hilfestellung zum Zweck medizinischer Prävention und Fürsorge, von der in aller Freiheit Gebrauch gemacht werden kann oder auch nicht.

Kritiker der Humangenetik ziehen gerade das angeblich freiheitliche Moment in den erweiterten Wahlmöglichkeiten reproduktiver Freiheit in Zweifel. Pränatale Diagnostik in Anspruch zu nehmen, sei zur sozialen Norm geworden, eine selektive Mentalität unter Ärztinnen, Ärzten und zukünftigen Eltern sei weit verbreitet, abweichende elterliche Entscheidungen würden für die Betroffenen dadurch zur Belastung, ganz zu schweigen von den negativen Nebenwirkungen selektiver Abtreibung für Menschen mit einer Behinderung. Es ist von wachsendem eugenischem Druck die Rede, von „Eugenik auf den leisen Sohlen der Gesundheitsvorsorge" oder von „Eugenik von unten" (Lenk 2002: 89) im Unterschied zur „Eugenik von oben" in der Eugenikbewegung, in deren Schatten die moderne Humangenetik aus historischen Gründen steht.

---

15   Der Begriff stammt aus den USA, wo er 1947 von Reed für eine individuum- und familienzentrierte genetische Beratung eingeführt wurde. Alex Schwank verweist auf die intensive Diskussion um die humangenetische Beratung, die man nach dem zweiten Weltkrieg zuerst in den USA, später auch in Europa geführt habe. (Alex Schwank: „Eugenik auf den leisen Sohlen der Gesundheitsvorsorge und dem wissenschaftlichen Segen genetischer Beratung, Humangenetik nach 1945". In: Mürner 1991: 97).

3. Für selektive Abtreibung: Das Leidensvermeidungsprinzip

Philosophen wie John Harris, Dan Brock und Peter Singer befürworten unter bestimmten Bedingungen selektive Abtreibung zur Prävention der Geburt eines behinderten Kindes. Sie halten es in diesen Fällen für falsch oder verantwortungslos, ein behindertes Kind zur Welt zu bringen und sprechen von der moralischen Pflicht werdender Eltern, sich für die Abtreibung zu entscheiden. Das moralisch Falsche oder das Unrecht besteht darin, „that a child has been allowed to come into existence in less than optimal circumstances" (Harris 1998: 68). Hier werden also die Handlungsfolgen beurteilt. Da sie in einem negativen Resultat bestehen, nämlich der Geburt eines Kindes, das in suboptimalen Umständen zu leben hat, gilt die Entscheidung gegen die Abtreibung (die Handlung mit diesen Folgen) als schlecht und moralisch falsch. Darin folgen diese Überlegungen der ethischen Theorie des Konsequentialismus, in der jene Handlung als moralisch gut und richtig bewertet wird, welche für die von der Handlung Betroffenen positive Folgen hat. Die folgenorientierten Argumente zur moralischen Beurteilung pränataler Prävention von genetisch bedingter Behinderung sollen zusammenhängend dargestellt und anschliessend daraufhin befragt werden, ob und welche Auswirkungen auf reproduktive Freiheit damit verbunden sind.

3.1 Unnötiges Leiden soll vermieden werden

3.1.1 Das Prinzip der Vermeidung unnötigen Leidens

Eine Spielart des Konsequentialismus ist der Utilitarismus. Danach gilt jene Handlung als moralisch gut, welche das grösste Glück der grössten Zahl von Personen bewirkt bzw. zur Folge hat. Hinsichtlich der Frage nach der Geburt eines behinderten Kindes wird daraus in deduktiver Begründungsweise das moralische Grundprinzip abgeleitet, dass kein unnötiges Leiden in die Welt gesetzt werden darf, sondern vermieden werden muss, weil sonst die Summe von Glück auf der Welt abnimmt bzw. jene von Leid grösser wird. Behinderung gilt in dieser Sichtweise pauschal als Leiden, wobei zwar zwischen verschiedenen Schweregraden von Behinderungen unterschieden, Leiden innerhalb dieser Kategorisierung tendenziell aber als (unveränderbar) statische und nach objektiven Kriterien bestimmbare Grösse vorgestellt wird.

Ein solches Kriterium ist z. B. das Spektrum an Chancen, das durch eine Behinderung verkleinert wird, zumal ein behinderter Mensch unter den Bedingungen von „less/limited opportunity" zu leben hat. Leiden ist dann unnötig, wenn es Mittel und Wege gibt, es zu vermeiden. Diese Möglichkeit ist im Falle eines werdenden behinderten Kindes durch selektive Abtreibung gegeben, so dass es in zahlreichen Fällen als moralisch richtig, ja geboten gilt, davon Gebrauch zu machen – umso mehr, wenn man Föten nicht den gleichen moralischen Status einräumt wie Personen. Neben dem objektiven Leidensverständnis ist denn auch der Personenbegriff, wie ihn Brock, Harris und Singer vertreten, und die daraus folgende Haltung gegenüber der Abtreibung als Prämisse des Prinzips der Leidensvermeidung zu erwähnen. Als Personen gelten vernunftbegabte, autonome, sprach- und beziehungsfähige Wesen mit minimaler Intelligenz, die sich ihrer selbst bewusst sein und sich als zeitliche Wesen begreifen, Wünsche haben und Pläne verwirklichen können (Singer 1994: 118). Diesem auf John Locke zurückgehenden Personenbegriff gegenüber hebt Harris zusätzlich das menschliche Vermögen hervor, seine Existenz zu bewerten und wertzuschätzen (Harris 1998: 87). Daran werde auch das Unrecht deutlich, das in einem Mord geschehe: Der ermordeten Person wird gegen ihren Willen etwas genommen, was für sie sehr wertvoll war und dies ohne den Mord auch weiterhin gewesen wäre. Da Embryonen und Föten („prepersons", Harris 1998: 75) die genannten personentypischen Eigenschaften fehlen, kommt ihnen auch nicht der gleiche moralische Status und Respekt wie Personen zu. Insofern ist in diesem Denkansatz Abtreibung, ob selektiv oder nicht, ethisch kein Problem, solange die Interessenlage in moralisch vertretbarem Sinn klar für die Abtreibung spricht und dem Fötus als bereits empfindungsfähigen Wesen durch die Abtreibung kein unnötiger Schmerz zugefügt wird. Nur Personen kommen als Objekt einer Schädigung in Frage. Präpersonen, die nicht zur Welt gebracht werden, oder überhaupt nicht existierende Wesen kann man nicht schädigen, weil da gar nie eine aus ihnen hervorgehende Person sein wird, die einen Schaden erleiden könnte.

Mit dem Begriff des Leidens ist der des Schadens eng verwandt. Genauso wie unnötiges Leiden soll auch vermeidbarer Schaden verhindert werden, es sei denn, durch einen in Kauf genommenen Schaden kann eine noch grössere Schädigung vermieden werden. Man denke etwa an eine schmerzhafte Zahnbehandlung, die erduldet werden muss, um noch grösserem Schaden vorzubeugen. So entspricht dem Prinzip der Vermeidung unnötigen Leidens das (medizinethische) Nichtschadensprinzip mit seinem Pendant des Fürsorgeprinzips, mit dem im Zusammenhang mit der Prävention von Behinderung auch oft argumentiert wird. Genetisch bedingte Behinderungen werden mitunter als genetischer Defekt oder Schädigung bezeichnet *(genetically transmitted harm)*, der es durch Prävention zuvor zu kommen gilt. Sollte es in Zukunft medizinisch möglich sein, eine vererbte Behinderung nach der Empfängnis zu therapieren und entstünden den Eltern durch entsprechende Eingriffe oder Behandlungen keine substantiellen Nachteile (Kosten, Gesundheit der Mutter usw.), so wäre es gemäss dem personenbezogenen Nichtschadensprinzip klar eine moralische Pflicht für die Eltern, den Schaden zu verhindern. Genauso sind Eltern ihren geborenen Kindern gegenüber moralisch wie rechtlich verpflichtet, sie vor Schaden zu bewahren. Sonst verletzen sie ihre Aufsichts- und Fürsorgepflicht und müssen mit Kindesentzug rechnen.

Ein Unterschied zwischen dem Nichtschadens- und dem Leidensvermeidungsprinzip besteht darin, dass ersteres vorab als personenbezogenes Moralprinzip fungiert, während letzteres auch nicht personenbezogen sein kann. Mit *Schaden* ist gemeint, dass eine Person durch eine schädigende Handlung von einem besseren in einen schlechteren Zustand versetzt wird, wobei die Feststellung des Schadens auf der objektiv vergleichbaren Differenz zwischen den Zuständen vor und nach der Schädigung basiert und sich der bessere und der durch den Schaden herbeigeführte schlechtere Zustand auf ein- und dieselbe Person bezieht. Demgegenüber ist Leiden ebenso sehr auf nichtpersonenbezogener Ebene von Belang, geht es doch um die Verminderung von dessen Gesamtsumme, was A) sowohl über die Verringerung des Leidens schon existierender Personen, als auch B) über die Verkleinerung der Zahl leidender Personen erreicht werden kann. Zur Illustration von Variante A ist an schwere Behinderungen zu erinnern, welche durch einen Prozess gelingender Integration und Leidensbewältigung trotz verringerter Chancen ein lebenswertes Leben möglich machen. Variante B, also die Verringerung von Leiden durch die Verkleinerung der Zahl leidender Personen, wird durch selektive Abtreibung realisiert, da der behinderte Fötus zu keiner leidenden Person heranwachsen und die Summe von Leiden in der Welt damit nicht zunehmen wird. Vielmehr ist es Untersuchungen zu Folge in diesem Fall sehr wahrscheinlich, dass die Eltern anstelle des behinderten Kindes später ein anderes, gesundes Kind haben werden (Kuhse 1993: 207). Das Leidensvermeidungsprinzip beruht implizit also auf der Ansicht, dass ein behinderter Fötus durch einen anderen, gesunden Fötus ersetzt werden kann, was in Kohärenz zur Prämisse vom moralischen Status von Föten (Präpersonen) steht. Insofern ist die (prospektive) Ersetzbarkeit behinderter Föten als weitere Grundannahme und Voraussetzung des Leidensvermeidungsprinzips zu bezeichnen.

3.1.2 Regeln mit begrenzter Reichweite

Aus dem Prinzip der Vermeidung unnötigen Leidens lassen sich nun weitere Prinzipien oder Regeln mit begrenzter Reichweite ableiten, welche in moralischen Einzelfallurteilen werdender Eltern zur Anwendung kommen sollen (Harris 1998: 90f).

Regel 1: Besser ein gesundes Kind als ein behindertes Kind: Sofern die Eltern die Alternative zwischen einem (eigenen) gesunden und einem behinderten Kind haben, sollen sie sich für das gesunde Kind entscheiden, wenn diese Entscheidung für sie nicht mit unzumutbaren substantiellen Lasten und Kosten verbunden ist. „If children are wanted, it is better to have healthy children than to have disabled children where these are alternatives" (Harris 1998: 91). Das behinderte Kind zu wählen, würde unnötiges Leiden verursachen und die Summe von Leiden in der Welt vergrössern, was moralisch abzulehnen ist. Die Entscheidung soll deshalb für ein anderes, gesundes Kind ausfallen. Das wird zwar eine andere Person sein, doch die Zahl bleibt sich gleich. Mit anderen Worten handelt es sich hier um kein personenbezogenes, sondern ein auf die gleiche Personenanzahl bezogenes Moralprinzip. „Alternative" in diesem Fall kann bedeuten:

Vor der Empfängnis:
A) Empfängnis durch andere Partner, durch Ei- oder Samenspende, durch Verzicht auf ein eigenes Kind und Adoption eines gesunden Kindes.

B) Verschiebung des Zeitpunkts der Empfängnis, wenn z.B. nach einer medizinischen Behandlung (nach diagnostischer Untersuchung der Samen- bzw. der Eizelle/Polkörperdiagnostik) oder einfach nach Abwarten einer gewissen Frist Zeugung und Geburt eines gesunden Kindes zu erwarten sind.

Nach der Empfängnis (Ersetzung des behinderten Embryos oder Fötus):
C) Embryoselektion in vitro oder erneute in-vitro-Fertilisation, bis ein gesunder Embryo zur Implantation gefunden ist.
D) (Selektive) Abtreibung, wiederholte Empfängnis und Schwangerschaft auf Probe.

In Fällen von Regel 1 gilt das Prinzip der Vermeidung unnötigen Leidens uneingeschränkt. Leiden ist dann unnötig, wenn es die Alternative „Kein Leiden" gibt, was bei der prospektiven „Ersetzung" des werdenden behinderten Kindes durch ein anderes, nachmalig gesundes Kind der Fall ist. Kein Leiden ist immer besser als nur schon ein bisschen Leiden. Eine Differenzierung der Frage, was Leiden eigentlich ist, oder eine Art Verrechnung von Leiden in einer Güterabwägung drängt sich dagegen auf, wenn die Alternative keines Leidens nicht gegeben ist, sondern ein gewisses Mass an Leiden so oder so entstehen wird, wie auch immer die Wahl in der Entscheidungssituation ausfällt. In diesem Sinne ist die nächste Regel zu verstehen:

Regel 2: Besser ein behindertes Kind mit einem lebenswerten Leben als gar kein Kind: Haben die Eltern keine Alternative, ein gesundes Kind zu bekommen, bleibt ihnen also nur die Möglichkeit, ihren Kinderwunsch mit einem behinderten Kind erfüllt zu sehen, so ist es besser, ein behindertes Kind mit einem lebenswerten Leben als gar kein Kind zu bekommen (Harris 1998: 89–91). Mit Blick auf das behinderte Kind erfolgt hier eine Güter- bzw. Leidensabwägung. Behinderungen der Kategorie B sind nicht so schwerwiegend, dass es davon betroffene Menschen mutmasslich vorziehen würden, gar nie zur Welt gekommen zu sein. Nicht-Existenz wäre schlimmer als Existenz unter diesen einschränkenden Bedingungen, welche ein lebenswertes Leben immer noch zulassen. Es liegt also im anzunehmenden Interesse des werdenden Kindes, auch mit einer solchen Behinderung geboren zu werden. Die Eltern erzeugen für das Kind durch seine Geburt einen Nutzen, der sein behinderungsbedingtes Leiden übersteigen wird. Zudem ist sein Leiden insofern unvermeidbar, als die Eltern „nur" behinderte Kinder haben können. Das grösste Leiden bestünde im Verzicht der Eltern auf ein Kind, so dass die Leidensabwägung zu Gunsten der Geburt des behinderten Kindes ausfallen muss und beim (vertretbaren) Leiden des Kindes von unvermeidbarem Leiden gesprochen werden kann. Anders verhält es sich bei Fällen schwerster Behinderungen (der Kategorie C).

Regel 3: Besser kein Kind als ein Kind mit einem lebensunwerten Leben: So lautet kurz und bündig Regel 3, die sich logisch an den bisherigen Gedankengang anschliesst. In der ethischen Debatte ist man sich weitgehend einig, dass es schwerste Fälle von Leiden und Behinderungen gibt, welche ein Leben lebensunwert und Nicht-Existenz zur „besseren" Alternative machen. Hier wiegt das mutmassliche Leiden des künftigen Kindes bedeutend schwerer als jenes der Eltern, wenn sie auf das Kind verzichten und dessen Geburt verhindern, auch wenn sie keine Alternative für ein eigenes gesundes Kind haben. Haben sie eine, so kommt ohnehin Regel 1 zur Anwendung, und ein zur Welt gebrachtes Leben mit schwerstem Leiden steht nicht zur Debatte.

3.2 Leidensvermeidung und reproduktive Freiheit

Harris, Brock und Singer beurteilen die verschiedenen Handlungsoptionen von Eltern mit einem werdenden behinderten Kind aus moralischer Sicht. Sie sind weit davon entfernt, reproduktive Freiheit von Eltern faktisch, etwa im Sinne staatlichen Zwangs zur (selektiven) Abtreibung einschränken zu wollen, weil dies ein anderes moralisches Grundprinzip, nämlich das Prinzip der Autonomie in einem hoch sensiblen Bereich elterlicher Privatsphäre verletzte. Wer das Leidensverständnis und die Ansicht dieser Autoren über den moralischen Status von Föten und die Ersetzbarkeit behinderter Föten teilt, erhält in der moralischen Dilemmasituation und Frage nach der Prävention oder der Geburt eines Kindes mit einer vererbten Behinderung plausible und schlüssige Argumente in die Hand. Die hohe Überzeugungskraft dieser folgenorientierten Argumente liegt darin begründet, dass sie mit der Vermeidung unnötigen Leidens tief verankerte moralische Intuitionen zusammenfassen (Harris 1998: 89) und der natürlichen elterlichen Präferenz für ein nichtbehindertes Kind Rechnung tragen. Diese Präferenz zu negieren und deren Erfüllung zu verbieten, bedeutete einen massiven Eingriff in die Autonomie werdender Eltern, was der Grundforderung einer liberalen Gesellschaft nach Freiheit und Gleichheit fundamental widerspräche. Damit verbunden ist das liberale Postulat, dass niemandem vorzuschreiben ist, was für Präferenzen er oder sie zu haben hat. Freiheit darf nur dann begrenzt werden, wenn sie mit unhaltbaren negativen Folgen für andere Mitglieder der Gesellschaft verbunden ist, deren Abwendung mit keinen anderen Mitteln als durch Freiheitsbeschränkung erreicht werden kann.

Damit ist die Begründung meiner ersten These erbracht, dass es in vielen Fällen gute moralische Gründe für die Prävention der Geburt eines behinderten Kindes gibt, Eltern entsprechend moralisch frei entscheiden können und in ihrer reproduktiven Handlungsfreiheit nicht behindert werden sollen. Meine erste These besagt aber auch, dass es ebenso gute moralische Gründe für die Geburt eines Kindes mit einer vererbten Behinderung gibt und selektive Abtreibung nicht zur absoluten moralischen Pflicht im Sinne einer gesellschaftlichen Norm oder sozialen Drucks erhoben werden darf. Die besprochenen Philosophen tun dies nicht, doch wird in breiten Kreisen von Medizin und Gesellschaft privat wie öffentlich analog zu ihren Überlegungen (wenn auch weniger differenziert) argumentiert, wenn es um die bereits zur Routine gewordenen vorgeburtlichen Untersuchungen und Abtreibung aufgrund der medizinisch eugenischen Indikation geht. Prävention von Behinderung bei negativem vorgeburtlichen Befund ist zur sozialen Norm geworden,[16]

---

16 Diese Aussage folgt der Einschätzung von Brock (Buchanan 2000: 223, 256) und deckt sich mit meiner persönlichen Vermutung. Laut Schweiz. Bundesamt für Statistik liegen derzeit noch keine Zahlen zur Frage vor, wie viele Eltern sich bei einem pathologischen Befund nach pränataler Diagnostik zur Abtreibung entscheiden. Irmgard Nippert beziffert die Zahl aufgrund deutscher und europäischer Untersuchungen der 90er Jahre auf 46,3 % (Nippert 1998: 170). Andere Untersuchungen ergeben rund 60 %. Nippert verneint, dass Eltern mehrheitlich nur gesunde Kinder akzeptieren oder sich bereits bei bedeutungslosen Befunden für eine Abtreibung entscheiden würden. Elisabeth Gernsheim und Karin Bernath behaupten das Gegenteil (Zwierlein Hg. 1993: 68, Mürner Hrsg. 2002: 82). Immerhin räumt Nippert ein, dass mit einer Differenz zwischen Theorie und Praxis zu rechnen sei (Ebd. 172). Es ist anzunehmen, dass befragte Eltern aus Gründen der Scham oder aus Angst, behinderte Menschen zu verletzen, tendenziell nicht offen zu ihrer Präferenz für ein gesundes Kind stehen und schon gar nicht zu einer Abtreibung aufgrund eines leichten Befunds.

und Eltern, die dieser Norm nicht entsprechen wollen, sehen sich Unverständnis, Tadel und Legitimationszwang gegenüber, was ihre ohnehin schon schwierige Entscheidung noch schwerer macht. Ähnlich wie manche behinderte Menschen erleben auch einige dieser Eltern gesellschaftliche Diskriminierung, und erste Kürzungen von Unterstützungsgeldern von der Invalidenversicherung im Zeichen des Spardrucks bei den schweizerischen Sozialwerken zeigen, dass auch der Staat der vorgeburtlichen Prävention von Behinderung nicht mehr neutral gegenüber steht. Zusätzlich zur moralischen Verurteilung bedeutet dies wenn auch keine formale, so doch eine substantielle Einschränkung reproduktiver Freiheit jener Eltern, die ihr Kind trotz diagnostizierter Behinderung zur Welt bringen wollen.

4. Für Freiheit: Kritik am Leidensvermeidungsprinzip

4.1 Dynamischer Leidensbegriff und rezeptives Leidensverständnis

Ich halte die pauschal negative Wertung von Behinderung, wie sie für das Prinzip der Vermeidung unnötigen Leidens zur Begründung selektiver Abtreibung bestimmend ist, für undifferenziert und verfehlt. Es ist eine prospektive Beurteilung von Leiden aus der Perspektive des Nichtleidenden, Gesunden, von aussen, ex ante und oft auch aus der Distanz, die dem konkreten Erleben Betroffener zu wenig oder gar keine Rechnung trägt.[17] Zwar wird in Regel 2 mit der Möglichkeit eines lebenswerten Lebens trotz Behinderung gerechnet, doch steht auch die-

---

17 Nichtbehinderte, welche mit dem Leben unter den Bedingungen einer bestimmten Behinderung nicht vertraut sind, stellen sich ein solches Leben prima vista oftmals so vor, als müssten sie von einer Sekunde auf die andere unversehens selber so leben. Der Gedanke z. B. plötzlicher Blindheit ist dann derart erschreckend, dass sie sich in diesem Augenblick schlicht kein Bild davon machen können oder wollen, dass nach einem Prozess der Rehabilitation und Integration manches vielleicht trotz dieser Behinderung ganz anders aussehen könnte. Ich vermute, dass die pauschal negative Wertung von Behinderung als statischem Leidenszustand mit dieser Art und Weise, über Behinderung zu urteilen, eng zusammenhängt.

ses Leben unter dem generellen Vorzeichen von Leiden, das einfach immer noch als besser bewertet wird als gar nicht zur Welt gekommen zu sein. Für das Leidensvermeidungsprinzip bleibt Leiden im Zusammenhang mit Behinderung Leiden, das je nach dem, mit welchem anderen Leidenszustand man es vergleicht, als grösser oder kleiner, besser oder schlechter gilt.

Gegenüber dieser Vorstellung von leidvoller Behinderung als einer statischen Grösse betrachte ich Leiden als etwas Dynamisches, das sich durch gelingende Behinderungsbewältigung verändern kann, so dass Behinderung den Leidenscharakter mitunter vollends verliert. Damit soll Leiden auf keinen Fall beschönigt werden oder gar der Eindruck entstehen, dass Leiden ja geradezu angestrebt werden müsse, wenn es denn etwas so Positives sei bzw. werden könne. Wer diesen Schluss zöge, hätte übersehen, dass mein Leidensverständnis rezeptiv-reaktiven Charakter hat. Leidensbewältigung beruht zuallererst auf der Akzeptanz des Leidens und sodann auf dem Versuch einer kreativen Reaktion auf eine leidvolle Lebensbedingung wie eine angeborene Behinderung, für die es keine medizinische Therapie gibt. Die einzige „Therapie", will man nicht von vornherein an diesem Leiden verzweifeln, ist rezeptiv-reaktive und kreative Leidensbewältigung. Warum aber, so könnte man einwenden, soll dieser zugegebenermassen von Leiden geprägte Prozess einem Kind zugemutet werden, wenn er durch Prävention (sprich Abtreibung) vermieden werden könnte? Ich habe gezeigt, dass der Prozess der Leidens- und Behinderungsbewältigung mit Blick auf das mögliche positive Resultat eines lebenswerten Lebens zumutbar ist. Abtreibung aufgrund des Kriteriums einer drohenden Behinderung dagegen betrachte ich als problematische Selektion, wenn sich diese Denkens- und Handlungsweise, wie in den letzten Jahren geschehen, stillschweigend oder öffentlich deklariert, zu einer sozialen Präventionsnorm entwickelt. Selektive Abtreibung ist sozusagen der Ersatz für Therapie, weil genetisch bedingte Behinderungen bislang leider nicht therapierbar sind. Mein rezeptiv-kreatives und dynamisches Leidensverständnis ist als Alternative zu diesem Ersatz zu verstehen.

Ich habe in Abschnitt 2.1. unter dem Stichwort „Interesse des werdenden Kindes" sowie in Abschnitt 2.2. eine Reihe von Faktoren genannt, die wesentlich zum Gelingen des vielschichtigen und komplexen Prozesses der Leidens- und Behinderungsbewältigung beitragen. Eine zentrale Rolle spielt dabei die soziale Dimension von Behinderung, die etwa bei John Harris im Zusammenhang der Vermeidung unnötigen Leidens durch vorgeburtliche Prävention von Behinderung überhaupt nicht zur Sprache kommt (Harris 1998: 88ff). Bezieht man diese Dimension in die moralische Beurteilung mit ein, wird sogleich deutlich, dass die Unterscheidung in leichte, schwere und schwerste Behinderungen, die den Regeln des Leidensvermeidungsprinzips zugrunde liegt, weder starr, noch absolut, sondern nur relativ zum Rahmen sozialer Kooperation vorgenommen werden kann. Der Schweregrad einer Behinderung hängt neben der behindernden Lebensbedingung selbst wesentlich davon ab, wie inklusiv das soziale Umfeld ist, in dem der behinderte Mensch lebt – ein weiterer Hinweis darauf, dass Leiden im Zusammenhang mit Behinderung nur als dynamische Grösse angemessen zu bestimmen ist.

Vor dem Hintergrund dieser Ausführungen gehen mir die drei Regeln des Leidensvermeidungsprinzips in der pauschalen moralischen Beurteilung ihrer Fallgruppen zu weit. Ich kann mir mit Blick auf Regel 3 zwar Fälle wie z.B. Anenzephalie vorstellen, die Nichtexistenz zur besseren Alternative machen. Es gibt aber sogenannt schwerste Behinderungen wie Downsyndrom – und in diesem Fall wird heute (entsprechend der Argumentation von Regel 3) meistens abgetrieben –, die je nach Umfeld auch als (schwere) Behinderung mit einem lebenswerten Leben betrachtet und erfahren werden können. Wenn ferner nach Regel 2 ein lebenswertes Leben bei bestimmten Behinderungen möglich ist und die Geburt eines solchen Kindes trotz Behinderung also als moralisch richtig beurteilt wird, warum soll dann diese Regel nicht generell, sondern nur unter der Einschränkung gelten, dass die Eltern keine Alternative für ein eigenes gesundes Kind haben? Wenn nach meinem dynamischen Leidensverständnis Behinderung durch rezeptiv kreative Leidensbewältigung und gesellschaftliche Integration den Leidenscharakter verliert, so nimmt die Summe von Leiden in der Welt (bei „nur" zeitweiliger Erhöhung) insgesamt nicht zu. Damit ist zugleich die erste Regel hinterfragt, wonach es in jedem Fall besser ist, ein nichtbehindertes Kind als ein behindertes zur Welt zu bringen, sofern die Alternative für ein gesundes Kind besteht.

Hinsichtlich negativer Nebenwirkungen von selektiver Abtreibung für behinderte und ihnen nahestehende Menschen birgt diese erste Regel schliesslich eine Gefahr in sich. Aufgrund der allgemeinen Formulierung müsste Regel 1 auch die Abtreibung beim Befund leichter Behinderungen (der Kategorie A) moralisch billigen, was je nachdem problematische Entwicklungen nach sich ziehen kann. Einschränkungen wie Kurzsichtigkeit oder eine fehlende Zehe sind kaum mit Leiden verbunden, umso mehr als sie medizinisch oder durch Hilfsmittel korrigierbar sind und für allfällige Leidensbewältigung keine unlösbare Herausforderung darstellen. Genügen Einschränkungen dieser Art im Sinne einer öffentlich anerkannten Norm bereits als Grund zu (selektiver) Abtreibung, wird der Selektionsdruck zunehmen, sprich die soziale Präventionsnorm sich verstärken. Immer engere und anspruchsvollere Normalitätsvorstellungen in Bezug auf Ästhetik, Leistungsfähigkeit usw. werden Raum greifen, missliebige Merkmale als Abtreibungsgrund zunehmen. Entsprechend der Möglichkeit vorgeburtlicher Prävention hätte dies negative Auswirkungen auf die Toleranz gegenüber Normabweichungen und womöglich auch auf die Stellung behinderter (von den betreffenden Normen sich unterscheidender) Menschen in der Gesellschaft. Nach These 1 steht Eltern auch bei leichtem pathologischen Befund volle reproduktive Freiheit zu, aus Respekt vor der elterlichen Autonomie sowie der subjektiven Leidensbeurteilung, ist doch die Grenze zwischen leichten und schweren Behinderungen nicht immer scharf zu ziehen. Allerdings halte ich es angesichts der erwähnten Gefahr für angebracht, werdenden Eltern die Alternative kreativer Leidensbewältigung aufzuzeigen, sie auf mögliche (wenn auch unbeabsichtigte) negative Nebenwirkungen ihres Handelns aufmerksam zu machen und verstärktem Selektionsdruck durch vermehrte Abtreibungen bei leichtem pathologischem Befund mit geeigneten Massnahmen entgegen zu treten.

Es wurde deutlich, dass ich persönlicher sowie von aussen unterstützter Leidensbewältigung und ebenso gesellschaftlicher Integration viel zutraue und darin einen triftigen Grund für die Geburt eines behinderten Kindes sehe, um damit selektive Abtreibung zu vermeiden. Das soll nicht darüber hinwegtäuschen, dass Leiden etwas Negatives ist, äusserst belastend sein und keineswegs immer bewältigt werden kann. Auch ist Integration behinderter Menschen in die Gesellschaft trotz erfreulicher Errungenschaften der letzten 40 Jahre heute alles andere als selbstverständlich, denkt man etwa an den zunehmenden Kostendruck im Gesundheits- und Sozialfürsorgewesen oder an partielle Entsolidarisierung in der Gesellschaft, die nicht zu übersehen ist. Selektive Abtreibung scheint mir jedoch das falsche Mittel gegen die unbefriedigende Stellung behinderter Menschen in der Gesellschaft zu sein, bzw. darf sicher nicht das einzige Mittel sein.

4.2 Subjektiver Leidensbegriff

Nach dem negativem Befund mittels Pränataler Diagnostik geraten manche Eltern in einen Gewissens- und Wertekonflikt. Sie teilen wahrscheinlich die Präferenz für ein nichtbehindertes Kind, haben aber aus Gründen persönlicher Überzeugung Mühe mit der Abtreibung oder betrachten das werdende Kind schon so sehr als ihr eigenes Kind, dass sie sich trotz des beunruhigenden Merkmals seiner Behinderung nicht mehr von ihm trennen wollen. Diesen Eltern wird nicht (oder viel zu selten) gesagt, dass in Bezug auf ein Leben mit einer Behinderung neben den negativ wertenden Präferenzen ex ante auch aktuelle und retrospektive Präferenzen ex post vorkommen, die sich von den prospektiven grundlegend unterscheiden. Es gibt behindert geborene Menschen (mit schweren Behinderungen der Kategorie B), die ihr Leben auch, ja gerade mit dem Handicap als absolut lebenswert betrachten und sich höchstens durch behinderungsbedingte soziale Faktoren beeinträchtigt fühlen. Sie kennen gar nichts anderes als diese ihre Identität eines Lebens und Menschen mit einer Behinderung. Ihre Präferenz betrifft nicht die Abwesenheit der Behinderung, was vieles in ihrem Leben[18] in Frage stellte, sondern vielmehr die Realität einer inklusiven Gesellschaft. Diese veränderte Perspektive der Präferenz ex post könnte Eltern in einem Präferenzenkonflikt Mut zur Entscheidung für das Leben machen und ihnen zugleich gute Argumente für diese Entscheidung liefern.

Solchen Eltern werden die Argumente des Leidensvermeidungsprinzips nicht oder nur teilweise gerecht. Einzig Regel 2 („Besser ein behindertes Kind mit einem lebenswerten Leben als kein Kind") sieht Fälle vor, wo die Entscheidung für das Leben des behinderten Kindes

---

18 Vgl. dazu „the deaf culture argument" Buchanan 2000: 281. Fallstudien von Oliver Sacks haben gezeigt, dass blindgeborene oder früh erblindete Menschen, die durch eine Operation das Augenlicht im Erwachsenenalter wieder erlangten, mit ihrem neuen Leben als Sehende nicht mehr zurande kamen, ihrem Leben ein Ende setzten oder aber sich erneut in der Welt der Blinden einrichteten (Sacks, Oliver, Eine Anthropologin auf dem Mars. Reinbek 1995).

moralisch erlaubt und gerechtfertigt ist. In Regel 1 und 3 dagegen wird diese Entscheidung abgelehnt, weil nur die Alternative „gesundes Kind" bzw. „kein schwerstbehindertes Kind mit einem lebensunwerten Leben" zu verantworten sei. Neben der in Abschnitt 4.1. besprochenen Vorstellung von Leiden als einer statischen Grösse beruhen die Argumente des Prinzips der Vermeidung unnötigen Leidens und ebenso jene vieler Medizinerinnen und Humangenetiker auf einem objektiven Leidensbegriff, dem eine objektivierende Sicht von menschlichem Wohl und Wohlbefinden im Sinne der Verfügung über objektive Güter, Möglichkeiten, Funktionen und Fähigkeiten entspricht (Birnbacher 2000: 460). Entsprechend meiner zweiten These, wonach Leiden und Behinderung nur unter Berücksichtigung der subjektiven Perspektive Betroffener bestimmt werden können, vertrete ich einen subjektiven Leidensbegriff, was im Folgenden begründet werden soll.

Nach Dieter Birnbacher sind Wohl und Leiden eines Menschen wesentlich davon bestimmt, wie wohl ein Mensch sich fühlt bzw. wie er sein subjektives Erleben bewertet, und nicht davon, welche objektiven Möglichkeiten er hat. Darum hält es Birnbacher für angezeigt, „Lebensqualität in einem rein subjektivistischen Sinne zu verstehen und primär nach der reflexiven Selbstbewertung des eigenen inneren Erlebens zu bemessen" (Birnbacher 2000: 460). Die Argumentation mit Leiden oder Lebensqualität als einer objektiven, quantifizierbaren Grösse ist nicht plausibel. Es gibt ohne Zweifel kleinere oder grössere Bereiche intersubjektiver Einigkeit bei den einen oder anderen Leidensphänomenen, so etwa bei schwersten geistigen Behinderungen. Doch in vielen Fällen wird behinderungsbedingtes Leiden je nach Blickwinkel ganz unterschiedlich bewertet. Das zeigt sich an der Differenz der Beurteilung von Behinderung ex ante aus der Sicht Gesunder und ex post aus der Sicht Betroffener besonders deutlich. Auch Menschen mit ein- und derselben Behinderung schätzen ihre Lebensqualität mitunter diametral verschieden ein, was angesichts des multifaktoriell bedingten Gelingens von Rehabilitation und Integration nicht erstaunt. Einzig die subjektive Perspektive ist dem individuell und situativ je verschiedenen Erleben von Leiden und Behinderung angemessen und nimmt darum pauschalisierenden oder objektivierenden Bestimmungen von Lebensqualität gegenüber eine (korrigierende) Vorrangstellung ein.

In den Überlegungen des Leidensvermeidungsprinzips wird die subjektive Perspektive der Eltern nur teilweise berücksichtigt – so bei der hohen Gewichtung des elterlichen Kinderwunsches –, in mancher Hinsicht bleibt sie aber ganz ausgeblendet. Für Eltern mit einem werdenden behinderten Kind, die medizinisch gesehen ein anderes, gesundes Kind haben könnten, gilt, wie gezeigt, Regel 1, wonach der Fötus abgetrieben werden muss, weil sonst unnötiges Leiden in die Welt gesetzt und die Leidenssumme vergrössert wird. Da ist keine Rede vom vorstellbaren Leiden jener Eltern, die sich bis zum Zeitpunkt der vorgeburtlichen Untersuchung schon so sehr mit ihrem Kind identifiziert haben, dass es für sie grossen Verlust und Schmerz bedeutete, es abtreiben zu lassen. Auch dieser Schmerz könnte als „needless suffering" gewertet werden, so dass mit Blick auf Harris' Argumentation Leiden gegen Leiden stünde. Ein Ausweg aus der scheinbaren Pattsituation lässt sich finden, wenn subjektive Perspektiven und ein subjektiver Leidensbegriff den Ausschlag geben.

In der moralischen Dilemmasituation von Eltern mit einem werdenden behinderten Kind sind folgende Formen und Ursachen von subjektivem Leiden denkbar:

I Leiden durch die Abtreibung und Trennung vom eigenen Kind, das für die Eltern nicht einfach durch ein anderes ersetzbar ist,
II Leiden in Bezug auf das künftige Leben des Kindes mit einer Behinderung und das Zusammenleben mit ihm,
III Leiden durch Druck oder Zwang von aussen (Individuen, Gesellschaft, Staat) in Gestalt einer sozialen Präventionsnorm, in Form von moralischen Verurteilungen oder substantieller Begrenzung reproduktiver Freiheit.

Fällt für die Eltern I mehr ins Gewicht als II, so müssen sie im Sinne einer Güterabwägung in jedem Fall, also selbst bei schwersten Behinderungen frei sein, sich für das Leben ihres werdenden Kindes zu entscheiden. Würde man sie im Sinne von III zur (selektiven) Abtreibung drängen oder zwingen, verletzte man ihre Autonomie und fügte ihnen unnötiges Leiden zu. Nach den Prinzipien des Respekts vor der Autonomie und der Vermeidung unnötigen Leidens ist beides abzulehnen. Wiegt II schwerer, gilt genau das Gleiche für die nicht zu behindernde, freie Entscheidung der Eltern zur Prävention, umso mehr, wenn ihnen Abtreibung und die Ersetzung des behinderten Kindes durch ein anderes unproblematisch erscheinen. Wenn aber II gar keine Rolle spielt, weil die Eltern den zu erwartenden Lebenswert ihres behinderten Kindes höher einschätzen als das mögliche Leiden, werden sie sich ohnehin gegen die Abtreibung entscheiden.

Ich bin mir bewusst, dass meine erste These (der umfassenden reproduktiven Freiheit) angesichts schwerster Behinderungen nicht leicht zu verteidigen ist. Ich halte sie deshalb auch in diesem Fall aufrecht, weil die Grenze zwischen schwersten und schweren Behinderungen nicht absolut gezogen werden, sondern sich je nach Art der Wahrnehmung von Leiden bzw. des Umgangs mit Leiden verschieben kann. Nicht selten wird als schwerste Behinderung bezeichnet, was aus subjektiver Eltern- wie Betroffenenperspektive ebenso als schwere Behinderung mit zufriedenstellender Lebensqualität beurteilt und erlebt werden kann (vgl. oben: Downsyndrom). Zudem ist es bei schwerstbehinderten Neugeborenen (z.B. bei Anenzephalie) nicht eindeutig, wie sehr das Kind tatsächlich leidet. Von aussen und aus Sicht Nichtleidender (und so verständlicherweise nie leiden Wollender) sieht es als extremes Leiden aus. Was es für das betroffene Individuum bedeutet, ist letztlich nicht eindeutig in Erfahrung zu bringen. Auch kann dem Neugeborenen durch palliative Pflege mit Sicherheit einige Linderung verschafft werden. Es ist dagegen sehr wohl bekannt, dass Eltern aufgrund von tief verankerten moralischen oder religiösen Überzeugungen enorm und ein Leben lang darunter leiden können, ihrem Kind durch Abtreibung oder aktive Sterbehilfe das Leben genommen zu haben. Befürworter von selektiver Abtreibung wenden ein, es sei schwer vorstellbar, dass elterliches Leiden das Leiden schwerstbehinderter Kinder übersteigen könne. Das scheint mir aus den genannten Gründen nicht eindeutig der Fall zu sein. Ich teile zwar die Ansicht, dass bei schwerster Behinderung mit der mutmasslichen Präferenz des Kindes für Nicht-Existenz zu rechnen ist. Das heisst aber nicht, dass deswegen die Elternperspektive ausgeblendet (bzw. weniger gewichtet) werden darf und die Entscheidung gegen die Abtreibung für moralisch unerlaubt, ja zynisch gehalten werden muss, zumal, so das „Pro-Selektion"-Argument, das neugeborene Kind mit seinem Leiden den Preis für das elterliche Handeln zu bezahlen hätte. Dieser Einwand macht die Eltern ungerechterweise zu Tätern, die dem Kind gegenüber schuldig werden, wenn sie es nach der negativen Diagnose nicht unverzüglich abtreiben und dann leidvoll leben oder je nachdem sterben lassen. Dieser Vorwurf muss nun für die Eltern zynisch, wenn nicht verletzend wirken. Sie haben das Kind zwar gezeugt, aber nicht gemacht. Das Kind mit seinem schwersten Leiden ist ihnen gegeben und zugefallen. Sie ringen in dieser Situation um eine angemessene Entscheidung, die dann oft durch sorgfältiges Abwägen verschiedener, sich teilweise widerstreitender Pflichten zustande kommt. Solche Eltern wären vermutlich die ersten, welche alles unternähmen, um ihrem schwerstbehinderten neugeborenen Kind das Leiden so erträglich wie möglich zu machen. Das utilitaristische Leidenskalkül kann für Eltern nicht absolute Gültigkeit beanspruchen, wenn ihr Überzeugungssystem Teil einer anderen (z.B. deontologischen), umfassenden, vernünftigen Lehre ist, die gegebenem Leben und Leiden gegenüber andere moralische Prinzipien und Auffassungen vertritt. Zugeständnisse würde ich lediglich Verfechtern jener folgenorientierten Position machen, welche die Entscheidung von Eltern gegen die Abtreibung eines schwerstbehinderten Kindes für moralisch falsch erklärten, den Eltern jedoch aus Respekt vor ihrem Gewissenskonflikt deswegen keinen Vorwurf machen und sie schon gar nicht an ihrer entsprechenden Handlungsweise hindern wollten.

Es gehört zur liberalen Grundforderung nach Respekt vor der Freiheit und Gleichheit aller, seine eigene, subjektive Wahrnehmung von Leiden haben zu dürfen, diese zugleich aber niemandem aufzuzwingen. Demzufolge ist in der Entscheidungssituation werdender Eltern von einem Kind mit einer genetisch bedingten Behinderung jede subjektive Elternperspektive gleichermassen ernst zu nehmen und als sensibler Bereich der Privatsphäre zu achten (mit Ausnahme der gezielt manipulierten bzw. künstlich verursachten Geburt eines behinderten Kindes). Wer wüsste besser als die Eltern, was am Ende zu tun ist? Sie tragen die Verantwortung für die Entscheidung wie für die Folgen, namentlich für das zukünftige behinderte Kind, sollten sie sich gegen die Abtreibung entscheiden. Sie müssen es abschätzen, ob sie sich dem gewachsen fühlen, ob sie es allfälligen Geschwistern oder ihrer eigenen Gesundheit gegenüber verantworten können oder nicht. Es hätte etwas Bevormundendes an sich, den Eltern da irgendetwas vorschreiben, zu- oder absprechen zu wollen.

An den Rändern des Spektrums verschiedenartiger Fälle selektiver Abtreibung – Abortion bei leichtem pathologischen bzw. keine Abortion bei schwerstem pathologischen Befund – wird der Dissens zwischen Befürwortern und Gegnern am grössten sein. Das heisst nicht, dass Verständigung unmöglich wäre, wenn die je eigenen moralischen Gründe für diese oder jene Handlungsoption Gegenstand konstruktiver

Diskussionen werden. Interessen und Präferenzen sind dynamische Grössen von subjektivem Charakter. Sie sind beeinflussbar und können sich situativ verändern.

Es ist klar, dass auch der subjektivistische Ansatz seine Grenzen hat. Pathologische Störungen oder fundamentalistische Überzeugungssysteme können elterliches Handeln derart pervertieren, dass zum Schutz der Kinder Dritte (Verwandte, Nachbarn, Freunde, Behörden) einschreiten müssen. Im Zusammenhang mit pränataler Prävention genetisch bedingter Behinderung kann ich mir allerdings kaum eine derartige Konstellation vorstellen. Problematisch wird es dort, wo subjektive Haltungen oder Meinungen gleichsam absolut gesetzt werden und einschneidende Folgen für jene haben können, die von entsprechenden Handlungen betroffen sind. Zwei Fälle im Zusammenhang mit der Kontroverse um die Geburt von Kindern mit vererbten Behinderungen sollen im Folgenden besprochen werden.

4.3 Unrechtmässige und gezielt herbeigeführte Behinderung

Es hat in verschiedenen Ländern bereits Gerichtsprozesse gegeben, in denen unrechtmässiges Leben oder unrechtmässige Behinderung eines neugeborenen behinderten Kindes eingeklagt wurden. Gegenstand der Klage war meist der Vorwurf der Eltern an die verantwortlichen Arztpersonen, eine falsche vorgeburtliche Diagnose gestellt oder die Eltern nicht (oder nicht genügend) auf ein bestehendes Risiko aufmerksam gemacht zu haben. Andere versuchten, auf diesem Weg behinderungsspezifische Unterstützungsgelder zu erhalten. Doch auch die Eltern selbst kann es treffen, wenn sie der grobfahrlässigen oder willentlichen Schädigung ihres Kindes, sei es vom Kind selbst, sei es von anderen Personen angeklagt werden. Das könnte bei steigendem Kostendruck im öffentlichen Gesundheitswesen oder einer gesellschaftlichen Moral, die selektive Abtreibung zur sozialen Norm erhebt, künftig vermehrt der Fall sein. Die schwierige Frage für die Gerichte bestand darin, ob einer der zentralsten Vorgänge im menschlichen Leben, nämlich das Zur-Welt-Bringen als Tatbestand schwerer Schädigung des Kindes bezeichnet werden kann. Der gordische Knoten wurde meist so gelöst, dass das Gericht die Klage abwies oder auf einen anderen Tatbestand verschob.

Die Möglichkeit solcher Klagen stellt eine Bedrohung reproduktiver Freiheit von Eltern dar, die aus ihren persönlichen Gründen auch ein schwerstbehindertes Kind nicht abtreiben lassen wollen. Moralisch und unter Umständen eben auch rechtlich auf der Anklagebank, sehen sie sich mit dem Vorwurf konfrontiert, ihrem Kind mit seinem lebensunwerten Leben (im Sinne von Regel 3) ein nicht kompensierbares, schweres Unrecht zugefügt zu haben.

> The wrong in nearly all cases of wrongful life is bringing into existence a child who will have a short life dominated by severe and unremitting suffering - that is, being caused to undergo that suffering without compensating benefits (Dan Brock in Buchanan 2000: 240).

Meine Argumente, warum ich diesen Überlegungen nicht folgen kann und den Vorwurf zurückweise, zumindest dann, wenn Eltern angeklagt sind, habe ich in Abschnitt 4.2. bereits dargelegt.

Von solchen „Wrongful-Life-Cases" sind Fälle unrechtmässiger Behinderung zu unterscheiden, bei denen Dan Brock die behauptete Unrechtmässigkeit in Frage stellt und damit sein „Same Number Principle" von Regel 1 relativiert. Es könne zumindest in jenen Fällen nicht von „Wrongful Disability" gesprochen werden, wo die Behinderung dennoch ein lebenswertes Leben zulässt. Das Kind würde zwar geschädigt, aber es wäre ihm kein Unrecht zugefügt worden (harm but no wrong, Buchanan 2000: 246). Brock argumentiert also damit, dass der Schaden durch das lebenswerte Leben aufgewogen würde (compensating benefit). Dieser Nutzen ist immer noch besser als gar nicht zur Welt gekommen zu sein. Das gilt nach Brock sogar für jenen Fall, da die Eltern den Schaden vor der Empfängnis z.B. durch Verschieben des Zeitpunkts derselben hätten verhindern können, dies aber nicht getan haben. Das widerspricht zwar der Intuition der Alltagsmoral, wie Brock selber einräumt, und steht auch in Spannung zum Prinzip der Verhinderung unnötigen Schadens, bei dem es allerdings um Schadensverhütung bei ein- und derselben Person geht. Hier dagegen handelt es sich um zwei verschiedene Personen oder um das „Non-Identity"-Problem, das philosophisch im Hintergrund steht. Der Intuition der Alltagsmoral gesteht Brock zu, dass die Unterlassung der Verschiebung (gemäss Regel 1) zwar eine moralisch falsche Handlung darstellt, dem so entstehenden behinderten Kind jedoch dennoch kein Unrecht geschieht, weil es eben trotz Handicap ein lebenswertes Leben haben wird.

Könnten und würden die Eltern vor der Empfängnis den Schaden abwenden, entstünde ein ganz anderes Individuum. Das geschädigte Individuum mit seinem trotzdem lebenswerten Leben würde dann gar nicht zur Welt kommen. Die (theoretische) Alternative für dieses potentielle Kind lautete also, behindert zu sein oder gar nie zu leben.

Genau dieses Argument bringen behinderte Eltern vor, wenn sie durch Präimplantationsdiagnostik und Selektion des Embryos mit der gewünschten Behinderung gezielt ein behindertes Kind zur Welt bringen wollen. Das hat es im Fall von tauben Eltern in England und den USA bereits gegeben. Die tauben Eltern verweisen auf ihr eigenes lebenswertes Leben, dessen nicht zuletzt behinderungsspezifische Vorteile die Nachteile des Handicaps überwögen. Zudem könnten sie als taube Eltern ihrem tauben Kind viel bessere Eltern sein als einem hörenden Kind, das aus hörpädagogischen Gründen schon früh von ihnen entfernt werden müsste und sich ihnen entfremdete. Ihr Kind hätte ein gutes Leben, was doch viel besser sei als gar nie geboren zu werden.

Dena S. Davis begründet seine Ablehnung dieses spezifischen Elternwunsches mit dem Argument, dass damit das Recht des Kindes auf eine offene Zukunft verletzt würde (Davis 1997: 9ff.). Dieses auf Joel Feinberg zurückgehende Kinderrecht besagt, dass die potentiell offene Zukunft eines Kindes nicht durch einseitige Wünsche der Eltern in autonomieverletzender Art und Weise eingeschränkt werden dürfe, sei es durch die Einflussnahme auf Umweltfaktoren während der Erziehung, sei es durch genetische Interventionen vor der Geburt. Wenn auch der Sache nach Davis Recht zu geben ist, so scheint doch das zur Begründung vorgebrachte Argument für diesen Fall nicht gültig zu sein. Der Grund liegt in der beschriebenen „Non-Identity"-Situation. Es wird entweder das gewünschte taube Kind mit genau der Zukunft eines tauben Menschen geben oder gar kein Kind. Von einer offeneren oder weniger offenen Zukunft dieses tauben Kindes kann nicht gesprochen werden, vielleicht aber von der Verletzung seiner Autonomie, zumal es in gewissem Sinn von den Eltern als Mittel zu einem ganz bestimmten Zweck gebraucht würde. Damit wäre das moralische Grundprinzip verletzt, das Kant im kategorischen Imperativ formuliert hat. Es besagt, dass man die Person jedes Mitmenschen nie bloss als Mittel, sondern immer zugleich auch als Zweck behandeln soll.

Doch in diesem Zusammenhang ganz zu überzeugen vermag auch dieses Argument nicht, weil jedes Kind ein Mittel zum Zweck der Erfüllung des elterlichen Kinderwunsches darstellt. Dass das Kind auch in ihrem Fall nicht nur Mittel, sondern zugleich auch ein Selbstzweck sei, würden die tauben Eltern wohl vehement unterstreichen. Versuchten sie, vor der Empfängnis durch genetische Untersuchungen und Partnerwahl die Chance für ein gehörloses Kind zu erhöhen, so wäre aus Sicht der These nicht einzuschränkender reproduktiver Freiheit moralisch nichts gegen ihr Handeln einzuwenden. Dieses verhielte sich analog zur Handlungsweise irgendwelcher werdender Eltern, wäre qualitativ nicht mit der zielsicheren Herbeiführung eines behinderten Kindes durch PID zu vergleichen und hätte „schlimmstenfalls" ein Kind mit einem lebenswerten Leben trotz Behinderung zur Folge.

Dass für mich als einzige Ausnahme von meiner These reproduktive Freiheit im Fall der absichtlich manipulierten Geburt eines behinderten Kindes (vgl. Abschnitt 2.2.) moralisch zu verurteilen und rechtlich zu verbieten ist, hat seinen Grund in der vorsätzlichen Handlungsweise der Eltern. Über die Definition von (unnötigem) Leiden oder die Bestimmung von Lebensqualität kann man geteilter Meinung sein. Die gezielte Verursachung von Leiden, wie gravierend oder zum Positiven veränderbar man immer es einschätzt, ist eine andere Sache. Die vorsätzliche Herbeiführung der Geburt eines behinderten Kindes gut zu heissen, käme einer Pervertierung tief verankerter und seit Generationen gültiger moralischer Intuitionen und Überzeugungen gleich, wonach es falsch, ja untersagt ist, einem Menschen bewusst Schaden oder Leid zuzufügen, dagegen richtig und geboten, andere davor zu bewahren. Diese grundlegende moralische Werthaltung, die auch in das Recht Eingang gefunden hat, bildete seit jeher den Kern von Gemeinschaftssinn und Sozialität. Es wäre in hohem Mass kontraintuitiv, die moralischen Vorzeichen zu vertauschen. Sonst könnte sich am Ende niemand mehr vor dem anderen sicher fühlen oder aber mit Hilfe in Not rechnen. Die Eltern könnten einwenden, dass sie gar kein Leiden verursachten, da ihr Kind auch als tauber Mensch ja ein lebenswertes Leben haben würde. Diesen Einwand bestreite ich. Jeder behinderte Mensch, ob so geboren oder später behindert geworden, durchläuft einen mehr oder weniger leidvollen Prozess der Behinderungsbewältigung, Rehabilitation und Adaptation. Dieser Prozess ist mit Blick auf das mögliche positive Ergebnis und mangels Therapie als Alternative zu selektiver Abtreibung nicht unzumutbar. Unzumutbar aber ist es für das menschliche Zusammenleben, gezielt herbeigeführtes Leiden zu billigen, es sei denn, damit werde noch viel grösseres Leiden (wie etwa bei der absichtlichen Ermordung eines schrecklichen Diktators, also beim Tyrannenmord) vermieden. Diese Einschränkung trifft aber auf den zur Debatte stehenden Elternwunsch nicht zu, ganz zu schweigen von anderen manipulativen oder selektiven „Sonderwünschen", die durch dessen Billigung auf den Plan gerufen würden.

5. Für die Geburt eines Kindes mit vererbter Behinderung: Gegebenes und Gemachtes

Gegenstand dieses Abschnitts sind zum einen die Argumente von behinderten und ihnen nahestehenden Menschen, warum sie sich von der vorgeburtlichen Prävention behinderten Lebens bedroht fühlen. Die negativen Nebenwirkungen von selektiver Abtreibung bestehen vorab darin, dass sich die Stellung behinderter Menschen in der Gesellschaft durch verschärfte Selektion am Lebensbeginn verschlechtert. Diese Nebenwirkungen werden zwar weithin bestritten, sind aber in Anbetracht real existierender, negativer Haltungen gegenüber behinderten Menschen in der Gesellschaft (etwa auf dem Arbeitsmarkt oder beim Abschluss von Krankenversicherungen), fortgeschrittener Praxis selektiver Abtreibung oder des steigenden Kostendrucks im Gesundheitswesen nicht von der Hand zu weisen. Zum anderen soll zur Sprache kommen, aus welchen Gründen sich manche Eltern für die Geburt ihres Kindes entscheiden, obwohl eine vererbte Behinderung diagnostiziert wurde. Es ist klar, dass diese ihre Gründe lediglich innerhalb ihres eigenen Überzeugungssystems Geltung beanspruchen können. Doch angesichts der starken sozialen Norm zur Prävention von Behinderung bei negativem vorgeburtlichen Befund verdienen sie besondere Beachtung.

5.1 Negative Nebenwirkungen von selektiver Abtreibung

5.1.1 Das Expressionsargument

Der grösste Widerstand gegen selektive Abtreibung kommt von der Behindertenrechtsbewegung her und zwar in Gestalt des sogenannten Expressionsarguments (der Ausdruck stammt aus der Diskussion in den USA, Birnbacher 2000: 466ff.). Das Argument zielt nicht auf die Einschränkung oder das Verbot von Abtreibung im Sinne der Lebensschutzargumente, sondern auf die Tatsache des selektierenden Moments der Abtreibung, welche zwischen leben und nicht leben sollenden Föten eine Wahl trifft. Es besagt, dass jede Selektion menschlichen Lebens ein implizites negatives Urteil über den Lebenswert und die Aberkennung des Lebensrechts des ausgesonderten Lebens enthält und die Selektion damit allen anderen Trägern des betreffenden Merkmals das Recht auf Leben abspricht. Lebende Menschen mit einer Behinderung, die zwar nicht direkt Gegenstand solcher Selektion sind, sehen ihr eigenes Lebensrecht indirekt mitbedroht. Sie bezeichnen es als Irrtum anzunehmen, nur perfektes menschliches Leben sei wertvoll genug, um zur Welt gebracht zu werden und existieren zu dürfen. Nicht die Erfüllung irgendeines Perfektionsstandards mache die Gleichwertigkeit aus, sondern „an individual's humanity or personhood" (Buchanan 2000: 273). Wer nicht als gleichwertig gelte, sei in Gefahr, vernachlässigt, diskriminiert, missbraucht und am Ende eliminiert zu werden, wie es Beispiele aus der Vergangenheit wie der Gegenwart beweisen. Das Expressionsargument verurteilt selektive Abtreibung als inegalitäres Verfahren, welches gegen das Prinzip der Gleichbehandlung und der Gerechtigkeit verstösst.

Birnbacher bezeichnet das Expressionsargument als ein intrinsisches (und nicht folgenorientiertes) Argument, weil dessen Aussage zufolge das Lebensrecht behinderter Menschen durch die Praxis selektiver Abtreibung tatsächlich verletzt werde, unabhängig davon, ob Behinderte selbst dies so wahrnehmen oder nicht. Er bestreitet nicht rundweg das implizite Werturteil, jedoch die damit zwangsläufig verbundene Entrechtung. Eine Präferenz für nicht rothaarige Menschen bedeute nicht, dass man rothaarigen Menschen irgendwelche Rechte abspreche. Das negative Werturteil scheint Birnbacher aber insofern zweifelhaft, als damit nicht die Person, sondern die Lebensbedingung der Behinderung intendiert sei. Die Motive für die selektive Abtreibung hätten nichts mit der Diskriminierung behinderter Personen zu tun, vielmehr mit moralisch integren Absichten wie dem Wunsch, kein Kind mit verminderten Chancen zur Welt bringen, Gesundheit und Familie nicht unverantwortlich belasten oder der Gesellschaft nicht unnötige Kosten verursachen zu wollen. Ähnlich wie Birnbacher hält Buchanan das Expressionsargument für ungültig, weil seine Konklusion nicht aus den Prämissen folge (Buchanan 2000: 274).

Auf dieser Linie liegt auch der Widerspruch von Harris, Singer und Hoerster gegen das Expressionsargument. Sie sind sich darin einig, dass es auf keinen Fall um die Abwertung oder die Ausgrenzung lebender behinderter Menschen gehe, sondern um das Leiden zukünftiger behinderter und weiterer davon betroffener Menschen – Leiden, das durch Prävention vermeidbar sei. Norbert Hoerster plädiert aus Gründen der Rechtssicherheit für ein Lebensrecht aller geborenen Menschen, ob behindert oder nicht, vom Zeitpunkt der Geburt an (Hoerster 1995: 27f., 69). Harris betont, dass seine ganze Argumentation zur Vermeidung unnötigen Leidens (und unnötiger Behinderungen) keine Wertung im existentiellen Sinne impliziere, wonach gesunde und nichtbehinderte Kinder besser seien als kranke und behinderte. Es handle sich um eine rationale Präferenz, gesund und nicht behindert zu sein, gesunde und nicht behinderte Kinder zu haben. Doch sei diese nicht gleichbedeutend mit einer rationalen Präferenz für nichtbehinderte Menschen als Personen. „To have a rational preference not to be disabled is not the same as having a rational preference for the non-disabled as persons" (Harris 1998: 92). Kuhse und Singer, die sich für Integration, Gleichachtung und Gleichbehandlung behinderter Menschen in der Gesellschaft aussprechen (Kuhse 1993: 24), verdeutlichen die gleiche Überlegung mit einem Zitat von Richard M. Hare: „Wenn ich mir ein Bein breche, gehe ich zum Arzt, um es schienen zu lassen. Das impliziert zweifellos, dass ich zwei gesunden Beinen den Vorzug gebe vor nur einem gesunden Bein, aber es wäre absurd, den Gang zum Arzt als mangelnden Respekt vor Menschen mit einem verkrüppelten Bein zu verstehen. Jeder vernünftige Mensch zieht es vor, bestimmte Krankheiten und Behinderungen nicht zu haben, doch das hat nichts mit Geringschätzung gegenüber denjenigen zu tun, die an einem solchen Gebrechen leiden" (Harris 1998: 22, siehe auch Netzer 1998: 149). Die

Präferenz für Gesundheit bedeute nicht Diskriminierung, sondern die Anerkennung der realen Schwierigkeiten, mit denen sich die Betroffenen konfrontiert sähen (Singer 1994: 242). Die zentrale Begründung der Gleichbehandlung behinderter Menschen findet sich in Singers „Praktischer Ethik" an der Stelle, wo er die Basis des Gleichheitsprinzips darlegt:

> Das Prinzip der gleichen Interessenabwägung verbietet es, unsere Bereitschaft, die Interessen anderer Personen abzuwägen, von ihren Fähigkeiten oder anderen Merkmalen abhängig zu machen, ausser dem einen: dass sie Interessen haben (Singer 1994: 41).

Diese Argumente sind ohne Zweifel evident genug, um ihre Vertreter vom Vorwurf des Expressionsarguments zu entlasten, umso mehr, als, wie sie selber betonen, lebende behinderte Menschen unmöglich für die Entscheidungen ihrer Eltern verantwortlich gemacht werden könnten noch dürften. Die genannten Philosophen wollen behinderten Menschen in keiner Weise ihr Lebensrecht absprechen, sie als Personen abwerten, diskriminieren oder ungleich behandeln. Sie kommen aber angesichts der gegenwärtigen medizinischen Möglichkeiten nicht darum herum, dass ihr wohl begründetes Ziel der Leidvermeidung nur über die Selektion werdenden menschlichen Lebens erreicht werden kann. Steht auch die Gleichbehandlung behinderter und nichtbehinderter Menschen für sie ausser Frage, auf der Ebene von Embryonen und Föten reden sie einer Ungleichbehandlung und Diskriminierung das Wort: qua Selektion dürfen die Gesunden leben, die Behinderten je nach Fall nicht (vgl. die Regeln des Leidensvermeidungsprinzips in Abschnitt 3). Das hielten Harris und Singer vermutlich deshalb für moralisch unbedenklich, weil für sie Föten nicht den gleichen moralischen Status wie Kinder und Erwachsene haben.

Mir scheint diese inegalitäre Behandlung vorgeburtlichen menschlichen Lebens moralisch dennoch nicht unproblematisch zu sein. Zumindest mit Blick auf den Zeitpunkt der Abtreibung müssten dies eigentlich auch Harris und Singer zugestehen, zumal sie in Bezug auf den moralischen Status werdenden menschlichen Lebens eine gradualistische Position vertreten, derzufolge das Lebensrecht mit zunehmender Entwicklung im Wachsen begriffen ist (z. B. Harris 1998: 47, 73). Demnach nähme die moralische Bedenklichkeit der Selektion von der Stufe des Embryos über das fötale Stadium bis hin zur selektiven Spätabtreibung von Föten (bei Lebensfähigkeit *ex utero*) nach Pränataldiagnostik kontinuierlich zu, was mit weit verbreiteten intuitiven Urteilen sowie rechtlichen Regelungen übereinstimmt (Birnbacher 2000: 463). Im Widerspruch dazu sind aber genau diese Selektionsverfahren extensive medizinische Praxis, ohne dass rechtlich eingeschritten würde. Selektive Abtreibung ist rechtlich nur erlaubt, wenn eine ärztlich attestierte, der Mutter unzumutbare gesundheitliche Belastung durch die (wahrscheinliche) Behinderung des Fötus droht. De facto werde aber schon bei leichteren und behandelbaren, d.h. operierbaren Schädigungen (der Kategorie A S. 141) und ohne Gefährdung der Mutter abgetrieben, – ein deutlicher Hinweis auf einen veränderten, stillschweigenden, moralischen Konsens und auf die Entfernung der Praxis von den rechtlichen Grundlagen (Zwierlein Hg. 1993: 68, Mürner Hg. 2002: 82).

So überzeugend und logisch die Einwände gegen das Expressionsargument denn auch sind, psychologisch gelingt es ihnen nicht, vor dem Hintergrund der Diskriminierung behinderter Föten und der weit fortgeschrittenen Selektionspraxis negativen Nebenwirkungen selektiver Abtreibung die Spitze zu nehmen. Die negativen Folgen für den individuellen wie sozialen Umgang mit behinderten Menschen sind denn auch die Hauptkritik, die ich im Folgenden an der Praxis selektiver Abtreibung üben werde.

5.1.2 Das Kränkungsargument

Nach Birnbacher ist dieses folgenorientierte Argument das empirische Pendant zum Expressionsargument. Eine gravierende negative Nebenwirkung von Abtreibung wegen einer Behinderung besteht in der Verletzung der Gefühle behinderter und ihnen nahestehender Menschen. „Die lebenden [behinderten Menschen] müssen sich sagen, dass sie, hätten ihre Eltern über die entsprechenden Techniken verfügt, [...] möglicherweise nicht geboren worden wären" (Birnbacher 2000: 468, Rhonheimer 1995: 62). Es ist wichtig, diese faktischen Gefühle behinderter Menschen zu thematisieren, ob man sie nun für berechtigt hält oder nicht. Sie sind verständlich und bilden oft den Hintergrund der Kritik, welche behinderte Menschen gegenüber selektiver Abtreibung erheben. Sie reagieren aus dem Gefühl persönlicher Verletzung und Bedrohung heraus und fragen darum kaum nach den Motiven, die Eltern zur Abtreibung eines behinderten Kindes bewegen. Das Ausmass der Kränkung wird von verschiedenen Faktoren bestimmt. Gesellschaftliche Wertungen und Normalitätsvorstellungen werden stärker ins Gewicht fallen als persönliche Präferenzen von Eltern, der späte Zeitpunkt einer Abtreibung schwerer wiegen als die frühe Selektion von Embryonen in vitro. Auch das Verhalten des Staates ist von Belang: Er kann selektive Abtreibung durch die Unterstützung von Screeningprogrammen oder versicherungsrechtliche Bestimmungen mit einem zusätzlichen Anreiz zur Selektion fördern, sie beschränken oder sich neutral verhalten.

Am meisten wird das Kränkungspotential selektiver Abtreibung wohl davon beeinflusst, wie sehr behinderte Menschen im täglichen Leben ausgegrenzt werden. Negative Haltungen gegenüber behinderten Menschen sind genauso Realität wie Gleichachtung und integrative Bemühungen. Die Behauptung oder die Befürchtung besteht darin, dass die Abwertung behinderten Lebens als Begründung zur selektiven Abtreibung die Diskriminierung behinderter Menschen in der Gesellschaft verstärkt. Das kann individuell auf der Ebene sozialer Beziehungen geschehen oder institutionell auf dem Arbeitsmarkt, bei Versicherungen mit verschärften Aufnahmebedingungen[19] oder im Staat, der die Unterstützung behinderter Menschen reduziert, weil Behinderungen dank prädiktiver Medizin ja zusehends vermeidbar werden. Wer sagt: „Wenn Frauen über 35 noch ein Kind mit Downsyndrom bekommen, sind sie ‚selber schuld'", ist nicht weit davon entfernt zu fordern: „Dann sollen sie auch selber bezahlen." Diese in manchen Kreisen politisch bereits salonfähigen Äusserungen verdeutlichen die Gefahr, welche von der Begründung der Prävention behinderter Kinder mit dem Kostenargument ausgeht. Wenn behinderte Kinder nicht mehr geboren werden sollen, weil sie die Gesellschaft zu teuer zu stehen kommen, könnten mit der Zeit auch lebende Behinderte (und andere schwache Mitglieder der Gesellschaft) dieser ökonomischen Selektion zum Opfer fallen, zumal es bei den modernen gentechnologischen Mitteln „so etwas" ja gar nicht mehr geben müsste (Kosteneinsparung bzw. -abwälzung nach dem Verursacherprinzip). In der Schweiz wurde diese

---

19   Ich persönlich wurde aufgrund meiner angeborenen Blindheit, die seit 36 Jahren gleichbleibend stabil ist, Ende 2003 von der Krankenkasse Progrès nicht in die Zusatzversicherung aufgenommen…

Gefahr schon vor einigen Jahren erkannt. Alex Schwank erwähnt die vom Eidg. Departement des Innern eingesetzte Expertenkommission „Humangenetik und Reproduktionsmedizin" (die sog. Kommission Amstad) und zitiert deren Stellungnahme aus ihrem Bericht vom 19.8.88:

> Die Humangenetik hat der Pränatalen Diagnostik hingegen insofern eine neue Dimension verliehen, als sie mehr noch als die konventionellen Methoden Assoziationen zu einer ‚Qualitätskontrolle' des werdenden Lebens weckt. Die Weiterentwicklung der Methoden Pränataler Diagnostik macht zunehmend die Erkennung von geringen Abweichungen mit unbestimmter Prognose möglich. Damit könnte die gesellschaftliche Toleranz gegen Abweichungen und Defekte überhaupt abnehmen. Die gesellschaftliche Position Invalider und ihrer Eltern würde sich verschlechtern (Mürner Hg. 1991: 98).

Auf das Gefühl von Kränkung und Bedrohung durch „Genetic Engineering" und selektive Abtreibung haben Behindertenrechtsvertreter mit dem Slogan reagiert: „Ändert die Gesellschaft und nicht das Individuum" (Buchanan 2000: 265). Weit gefasste Normalitätsstandards einer inklusiveren Gesellschaft würden Diskriminierung abbauen und es Eltern leichter machen, ein behindertes Kind zur Welt zu bringen. Prävention von Behinderung sei eine zweifelhafte Antwort auf einen gesellschaftlichen Missstand, d.h. auf soziale Ursachen von Behinderungen (vgl. Abschnitt 2.2). „Instead of confronting the agents of discrimination, one aims at preventing its victims from being born" (Reinders 2000: 46). So verstanden, wäre Prävention Symptombekämpfung, träfe die Falschen und zementierte bestenfalls den Status Quo bestehender Ausgrenzung von behinderten Menschen. Ärzte würden sich gegen den kränkenden Vorwurf verwahren, mit der Prävention von Behinderung als individuelle Hilfestellung zur Diskriminierung behinderter Menschen in der Gesellschaft beizutragen (Reinders 2000: 53). „Integration Behinderter und Prävention von Behinderung sind beides wichtige Anliegen und schliessen einander nicht aus", könnten sie argumentieren. „Wir bekämpfen nicht behinderte Menschen, sondern genetische Schädigungen mit ihren behindernden Folgen." Doch als individuell Handelnde sind Arztpersonen auch Teil einer grösseren Öffentlichkeit, die sich der Kritik des Kränkungsarguments nicht entziehen kann.

Die Kränkung kann, wie angedeutet, auch werdende Eltern betreffen, die ein behindertes Kind erwarten und dem zunehmenden gesellschaftlichen Druck zur selektiven Abtreibung nicht nachgeben wollen.

Subjektive Präferenzen haben mitunter die Tendenz zur Verallgemeinerung. Was ich gut finde, müssten andere doch eigentlich auch gut finden. Und bewusst oder unbewusst presse ich andere in mein Schema. Der Mensch ist in der Regel sehr sensibel auf die Verletzung der eigenen Autonomie. Bei der Verletzung der Freiheit anderer nimmt seine Empfindsamkeit oft spürbar ab. Da sind Kränkungen und Verletzungen vorprogrammiert, wenn persönliche Präferenzen sich zu einer sozialen Norm verdichten, die moralischen Druck ausübt wie der erwähnte stillschweigende Konsens, dass Abtreibung auch bei leichten Schädigungen unbedenklich sei, oder die Haltung gegenüber Behinderten, das es „so etwas" überhaupt noch gebe. Es ist schwer vorstellbar, wie z.B. Menschen mit Downsyndrom oder zumindest deren Eltern von solchen Haltungen und Normen mit ihrer ausgrenzenden Wirkung unberührt bleiben sollten.

5.1.3 Abwertung von Behinderung oder von behinderten Menschen

Expressions- und Kränkungsargument beruhen auf der Einheit von Behinderung und behindertem Menschen (condition and person[20] vgl. Abschnitt 2.2) genauso wie die Einwände dagegen auf der getrennten Sichtweise von Bedingung und Person. Es ist wohl kein Zufall, dass die Argumente für die Trennung (Präferenz für Nichtbehinderung ist nicht identisch mit Präferenz für Nichtbehinderte) vorwiegend von Menschen vertreten werden, die selber nicht von einer Behinderung betroffen sind wie Genetiker, Ärzte, werdende Eltern usw. Behinderung losgelöst von behinderten Menschen zu beurteilen, widerspricht der lebensweltlichen Realität von behinderten und ihnen nahestehenden Menschen. Behinderungen sind identitätsstiftende Lebensbedingungen, die nicht wie ein paar Schuhe gewechselt oder wie die Haarfarbe verändert werden können. Die Redewendung „Achtung, da kommt ein Blinder" zum Beispiel zeigt, wie sehr im Fall dieses behinderten

---

20 Vgl. dazu Reinders 2000: 53ff. Reinders begründet diese Einheit mit der identitätsbestimmenden Wirkung einer Behinderung und widerlegt detailliert die sogenannten DCP-Argumente (distinction condition and person), welche für die getrennte Sichtweise von „condition and person" plädieren und negative Abwertungen von Behinderten als Personen in Abrede stellen.

Menschen Bedingung und Person als Einheit wahrgenommen werden. Bei „blossen" Einschränkungen würde kaum jemand so reden und sagen: „Schau mal, die O-Beinerin / der Einarmer dort…"

Betrachten wir folgendes Fallbeispiel: Die Entscheidung von P zur Abtreibung eines blinden Kindes beruht vorab auf der negativen Bewertung von Blindheit als etwas Leidvollem und Schrecklichem. De facto aber hat P das Leben dieses oder jenes Blinden vor Augen, wenn er sein Urteil fällt, will er sich nicht nur auf Vorurteile und Mythen verlassen. Bei diesem Vergleich stellt er sich das Leben dieses (geübten) blinden Menschen, mit grosser Wahrscheinlichkeit aber so vor, als wäre er selber von einer Sekunde auf die andere (absolut ungeübt) dieser blinde Mensch. Da ist es nicht erstaunlich, dass für ihn Blindheit etwas Schreckliches wäre. Würde P einem (diesem) Blinden begegnen und von seiner Erfahrung bei der selektiven Abtreibung erzählen, müsste er ihm offen sagen: „Mit dir wollte ich nicht tauschen, ein Leben wie du möchte ich nicht führen. Deshalb habe ich es auch meinem werdenden blinden Kind erspart." Wäre ich dieser Blinde, so käme ich nicht umhin, mich verletzt zu fühlen. Und der zu erwartende Nachsatz von P: „Aber gegen dich persönlich habe ich nichts. Du bist für mich gleichwertig wie ein sehender Mensch", klänge nicht glaubwürdig und schüfe die Kränkung nicht aus der Welt. Da bräuchte es mehr, etwa ein Wort von P, dem Taten folgen, wie dieses: „Und ich werde mich dafür einsetzen, dass behinderte Menschen in der Gesellschaft besser akzeptiert werden." Meine Reaktion hinge eng damit zusammen, dass einem werdenden blinden Kind das Leben genommen wurde, obwohl ich doch mein Leben als blinder Mensch ausserordentlich wertschätze. Wäre das Kind zur Welt gekommen und hätte das Augenlicht durch eine Operation wieder erlangt, so machte mir das auch als blindem Menschen keinerlei Schwierigkeiten, im Gegenteil!

Das Fallbeispiel zeigt, dass es keine eindeutige Antwort auf die Frage gibt, ob selektive Abtreibung tatsächlich negative Nebenwirkungen auf behinderte Menschen hat oder nicht. Die Antwort kann ja und nein lauten, je nachdem, wie die Handelnden ihre Entscheidung begründen, wie sie sich sonst behinderten Menschen gegenüber verhalten und wie Letztere darauf reagieren.

Mögen das Expressions- und das Kränkungsargument logisch widerlegbar sein, psychologisch und lebensweltlich ist der Vorwurf damit nicht aus der Welt geschafft. Dazu sind Gleichberechtigung, Gleichbehandlung und Integration auf der Ebene individueller wie institutioneller und sozialer Beziehungen erforderlich. Die Fortsetzung und Intensivierung solcher Bemühungen ist das beste Mittel, negativen Nebenwirkungen von selektiver Abtreibung entgegen zu wirken, ohne dass reproduktive Freiheit eingeschränkt werden müsste. In diesem Sinn bezeichnet Georg Feuser Integration als „Gegenkraft gegen die Qualitätskontrolle von Leben zugunsten gleichen Lebensrechtes und gleicher Lebensqualität für alle" (Feuser 1992: 58). Das entspricht der Forderung meiner dritten These, dass diskriminierende Auswirkungen von selektiver Abtreibung nicht restriktiv durch die Einschränkung reproduktiver Freiheit, sondern konstruktiv durch integrative Bemühungen abzuwenden sind.

5.2 Theologische und naturalistische Argumente

In Abschnitt 4 war von Eltern die Rede, die Mühe mit der Abtreibung an sich haben oder sich schon so mit ihrem werdenden Kind identifizieren, dass sie sich auch nach der Diagnose einer Behinderung nicht von ihm trennen wollen. Dahinter stehen oft religiöse Überzeugungen, wonach das Leben, ob behindert oder nicht, gottgegeben, unverfügbar und so anzunehmen ist, wie man es empfangen hat. „Dass Leben kostbar sei von allem Anfang an, ohne Bedingungen und unabhängig von Tun und Leistung, ist [...] die Perspektive und die Zumutung der in der biblischen Tradition vertretenen Sicht des Lebens" (Schneider-Flume 2002: 14). Wenn das Argument in einer pluralistischen und säkularen Gesellschaft auch nicht universale Gültigkeit beanspruchen kann, so hat es für die Anhängerinnen und Anhänger des betreffenden Überzeugungssystems dennoch kategorische Bedeutung und verdient Respekt.

Die naturalistische Variante dieses schöpfungstheologischen Arguments begründet die Unverfügbarkeit menschlichen Lebens mit dem Verlauf der Natur, der nicht beliebig gestört werden darf. Wer hier aus eugenischen Gründen manipulierend eingreift, zerstört das, „was uns mit unseren Kindern verbindet: Die gemeinsame Naturwüchsigkeit" (Spaemann 2001). Aus ähnlicher Überlegung sieht Habermas durch „Genetic Engineering" „das Selbstseinkönnen und die grundsätzlich egalitäre Natur unserer interpersonalen Beziehungen" (Habermas 2001: 29) in Gefahr und bezeichnet gewisse Formen genetischer Programmierung der Nachkommen als Eingriff in ihre ethische Freiheit. Dieses Argument lässt sich auch auf die eugenische Manipulation selektiver Abtreibung anwenden. Das gesunde Kind, das anstelle des (vielleicht nur leicht) behinderten und deshalb abgetriebenen Geschwisters gezeugt und zur Welt gebracht wurde, könnte von seiner Entstehungsgeschichte erfahren, und es ist nicht auszuschliessen, dass dies negative Auswirkungen für sein Selbstverständnis (ethische Freiheit) oder die Beziehung zu seinen Eltern hätte. Wenn durch Selektion am Lebensbeginn die Grenzen zwischen Gegebenem und Gemachtem verschwimmen, können negative Auswirkungen auf die reziproken zwischenmenschlichen Beziehungen, unsere Gattungsidentität und das gattungsethische Selbstverständnis die Folge sein (Habermas 2001: 112).

Kritiker dieser Argumente wenden ein, dass der Mensch seit jeher „Gott gespielt", in die Schöpfungsordnung oder den Naturverlauf eingegriffen hätte. Es gehöre gerade zum Selbstverständnis des Menschen, sich der Natur nicht fatalistisch zu unterwerfen, sondern sie aktiv gestaltend zu verändern, umso mehr wenn dies mit Abwendung von Schaden oder der Verminderung von Leiden wie etwa in der Medizin verbunden sei (Glover 1984: 45ff., Harris 1998: 178). Diese Entgegnung jedoch trifft nicht den Kern des Arguments von der Unverfügbarkeit des Lebens. Gemeint ist nicht, man dürfe überhaupt nicht in die Natur eingreifen, sondern dass es sozusagen Tabubereiche gebe. Wo die Grenzen zu ziehen sind, ist je nach Situation zu diskutieren. Auch Harris und Glover sind ja nicht der Ansicht, dass im Bereich des „Genetic Engineering" alles Machbare realisiert werden muss, wenngleich sie die Grenzen sicher viel weiter ziehen als etwa Spaemann oder Habermas. Ihnen ist aber darin Recht zu geben, dass die Prämisse des schöpfungstheologischen Arguments von der Unverfügbarkeit des Lebens, die Existenz Gottes, rational nicht verifizierbar ist und nur Gültigkeit hat für diejenigen, welche daran glauben.

5.3 Sinn des Leidens

Neben dem subjektiven Leidensbegriff, wie er in dieser Arbeit vertreten wurde, kommen im Gegensatz zu einem objektiven und Behinderung pauschal negativ wertenden Leidensverständnis noch andere Wertungen und Haltungen gegenüber dem Leiden vor. So werden Krankheiten oder

Behinderungen mitunter als etwas (natur- oder gott)gegebenes betrachtet, als Herausforderung von aussen, die es anzunehmen und zu bestehen gilt. Das ist keine passive Leidensergebenheit, sondern eine auf das Leiden reagierende, reaktive Auseinandersetzung mit einer einschränkenden, anfänglich vielleicht schmerz- und leidvollen Lebensbedingung. Mit dieser Einstellung eigenen Bemühens sowie mit Hilfe von aussen kann es gelingen, die Phase des Schocks, der Krankheit, der Verzweiflung und der Schmerzen zu überwinden, die zu Beginn vielleicht sehr engen Grenzen zu verrücken und dem Leben neue Qualitäten abzugewinnen. Nach diesem Leidensverständnis, sei es religiös oder weltanschaulich motiviert, geht es mit Blick auf das reproduktive Entscheidungsdilemma letztlich um die Frage,

> ob Eltern ein behindertes Kind als eine ihnen hier und jetzt zugedachte Aufgabe verstehen und annehmen können: es im Rahmen seiner Möglichkeiten zu fördern, es zu begleiten, ihm sein Leben so gut wie möglich zu gestalten. Es geht hier aus christlicher Sicht um mehr als nur um die Frage des Status des vorgeburtlichen Lebens. Es geht um die Art und Weise, wie wir unser eigenes Leben sehen: ob als etwas, das wir in jeder Hinsicht selbstbestimmt führen, in Absicherung gegen unvorhergesehene Risiken, die nicht zum eigenen Lebensplan passen; oder als etwas, worin wir uns auch führen lassen im Vertrauen darauf, dass auch das Unvorhergesehene, auch das zunächst vielleicht Bestürzende und Belastende, einen Sinn und positive Lebensperspektiven für uns bereithalten kann (EKD 2002: 26).

Es ist eine einschneidende Erfahrung, die nicht selten die ganze Persönlichkeit eines Menschen verändert und prägt. So kann sich einem rückblickend ein Sinn des verarbeiteten Leidens erschliessen, der einem im Zeitpunkt der Krise noch gänzlich verborgen war.

Diese Sicht von Leiden provoziert Kritiker wie Hoerster zur Aussage, dass, wer so denke, Leiden gezielt herbeiführen müsse.

> Anstelle des generellen Zieles der Volksgesundheit müsste in der Gesellschaftspolitik das generelle Ziel der Volkskrankheit treten. Niemand, der den angeblichen Wert von Behinderungen für den Behinderten selbst und für die Gesellschaft preist, kann dieser absurden Konsequenz ausweichen (Hoerster 1995: 120, vgl. auch Lenk 2002: 72f.).

Dieser Einwand Hoersters ist verfehlt. Die von ihm kritisierte Sicht von Leiden entstammt einer Perspektive ex post und der Erfahrung, dass Leiden nicht immer gleich den Tod bedeutet, sondern trotz seiner destruktiven Seite ein reaktiv kreatives Potential zu entfalten vermag. Rezeptives Leidensverständnis hat reagierenden Charakter und mit Proaktivität im Sinne gezielter Herbeiführung von Leiden nichts zu tun. Wie schon begründet, wäre es absolut abwegig und contraintuitiv, daraus zu folgern, dass Leiden im Zusammenhang mit Behinderung aktiv anzustreben sei.

6. Schlussfolgerungen

Meine These vom dynamischen und subjektiven Leidensbegriff im Zusammenhang mit Behinderung beruht insbesondere auf der enormen Komplexität und Verschiedenartigkeit der moralischen Dilemmasituationen, in die sich Eltern gestellt sehen, wenn bei ihrem werdenden Kind eine genetisch bedingte Behinderung diagnostiziert wird. Da sind Unterschiede in den Behinderungsarten, Weltanschauungen, Gesellschafts-, Glaubens- oder Überzeugungssystemen, Lebenslagen, familiären oder ökonomischen Verhältnissen, Kenntnissen von Behinderung, persönlicher Belastbarkeit, unterschiedliche Risikofaktoren, Interessenträger usw. Es gibt gute Gründe für die Abtreibung wegen eines negativen vorgeburtlichen Befunds und ebenso gute Argumente für die Geburt trotz Behinderung, je nachdem, von welchen individuell verschiedenen Hintergründen und Situationen die Eltern herkommen. Die ethische Theorie, welche dieser pluralistischen Sachlage am ehesten gerecht wird, scheint mir der Partikularismus zu sein, der sich nicht an moralischen Grundprinzipien, sondern an Einzelfällen orientiert. Die Prinzipien der grossen Moraltheorien können dann sehr wohl gute Begründungen für die Entscheidung für Prävention oder den Verzicht darauf liefern, ausschlaggebend aber bleibt der Einzelfall mit seinen je verschiedenen, entscheidungsrelevanten Faktoren. Problematisch sind nicht die zum Teil diametral verschiedenen moralischen Beurteilungen von selektiver Abtreibung oder Bewertungen von Behinderung. Problematisch sind deren Auswirkungen in Gesellschaft und Öffentlichkeit, wenn sich stillschweigende oder propagierte soziale Normen daraus entwickeln. Der wachsende Druck in Medizin und Gesellschaft auf Eltern, die sich trotz pathologischem Befund gegen Abortion entschliessen, rührt von einer solchen Norm her, der sozialen Norm zur vorgeburtlichen Prävention genetisch bedingter Behinderung. Dieser Druck kann abgebaut werden, wenn etwa in der humangenetischen Beratung von objektivierenden und einseitig negativen Bewertungen von Leiden und Behinderung abgesehen, der Einzelfall in den Mittelpunkt gestellt und die subjektive Befindlichkeit und Sichtweise der Eltern angemessen gewichtet wird. Dabei wäre es von Vorteil, wenn in der Beratung von Eltern in solchen Dilemmasituationen vermehrt interdisziplinär zusammengearbeitet würde, damit neben dem medizinischen Paradigma auch Erkenntnisse der Sonderpädagogik, verschiedene ethische Sichtweisen und vor allen Dingen auch die Perspektive von behinderten und ihnen nahe stehender Menschen zum Tragen kämen.

Ob (und in welchem Ausmass) selektive Abtreibung die soziale Stellung behinderter Menschen in diskriminierender Weise verschlechtert, ist nicht eindeutig mit ja oder nein zu beantworten. Angesichts der historischen Tatsache, dass vor nicht allzu langer Zeit behinderte Menschen selektioniert und liquidiert wurden, darf die entsprechende Gefahr nicht verharmlost, noch der Diskriminierungsvorwurf von Seiten behinderter Menschen ignoriert werden, auch wenn logisch betrachtet aus der Präferenz für Gesundheit keine Abwertung von kranken oder behinderten Menschen folgt. Wie sehr sich Letztere von Selektion am Lebensbeginn gekränkt und bedroht fühlen, hängt entscheidend mit dem Ausmass ihrer Ausgrenzung oder Integration in Familie und Gesellschaft zusammen. Die Einschränkung reproduktiver Freiheit, die ich mit einer Ausnahme grundsätzlich ablehne, wäre da wohl eher kontraproduktiv. Erfolgversprechend dagegen sind jene individuellen wie institutionellen Bemühungen, die auf Gleichbehandlung und Integration behinderter Menschen gerichtet sind. Ich kann mir gut vorstellen, dass dadurch der Diskriminierungsvorwurf in Bezug auf die selektive Abtreibung allmählich verstummte. Das entlastete auch jene Eltern, die sich aus lauteren moralischen Motiven für die Abtreibung ihres behinderten Kindes entscheiden, dabei aber vielleicht gerade wegen des Gedankens an lebende behinderte Menschen grosse Skrupel haben.

Auf der andern Seite können rezeptives Leidensverständnis und reaktiv kreative Leidensbewältigung werdende Eltern in einer moralischen Dilemmasituation ermutigen, ihr behindertes Kind zur Welt zu bringen. Es entspricht dieser Sichtweise sowie der subjektiven Beurteilung von Leiden, jene Eltern zu respektieren, welche sich einer solchen

Herausforderung nicht gewachsen fühlen. Problematisch dagegen können vermehrte Abtreibungen bei leichten oder sogar behandelbaren Schädigungen werden, wenn dadurch der Selektionsdruck in Bezug auf Behinderungen zu Beginn oder im Verlauf des Lebens zunimmt. Gunda Schneider-Flume spricht angesichts solcher Motive zur Selektion von der Tyrannei des gelingenden Lebens, die „den Gedanken der Perfektibilität, d.h. der Machbarkeit von Perfektion" verfolge (Ebd. 83). Es ist wohl kein Zufall, dass die Theologieprofessorin ihr Buch während einer Zwangspause schwerer Krankheit schrieb.

Unnötiges Leiden ist zu vermeiden, doch was „unnötig" heisst, soll differenziert und Leiden subjektiv bestimmt werden. Es gibt auch unvermeidbares Leiden, ebenso wie es Krankheit und Behinderung trotz „Genetic Engineering" und selektiver Abtreibung immer geben wird. Wen immer es trifft, der oder die wird froh sein, in einem helfenden, solidarischen und inklusiven Umfeld zu leben und nicht noch zusätzlich unter Ausgrenzung und Diskriminierung leiden zu müssen. In kreativer Leidensbewältigung kann sich sein Leiden in neue Lebensqualität verwandeln. Ohne mitmenschliche Hilfe und Knowhow im Umgang mit Schwerem im Leben wird er es allerdings kaum schaffen. Behinderte und ihnen nahestehende Menschen, so auch Eltern mit einem behinderten Kind erwerben sich durch Leidens- und Lebensbewältigung nicht selten diese Kompetenz, die anderen Menschen in Krisensituationen zugute kommen kann. Noch einmal: Es ist keine das Leiden glorifizierende oder gar aktiv bewirken wollende, sondern eine reagierende Kompetenz (ex post), die wesentlich zur Kohäsion und Solidarität in der Gesellschaft beiträgt. Diese Kompetenz ist sich anfänglicher wie wiederkehrender schwerer Zeiten bewusst, doch weiss sie ebenso um Hoffnung und Glück. Da es Leiden immer geben wird, braucht es solches Wissen und Können, erst recht in einer von zunehmender Entsolidarisierung geprägten Gesellschaft und Welt. Daraus folgt nicht, dass selektive Abtreibung eingeschränkt oder verboten werden müsste. Aber es folgt daraus, dass die Entscheidung für die Geburt eines behinderten Kindes nicht erschwert werden darf, sondern allen Respekt verdient.

Literatur

Agar N. (1999): Liberal Eugenics. In: Bioethics, edited by H. Kuhse and P. Singer (2000). Oxford, UK (Blackwell), S. 171–181.
Becker C.L., Becker B.C. (2001): Encyclopedia of ETHICS. Second edition, Routledge, New York and London.
Birnbacher D. (2000): Selektion von Nachkommen. Ethische Aspekte. In: Jürgen Mittelstrass (Hrsg.): Die Zukunft des Wissens. XVIII. Deutscher Kongress für Philosophie 1999, Berlin: 457–471.
Buchanan A., Brock D.W., Daniels N., Winkler D. (2000): From Chance to Choice. Genetics and Justice, Cambridge.
Davis D.S. (1997): Genetic Dilemmas and the Child's Right to an Open Future. In: Hastings Center Report 27, no. 2, S. 7–15.
Feuser G. (1992): Wider die Unvernunft der Euthanasie. Grundlagen einer Ethik in der Heil- und Sonderpädagogik; Edition SZH/SPC, Luzern.
Glover J. (1984): What sort of people should there be? Genetic engineering, brain control ant their impact on our future, Penguin Books.
EKD/Kirchenamt der Evangelischen Kirche in Deutschland (Hrsg.) (2002); Im Geist der Liebe mit dem Leben umgehen, Argumentationshilfe für aktuelle medizin- und bioethische Fragen. Ein Beitrag der Kammer für Öffentliche Verantwortung der EKD (EKD-Texte 71), Hannover.
Graumann S. (2001): Zur Problematik der Präimplantationsdiagnostik, in: Bundeszentrale für politische Bildung (Hrsg.), Aus Politik und Zeitgeschichte. Beilage zur Wochenzeitung Das Parlament, Bonn.
Habermas J. (2001): Die Zukunft der menschlichen Natur. Auf dem Weg zu einer liberalen Eugenik?, Suhrkamp Verlag, Frankfurt am Main.
Harris J. (1998): Clones, Genes, and Immortality. Ethics and the Genetic Revolution, Oxfords University Press.
Hoerster N. (1991): Abtreibung im säkularen Staat. Argumente gegen den § 218, Frankfurt/Main.
Hoerster N. (1995): Neugeborene und das Recht auf Leben, Suhrkamp Verlag, Frankfurt am Main.
Kuhse H., Singer P. (1993): Muss dieses Kind am Leben bleiben? Das Problem schwerstgeschädigter Neugeborener, Harald Fischer Verlag, Erlangen, 1993.
Lenk C. (2002): Therapie und Enhancement, Münster 2002.
Mürner C. (Hrsg.) (1991): Ethik Genetik Behinderung. Kritische Beiträge aus der Schweiz, Edition SZH/SPC, Luzern.
Mürner C. (Hrsg.) (2002): Die Verbesserung des Menschen – Von der Heilpädagogik zur Humangenetik. Kritische Sichtweisen aus der Schweiz, Edition SZH/SPC, Luzern.
Netzer C. (1998): Führt uns die Präimplantationsdiagnostik auf die schiefe Ebene? In: Ethik in der Medizin, Bd. 10, S. 138–151.
Nippert I. (1998): Wie wird im Alltag der Pränatalen Diagnostik tatsächlich argumentiert? Auszüge aus einer deutschen und einer europäischen Untersuchung, in: M. Kettner (Hrsg.), Beratung als Zwang. Schwangerschaftsabbruch, genetische Auf-

klärung und die Grenzen kommunikativer Vernunft, Frankfurt/New York, S. 153–172.
Reinders H. S. (2000): The future of the disabled in liberal society. An ethical analysis, University of Notre Dame Press.
Rhonheimer M. (1995): Absolute Herrschaft der Geborenen? Anatomie und Kritik der Argumentation von Norbert Hoersters „Abtreibung im säkularen Staat", Wien.
Sacks O. (1995): Eine Anthropologin auf dem Mars, Reinbek.
Savulescu J. (2002): Deaf lesbians, „designer disability", and the future of medicine. In: Journal of Medical Ethics, BMJ Volume 325, S. 771–773.
Schneider-Flume G. (2002): Leben ist kostbar. Wider die Tyrannei des gelingenden Lebens, Göttingen, Zürich.
Singer P. (1994): Praktische Ethik, aus dem Englischen übers. von Oscar Bischoff, Jean-Claude Wolf und Dietrich Klose. 2., rev. und erw. Aufl., Stuttgart: Reclam, 1994.
Spaemann R. (2001): Gezeugt nicht gemacht, in: DIE ZEIT, 04/2001.
Zwierlein E. (Hrsg.) (1993): Gen-Ethik. Zur ethischen Herausforderung durch die Humangenetik (Band 2), Wissenschaftlicher Verlag Dr. Ullrich Schulz-Kirchner, Idstein.

Autorinnen und Autoren

Barbara Bass
Dr. med., ist Fachärztin FMH für Gynäkologie und Geburtshilfe und für Psychosomatische und Psychosoziale Medizin APPM. Nebst eigener Praxis ist sie Leitende Ärztin Psychosomatik mit Spezialgebiet Psychosomatik und Palliativmedizin an der Frauenklinik Maternité des Stadtspitals Triemli Zürich. Sie ist Co-Präsidentin von Ärztinnen Schweiz.

Ruth Baumann-Hölzle
Dr. theol., ist Mitbegründerin und Leiterin des Interdisziplinären Instituts für Ethik im Gesundheitswesen, Dialog Ethik. Schwerpunkt ihrer Arbeit bildet interdisziplinäre ethische Entscheidungsfindung in der angewandten klinischen Ethik. Sie ist seit 1998 Mitglied der kantonalen Ethikkommission Zürich und seit 2001 Mitglied der Nationalen Ethikkommission im Bereich Humanmedizin.

Kurt Biedermann
PD Dr. med., ist Co Chefarzt der Frauenklinik Fontana des Kantonsspitals Graubünden. Er ist als Facharzt Gynäkologie und Geburtshilfe auf fetomaternale Medizin spezialisiert.

Johannes Bitzer
Prof. Dr. med., ist Leiter der Abteilung Gynäkologische Sozialmedizin und Psychosomatik am Universitätsspital Basel. Seine Arbeitsschwerpunkte sind die psychosomatische Gynäkologie und Geburtshilfe, Kontrazeption, Menopause und Sexualmedizin. Er war von 1998 bis 2005 Präsident der Internationalen Gesellschaft für Psychosomatische Gynäkologie und Geburtshilfe ISPOG und ist im Vorstand zahlreicher Fachgesellschaften.

Suzanne Braga
Dr. med., ist Ärztin für Medizinische Genetik in Bern. Sie ist Mitglied der Schweizerischen Gesellschaft medizinische Genetik. Sie leistete Pionierarbeit im Aufbau einer hochstehenden genetischen Beratung in der Schweiz und ist im Weiter- und Fortbildungsbereich Counselling, Familienberatung und -therapie tätig. Zudem hat sie sich bei der Schaffung des Bundesgesetzes über genetische Untersuchungen beim Menschen engagiert und leistet Informations- und Öffentlichkeitsarbeit zu Fragen der Humangenetik.

Peter Forster
lic.iur., arbeitet seit 2002 als Jurist in der Abteilung Recht des Bundesamtes für Gesundheit. Sein Aufgabenfeld ist hauptsächlich die Gesetzgebung im Bereich der Biomedizin (Transplantation, genetische Untersuchungen, Präimplantationsdiagnostik).

Hille Haker
Prof. Dr., ist Professorin für Moraltheologie/Sozialethik am Fachbereich Katholische Theologie der Johann Wolfgang Goethe-Universität in Frankfurt am Main und unter anderem Mitglied der Europäischen Ethik-Beratergruppe „Ethics in Science and New Technologies" der Europäischen Kommission. Ihre Forschungsschwerpunkte liegen in den Bereichen Bioethik, Fundamentalethik, Ethik und Literatur, und Ethik und Geschlechterforschung.

Wolfgang Holzgreve
Prof. Dr. med., ist Chefarzt an der Universitäts-Frauenklinik in Basel und Past-Präsident der Schweizerischen Gesellschaft für Gynäkologie und Geburtshilfe. In der pränatalen Medizin hat er bei der Entwicklung der modernen diagnostischen und therapeutischen Methoden Pionierarbeit geleistet und grundlegende Forschungsarbeiten durchgeführt. Er ist im Vorstand zahlreicher internationaler Fachgesellschaften und hat die Entwicklung der perinatalen Medizin wesentlich mit beeinflusst. Ein besonderes Anliegen waren und sind ethische und psychosoziale Fragestellungen im Kontext der modernen perinatalen Medizin.

Denise C. Hürlimann
Dr. phil., ist Psychologin und Psychotherapeutin und bei Dialog Ethik als wissenschaftliche Mitarbeiterin tätig. Sie arbeitete in der Nationalfonds-Studie über Entscheidungs- und Unterstützungssysteme zur Beratung in der Pränatalen Diagnostik. Zurzeit bearbeitet sie ein Projekt zur Risikokommunikation bei Brustkrebs und ist klinisch im Bereich Psychoonkologie und Psychotherapie tätig.

Carmen Keller
Dr. phil., ist Oberassistentin am Lehrstuhl Consumer Behavior des Instituts für Umweltentscheidungen (IED) der ETH Zürich. Ihre Forschungsschwerpunkte sind Risikowahrnehmung von neuen Technologien, Risikowahrnehmung im Ernährungsbereich und Kommunikation von Risiken mit hoher oder geringer Wahrscheinlichkeit. Sie ist Mitglied der ‚Society for Risk Analysis'.

Georg Marckmann
Prof. Dr. med., MPH, ist Professor am Institut für Ethik und Geschichte der Medizin der Universität Tübingen. Seine Arbeitsschwerpunkte sind unter anderem die philosophischen Grundlagen der medizinischen Ethik, Medizintheorie, Gerechtigkeit im Gesundheitswesen und Klinische Ethik.

Matthias Meyer-Wittkopf,
Prof. Dr. med., ist Leitender Arzt Ultraschall + Pränatalmedizin an der Frauenklinik des Universitätsspitals Bern und Inhaber der Professur für Frauenheilkunde und Geburtshilfe an der Philipps-Universität Marburg. Seine Forschungsschwerpunkte liegen in der Anwendung bildgebender Verfahren (insbesondere Ultraschall) in der pränatalen Medizin. Er ist unter anderem Mitglied der Schweizer Gesellschaft für Ultraschall in der Medizin.

Hansjakob Müller
Prof. Dr. med., war Leiter der Abteilung Medizinische Genetik des Universitäts-Kinderspitals beider Basel und des Dept. Biomedizin Basel. Dort ist er heute als Konsiliararzt tätig. Seinen Forschungsschwerpunkt im Bereich der Medizinischen Genetik bilden die Veranlagungen für Tumorkrankheiten. Er zählt zu den Pionieren der Medizin- und Bioethik in der Schweiz.

Peter Périnat
lic.iur., Fürsprecher und Notar, ist Leiter der Abteilung Recht und Mitglied der Geschäftsleitung des Bundesamtes für Gesundheit. Er befasst sich mit Rechtsetzungsgeschäften und rechtlichen Fragestellungen auf dem Gebiet des Gesundheitsrechts, insbesondere im Aufgabenbereich des Bundesamtes für Gesundheit.

Judit Pók Lundquist
Dr. med., ist Frauenärztin für Gynäkologie und Geburtshilfe, Leitende Ärztin der Frauenpoliklinik des Universitätsspitals in Zürich mit Nachdiplomstudium in angewandter Ethik (MAE, Universität Zürich). Sie ist Mitglied der Nationalen Ethikkommission im Bereich Humanmedizin, Mitglied der Expertenkommission für genetische Untersuchungen beim Menschen und Präsidentin des Stiftungsrates von Dialog Ethik.

Michael Siegrist
Prof. Dr., ist Professor für Consumer Behavior am Institut für Umweltentscheidungen der ETH Zürich. Zu seinen Forschungsschwerpunkten gehören Risikowahrnehmung, Risikokommunikation und Entscheidungen unter Unsicherheit.

Sevgi Tercanli
PD Dr. med., ist Leitende Ärztin in der Abteilung Ultraschall am Universitäts-Frauenspital in Basel. Ihre Forschungsschwerpunkte sind die Entwicklung von pränatalen Screeningverfahren, die Erkennung komplexer fötaler Fehlbildungen und moderne Verfahren der intrauterinen Therapie. Ganz besonders liegt ihr die Qualitätssicherung im Bereich pränatale Diagnostik und Therapie unter Einschluss psychologischer und sozialer Aspekte am Herzen. Sie ist Präsidentin der Schweizerischen Gesellschaft für Ultraschall in der Medizin.

Sibil Tschudin

Dr. med., ist Fachärztin für Gynäkologie und Geburtshilfe mit Fähigkeitsausweis Psychosomatik. Sie ist seit 1999 Oberärztin an der Abteilung für gynäkologische Sozialmedizin und Psychosomatik der Frauenklinik des Universitätsspitals Basel. Ihre Tätigkeitsfelder und Forschungsgebiete sind die Beratung in den Bereichen Kontrazeption, Sexualität, Schwangerschaftskonflikt, unerfüllter Kinderwunsch, Pränataldiagnostik und belastete Schwangerschaft.

Jürg Spielmann

MAS, ist als reformierter Pfarrer in der Kirchgemeinde Bülach tätig und Gründer des Restaurants blindekuh. Er absolvierte zwischen 2003 und 2005 den Studiengang „Master of Advanced Studies in Applied Ethics" an der Universität Zürich.

Roland Zimmermann

Prof. Dr. med., ist Ordinarius für Geburtshilfe und seit 2002 Direktor der Klinik für Geburtshilfe des Universitätsspitals Zürich. Sein langjähriger Forschungsschwerpunkt beinhaltet die pränatale Risikoabschätzung für das Vorliegen einer fetalen Chromosomenstörung aufgrund von anamnestischen, klinischen und sonographischen Hinweisen.

Danksagung

Die Herausgeberschaft dankt folgenden Organisationen für die finanzielle Unterstützung der Drucklegung dieses Buches:

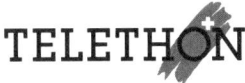

Die Geschichte von Telethon beginnt 1966 in den USA. Der Schauspieler und Komiker Jerry Lewis startet eine neuartige Initiative zur Sammlung von Spenden für wohltätige Zwecke: den Fernseh-Marathon („TELEvision maraTHON"). Die Geschichte erfährt 1988 in der Schweizer Romandie, 1990 in der italienischen Schweiz und 1993 in der Deutschschweiz eine Fortsetzung und 1995 wird die Stiftung Telethon Aktion Schweiz gegründet. Diese beschäftigt sich mit der Sammlung von Spenden für Menschen, die in der Schweiz leben und unter seltenen genetischen Krankheiten leiden. Zu diesen Krankheiten gehören beispielsweise Muskelkrankheiten (die sogenannten Myopathien), Cystische Fibrose, das Marfan-Syndrom, Retinitis pigmentosa (Netzhautdegeneration), das Katzenschreisymptom, das Rett-Syndrom, Dystonie, Neurofibromatose und Narkolepsie.

An den jährlichen Sammelaktionen von Telethon beteiligen sich viele freiwillige Helfende – Angehörige von Feuerwehr und Zivilschutz, Lions Clubs und andere Vereine sowie Privatpersonen. Die Grosszügigkeit der Spendenden und Freiwilligen ermöglichen der Stiftung die Finanzierung ausgewählter wissenschaftlicher Forschungsprojekte auf dem Gebiet der seltenen genetisch bedingten Krankheiten und die finanzielle Unterstützung konkreter sozialer Hilfsmassnahmen. Die eine Hälfte der Spendengelder fliesst alljährlich in die Forschung über die Schweizerische Stiftung für die Erforschung der Muskelkrankheiten SSEM. Die zweite Hälfte kommt – über anerkannte Selbsthilfeeinrichtungen – den Kranken selbst und ihren Familien zugute und verbessert somit schon hier und heute deren Lebensqualität.

Telethon ist vor allem in der französischen Schweiz und im Tessin bekannt. Aus verschieden Gründen fand diese Aktion in der deutschen Schweiz bisher keinen grossen Anklang. Dies auch weil das Fernsehen bis heute nicht geneigt war, Telethon zu unterstützen. Seit dem ersten Telethon 1988 wurden in der Schweiz 52 Millionen Schweizer Franken gesammelt, davon rund 90% in der französischen und italienischen Schweiz. Dagegen zeigt die Aufstellung der Stipendien pro Universität, dass mehr Forschungsprojekte in der deutschen Schweiz unterstützt wurden (63%). Die Stiftung bemüht sich, Telethon in der Deutschschweiz besser bekannt zu machen, damit mit der Zeit ein besserer regionaler Ausgleich zwischen Spenden und finanziellen Unterstützungen erzielt wird.

Telethon Koordinationsstelle Deutschschweiz, Schweizerische Gesellschaft für Muskelkranke SGMK, Kanzleistrasse 80, 8004 Zürich, Telefon 044 245 80 30 – Fax 044 245 80 31, deutschschweiz@telethon.ch

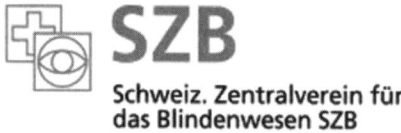

Schweiz. Zentralverein für das Blindenwesen SZB

Der Schweizerische Zentralverein für das Blindenwesen SZB wurde 1903 gegründet. Er ist die Dachorganisation im schweizerischen Sehbehindertenwesen und setzt sich für die Anliegen blinder, sehbehinderter und taubblinder Menschen sowie deren Organisationen ein. Dies geschieht auf sozialpolitischer Ebene, im Kontakt mit Behörden, dem Gesetzgeber und der Öffentlichkeit.

Der SZB sorgt zudem dafür, dass betroffene Menschen alle notwendigen Dienstleistungen und Mittel erhalten, um ein möglichst selbständiges und unabhängiges Leben führen zu können. Zu seinen Dienstleistungen gehören die Beratung speziell von taubblinden Menschen, die Entwicklung und der Vertrieb von blindenspezifischen Hilfsmitteln und die Forschung im Bereich Low Vision. Hinzu kommen ein umfassendes Fort- und Weiterbildungsangebot für Fachpersonen im Sehbehindertenwesen und eine Fachbibliothek. Auf seiner Homepage finden sich umfassende Informationen aus dem Sehbehindertenwesen und Adressen von Anlaufstellen: www.szb.ch.

Kontaktadresse: Schweizerischer Zentralverein für das Blindenwesen SZB, Schützengasse 4, CH-9000 St. Gallen, Telefon +41 (0)71 223 36 36, Fax +41 (0)71 222 73 18, E-Mail: sekretariat@szb.ch

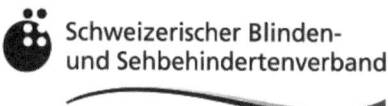

Schweizerischer Blinden- und Sehbehindertenverband

Rund 4500 Mitglieder, über 100 Mitarbeiterinnen und Mitarbeiter, viele freiwillige Helferinnen und Helfer, Gönnerinnen und Gönner bilden zusammen den Schweizerischen Blinden- und Sehbehindertenverband SBV. Dieser bietet ein vielfältiges Angebot:

- Ateliers sowie Freizeit- und Kreativgruppen in der ganzen Schweiz bieten alles, was es braucht, um mit eingeschränktem oder fehlendem Augenlicht tätig zu sein.
- Beratungsstellen helfen den Betroffenen, mit den Folgen ihrer Sehbehinderung besser umzugehen.
- Erwachsenenbildungsangebote fördern die individuellen Stärken sowie die intakten Sinne und vermitteln neue Fertigkeiten.
- Freizeitangebote des SBV und seiner 16 Sektionen bringen Abwechslung und gemeinsame Erlebnisse. Das SBV-Hotel Solsana in Saanen BE (www.solsana.ch) bietet auch nicht behinderten Gästen Ferien ohne Barrieren.

Weitere Informationen finden sich auf www.sbv-fsa.ch; mailen Sie uns auf info@sbv-fsa.ch, schreiben Sie per Post an SBV, Gutenbergstrasse 40b, 3011 Bern oder telefonieren Sie uns: 031 390 88 00.

Interdisziplinärer Dialog -
Ethik im Gesundheitswesen

In der modernen Medizin und Pflege nimmt der Wissenszuwachs über den Menschen rasant zu, was zu neuen Handlungsmöglichkeiten führt. Moralische Fragen werden dabei auf der individuellen und sozialen Ebene aufgeworfen: Welche der zur Verfügung stehenden Handlungsmöglichkeiten ist die einem Menschen angemessene? Wie weit soll der medizin-technische Fortschritt gehen, und wie lässt er sich von der Gesellschaft finanzieren und fair verteilen? Antworten auf diese den Menschen und die Gesellschaft in ihrem moralischen Kern betreffenden Fragen zu suchen, ist eine grosse ethische Herausforderung im Kontext einer pluralistischen Gesellschaft. Auf diesem Hintergrund ist der interdisziplinäre Dialog aller Betroffenen heute besonders dringlich. Er ist Voraussetzung für verantwortliches Handeln in Medizin und Pflege.

Die Buchreihe *Interdisziplinärer Dialog – Ethik im Gesundheitswesen* soll zu diesem Dialog einen aktiven Beitrag leisten. Publiziert werden Kongressberichte, Tagungsbände, Dissertationen, Festschriften etc., welche sich interdisziplinär mit moralischen Problemen und Fragestellungen des Gesundheitswesens auseinandersetzen. Ausserdem bietet die Reihe Platz für konkrete Handlungsvorschläge zu einzelnen Krankheitsbildern und verschiedenen Problemfeldern des Gesundheitswesens. Theorie und Praxis sollen gleichgewichtig zu Wort kommen. Es werden Manuskripte in deutscher, französischer und englischer Sprache aufgenommen.

Herausgegeben und wissenschaftlich verantwortet wird die Buchreihe vom *Interdisziplinären Institut für Ethik im Gesundheitswesen*, DIALOG ETHIK, das von Dr. theol. Ruth Baumann-Hölzle geleitet wird.

DIALOG ETHIK
Das Interdisziplinäre Institut für Ethik im Gesundheitswesen stellt sich vor.

Angesichts des medizin-technischen Fortschritts kommt es im Gesundheitswesen zunehmend zu ethischen Dilemmasituationen. Die Auseinandersetzung mit diesen Situationen ist dringlich und bedarf der interdisziplinären Bearbeitung. Auf dem Hintergrund dieser Problematik wurde 1999 das Institut DIALOG ETHIK gegründet, das jetzt von der Stiftung Dialog Ethik getragen und vom Förderverein Dialog Ethik unterstützt wird. Das interdisziplinär zusammengesetzte Institutsteam arbeitet an einer Kultur bewussten, ethischen Urteilsbildung, indem die persönlichen Kompetenzen der Handelnden, der interdisziplinäre Austausch im Gesundheitswesen und der öffentliche Diskurs zu den ethischen Fragen rund um Gesundheit und Krankheit gefördert, unterstützt und begleitet werden. Hierfür macht das Institut verschiedenste Angebote.

DIALOG ETHIK
Interdisziplinäres Institut für Ethik im Gesundheitswesen
Sonneggstrasse 88
CH-8006 Zürich
Tel. 044 252 42 01
Fax 044 252 42 13
Internet: www.dialog-ethik.ch; E-Mail: info@dialog-ethik.ch

Interdisziplinärer Dialog - Ethik im Gesundheitswesen

Verzeichnis der bisher erschienenen Bände:

Band 1: Ethik-Forum des Universitäts-Spitals Zürich (USZ) (Hrsg.)
Medizin, religiöse Erfahrung und Ethik
Leben – Leiden – Sterben
2. überarbeitete Auflage. ISBN 978-3-03911-491-7. 2000, 2007.

Band 2: Ruth Baumann-Hölzle
Moderne Medizin – Chance und Bedrohung:
Eine Medizinethik entlang dem Lebensbogen
2. Auflage. ISBN 978-3-03911-492-4. 2001, 2007.

Band 3: Medizin-ethischer Arbeitskreis Neonatologie
des Universitätsspitals Zürich
An der Schwelle zum eigenen Leben:
Lebensentscheide am Lebensanfang bei zu früh geborenen, kranken und behinderten Kindern in der Neonatologie
ISBN 3-03910-120-X. 2002; 2. Auflage: 2003.

Band 4: Ruth Baumann-Hölzle, Corinne Müri, Markus Christen
& Boris Bögli (Hrsg.)
Leben um jeden Preis?
Entscheidungsfindung in der Intensivmedizin
ISBN 3-03910-380-6. 2004.

Band 5: Max Baumann
Recht → Ethik → Medizin
Eine Einführung ins juristische Denken –
nicht nur für Ethiker und Mediziner
ISBN 3-03910-629-5. 2005.

Band 6: Christoph Rehmann-Sutter, Alberto Bondolfi, Johannes Fischer &
Margrit Leuthold (Hrsg.)
Beihilfe zum Suizid in der Schweiz
Beiträge aus Ethik, Recht und Medizin
ISBN 3-03910-838-7. 2006.

Band 7: Frank Haldemann, Hugues Poltier & Simone Romagnoli
(éds/Hrsg./cur.)
La bioéthique au carrefour des disciplines. Hommage à Alberto Bondolfi à l'occasion de son 60ᵉ anniversaire / Bioethik im Spannungsfeld der Disziplinen. Festschrift für Alberto Bondolfi zu seinem 60. Geburtstag / La bioetica crocevia delle discipline. Omaggio ad Alberto Bondolfi in occasione del suo 60° compleanno.
ISBN 3-03910-841-7. 2006.

Band 8: Denise C. Hürlimann, Ruth Baumann-Hölzle & Hansjakob Müller (Hrsg.)
Der Beratungsprozess in der Pränatalen Diagnostik
ISBN 978-3-03911-699-7. 2008.

Medizin-ethischer Arbeitskreis Neonatologie
des Universitätsspitals Zürich (Hrsg.)
An der Schwelle zum eigenen Leben
Lebensentscheide am Lebensanfang bei zu früh geborenen,
kranken und behinderten Kindern in der Neonatologie
2., unveränderte Auflage
Mit einem Vorwort von Ruth Baumann-Hölzle

Bern, Berlin, Bruxelles, Frankfurt am Main, New York, Oxford, Wien, 2002, 2003.
183 S., zahlr. Abb. und Tab.
Interdisziplinärer Dialog – Ethik im Gesundheitswesen. Bd. 3
Herausgegeben von Dialog Ethik,
Interdisziplinäres Institut für Ethik im Gesundheitswesen
ISBN 978-3-03910-120-7 br.
sFr. 53.– / €* 36.– / €** 37.– / € 33.60 / £ 25.20 / US-$ 52.95

* inkl. MWSt. – gültig für Deutschland   ** inkl. MWSt. – gültig für Österreich

Auf der neonatalen Intensivstation am Universitätsspital Zürich müssen tagtäglich für Kinder Lebensentscheide getroffen werden. Einerseits können heute dank der modernen Intensivmedizin viele Kinder leben, die früher gestorben wären, andererseits kann diese Überlebenshilfe dazu führen, dass die betroffenen Kinder schwerst geschädigt sind. Wie geht das Behandlungsteam mit dieser Entscheidungslast um? Während fünf Jahren hat eine interdisziplinäre Arbeitsgruppe, bestehend aus Ärzten, Pflegenden, einer Spitalseelsorgerin und einer Ethikerin gemeinsam ein Entscheidungsmodell entwickelt, das weit herum Anerkennung findet und mit einem hoch dotierten Preis der Spitalleitung ausgezeichnet worden ist. Im Rahmen eines Nationalfondsprojekts wurde es erfolgreich evaluiert. Dieses Buch stellt das sogenannte «Zürcher Modell» vor und zeigt eindrücklich das Ringen des Behandlungsteams um einen angemessenen Entscheid für das Kind. Gastautoren hinterfragen das Entscheidungsmodell kritisch. Ausserdem werden rechtliche Fragen dazu erläutert.

Mit Beiträgen von: Ruth Baumann-Hölzle – Emanuela Manea – Kurt von Siebenthal – Gabriel Duc – Diego Mieth – Hans-Ulrich Bucher – Silvia Rauch – Kati Hübner – Max Baumann – Christian Kind – Marco Maffezoni.

«The authors successfully and with great commitment describe the great variety of ethical problems in the field of neonatology. We highly recommend that everybody who has to deal with the treatment and care of prematurely born babies read this book.» (Bernhard Roth, Medicine, Health Care and Philosophy)

Die Herausgeber: Der Medizin-ethische Arbeitskreis Neonatologie des Universitätsspitals Zürich wurde 1994 im Anschluss an eine Tagung zu ethischen Fragen auf der neonatalen Intensivmedizin gegründet. Die Gruppe setzt sich interdisziplinär aus Ärzten, Pflegenden und einer Spitalseelsorgerin zusammen und wird von einer Ethikerin geleitet.

PETER LANG
Bern · Berlin · Bruxelles · Frankfurt am Main · New York · Oxford · Wien

Max Baumann

Recht – Ethik – Medizin

Eine Einführung ins juristische Denken –
nicht nur für Ethiker und Mediziner

Bern, Berlin, Bruxelles, Frankfurt am Main, New York, Oxford, Wien, 2005.
103 S., 3 Abb., 1 Tab.
Interdisziplinärer Dialog – Ethik im Gesundheitswesen. Bd. 5
Herausgegeben von Dialog Ethik,
Interdisziplinäres Institut für Ethik im Gesundheitswesen
ISBN 978-3-03910-629-5 br.
sFr. 42.– / € 28.40 / €** 29.20 / € 26.50 / £ 19.90 / US-$ 41.95*

* inkl. MWSt. – gültig für Deutschland   ** inkl. MWSt. – gültig für Österreich

Die gewaltigen Fortschritte der Medizin werfen immer mehr die Frage auf, ob man alles, was man kann, auch tun darf oder soll. Ist es z.B. rechtlich zulässig und/oder moralisch vertretbar oder gar geboten, gewisse Dinge nicht (mehr) zu tun? Die berechtigte Forderung, dass dabei die Autonomie der Patienten nicht verletzt werden darf, stellt neue und weiter gehende moralische und rechtliche Anforderungen an die Behandelnden. Offensichtlich besteht bei den Angehörigen der Berufe des Medizinalwesens grosse Unsicherheit darüber, wie die heiklen Entscheidungen, die sie täglich zu fällen haben, aus moralisch-ethischer und vor allem auch aus juristischer Sicht beurteilt werden. Dieses Buch vermittelt in allgemein-verständlicher Form Grundzüge juristischen Denkens, die für die Beurteilung medizinisch-ethischer Fragen von Bedeutung sind.

Aus dem Inhalt: Gemeinsame Wurzeln von Medizin, Recht und Ethik – Strukturen und Funktionen von Recht und Rechtswissenschaft, Moral und Ethik – Verhältnis von Moral und Recht, Medizin, Recht und Ethik – Die Faktoren Zeit, Wissen und Kosten in Recht, Ethik und Medizin – «Rechtsförmige» Verfahren für die Medizin-Ethik – Gesundheitsrecht und Ethik – Der Wert des Lebens in Recht, Moral und Ethik.

Der Autor: Max Baumann, Dr. iur., Rechtsanwalt und Titularprofessor für Rechtsphilosophie, Rechtstheorie und Privatrecht an der Universität Zürich. Mitverfasser des *Manifestes für eine faire Mittelverteilung im Gesundheitswesen* und Vorstandsmitglied von *Dialog Ethik - Interdisziplinäres Institut für Ethik im Gesundheitswesen*.

PETER LANG
Bern · Berlin · Bruxelles · Frankfurt am Main · New York · Oxford · Wien